常见肿瘤病理诊断与规范治疗

CHANGJIAN ZHONGLIU BINGLI ZHENDUAN YU GUIFAN ZHILIAO

刘海青　马兰花　隋洺骅　辛春霞　主编

上海交通大学出版社
SHANGHAI JIAO TONG UNIVERSITY PRESS

内容提要

本书分病理诊断学与治疗学两篇进行论述。病理诊断学篇介绍了神经系统肿瘤病理诊断、消化系统肿瘤病理诊断、男性生殖系统肿瘤病理诊断及女性生殖系统肿瘤病理诊断相关内容，采用了目前国际和国内通用的疾病命名、分类和诊断标准，内容涉及常见肿瘤的临床表现、病理变化、特殊检查和鉴别诊断等，尤其侧重病理变化中的镜下病变和特殊检查中的免疫组化染色；治疗学篇着重阐述了临床常用的3种治疗技术，即肿瘤的内科治疗、肿瘤的放射治疗和肿瘤的生物治疗。本书适合肿瘤科及相关科室医师参考使用。

图书在版编目（CIP）数据

常见肿瘤病理诊断与规范治疗 / 刘海青等主编. -- 上海 : 上海交通大学出版社，2021

ISBN 978-7-313-26093-2

Ⅰ. ①常… Ⅱ. ①刘… Ⅲ. ①肿瘤—病理学—诊断学 ②肿瘤—治疗 Ⅳ. ①R73

中国版本图书馆CIP数据核字（2021）第265266号

常见肿瘤病理诊断与规范治疗

CHANGJIAN ZHONGLIU BINGLI ZHENDUAN YU GUIFAN ZHILIAO

主　　编：刘海青　马兰花　隋洺骅　辛春霞

出版发行：上海交通大学出版社　　地　　址：上海市番禺路951号

邮政编码：200030　　电　　话：021-64071208

印　　制：广东虎彩云印刷有限公司

开　　本：710mm×1000mm 1/16　　经　　销：全国新华书店

字　　数：240千字　　印　　张：13.75

版　　次：2023年1月第1版　　插　　页：2

书　　号：ISBN 978-7-313-26093-2　　印　　次：2023年1月第1次印刷

定　　价：198.00元

编委会

主　编

刘海青　马兰花　隋洺骅　辛春霞

副主编

于敏敏　靳　健　王　强　魏　微

编　委（按姓氏笔画排序）

于敏敏（山东中医药大学附属医院）

马兰花（山东省淄博市桓台县中医院）

王　佳（山东省淄博市桓台县人民医院）

王　强（山东国欣颐养集团莱芜中心医院）

任正肖（山东中医药大学）

刘海青（山东省博兴县中医医院）

辛春霞（山东省烟台毓璜顶医院）

张珊珊（山东中医药大学）

莫　梅（山东中医药大学）

翁　霓（贵州省黔东南苗族侗族自治州人民医院）

隋洺骅（山东省烟台毓璜顶医院）

靳　健（河北省沧州市中心医院）

魏　微（湖北文理学院附属医院/襄阳市中心医院）

主编简介

◎刘海青

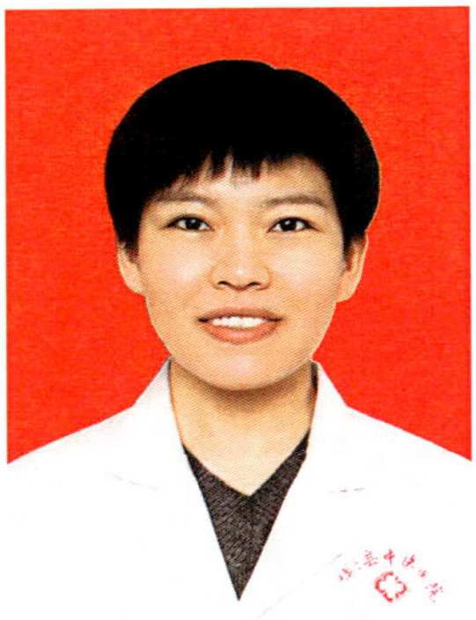

山东博兴人，副主任医师，山东省博兴县中医医院病理科副主任。本科毕业于滨州医学院临床医学专业，研究生毕业于滨州医学院病理学与病理生理学专业。擅长肿瘤常规病理诊断及宫颈液基细胞学诊断。发表论文《食管鳞癌组织PIK3CA、PIK3CB表达变化及其与患者临床病理参数的关系》，参编专著《肿瘤病理诊断与临床诊疗》。

Foreword 前言

肿瘤是机体在各种致癌因素作用下，局部组织的某一个细胞在基因水平上失去对其生长的正常调控，导致其克隆性异常增生而形成的异常病变。自21世纪以来，由于吸烟、感染、环境污染、人口老龄化及人们生活方式的改变等因素的影响，我国恶性肿瘤的发病率和病死率显著上升，威胁着人们的健康和生命安全，且总体5年生存率低于发达国家。因此，解除患者痛苦，延长患者生命，是广大肿瘤科医务工作者面临的重要挑战。

随着分子生物学的迅猛发展，肿瘤诊断技术不断更新并应用于临床，为肿瘤的检验诊断提供了更多的参考，其中病理诊断是诊断肿瘤的“金标准”。肿瘤的病理诊断系通过观察和分析病变器官或组织的形态改变，以确定肿瘤的性质、组织来源、类型、转移情况和手术切除是否适当等，为临床制订治疗方案和推测预后等方面提供重要依据。科学技术的不断发展不仅使肿瘤的病理诊断有了质的飞跃，也使肿瘤的治疗从单一治疗方式逐渐转变成综合治疗。肿瘤学的快速发展对临床医师提出了新的挑战，要求一名优秀的肿瘤科医师不仅要掌握临床诊治技术，还要充分了解肿瘤学基础知识，推动其向更科学、规范的个体化治疗方面发展。为此，我们特组织编写了《常见肿瘤病理诊断与规范治疗》一书。

本书分病理诊断学与治疗学两篇进行论述。病理诊断学篇介绍了神经系统肿瘤病理诊断、消化系统肿瘤病理诊断、男性生殖系统肿瘤病理诊断及女性生殖系统肿瘤病理诊断相关内容。采用了目前国际和国内通用的疾病命名、分类和诊断标准，内容涉及常见肿瘤的临床表现、病理变化、特殊检查和鉴别诊断等，尤其侧重病理变化中的镜下病变和特殊检查中的免疫组化染色。治疗学篇着重阐述了临床常用的3种治疗技术，即肿瘤的内科治疗、肿瘤的放射治疗和肿瘤的生物治疗。在本书的编写过程中，编者将自己的临床经验与国际肿瘤诊疗指南相结合，以贴近临床实际应用为原则，以病理诊断，临床治疗为主线，适用于肿瘤科及相关科室医师参考使用。

由于编者的编写经验不足，加之时间有限，书中难免存在疏漏之处，望读者批评指正！

《常见肿瘤病理诊断与规范治疗》编委会

2021年10月

Contents 目录

第一篇　病理诊断学

第一章　神经系统肿瘤病理诊断 …… (3)
　第一节　神经上皮组织的肿瘤 …… (3)
　第二节　神经鞘膜细胞的肿瘤 …… (23)
　第三节　颅内恶性淋巴瘤和造血细胞的肿瘤 …… (27)
第二章　消化系统肿瘤病理诊断 …… (30)
　第一节　胃部肿瘤 …… (30)
　第二节　胰腺肿瘤 …… (41)
　第三节　小肠肿瘤 …… (61)
第三章　男性生殖系统肿瘤病理诊断 …… (68)
　第一节　前列腺肿瘤 …… (68)
　第二节　阴茎肿瘤 …… (76)
　第三节　阴囊肿瘤 …… (80)
第四章　女性生殖系统肿瘤病理诊断 …… (82)
　第一节　子宫颈肿瘤 …… (82)
　第二节　子宫体肿瘤 …… (98)
　第三节　输卵管肿瘤 …… (127)

第二篇　治疗学

第五章　肿瘤的内科治疗 …………………………………… (135)
第一节　局部化学治疗 …………………………………… (135)
第二节　靶向药物治疗 …………………………………… (138)
第三节　临床常用的抗肿瘤药物 …………………………… (149)
第六章　肿瘤的放射治疗 …………………………………… (173)
第一节　远距离放射治疗 …………………………………… (173)
第二节　近距离放射治疗 …………………………………… (190)
第三节　靶向放射性药物治疗 ……………………………… (192)
第七章　肿瘤的生物治疗 …………………………………… (200)
第一节　肿瘤细胞免疫治疗 ………………………………… (200)
第二节　肿瘤基因治疗 …………………………………… (205)
第三节　肿瘤生物治疗与传统治疗间的关系 ………………… (209)
参考文献 …………………………………………………… (213)

第一篇　病理诊断学

第一章 神经系统肿瘤病理诊断

第一节 神经上皮组织的肿瘤

全部颅内肿瘤中大约60%是神经上皮源性肿瘤。

一、星形细胞瘤

星形细胞瘤是具有星形胶质细胞分化特点的肿瘤。星形细胞瘤和由星形胶质细胞衍化来的胶质母细胞瘤是最常见的中枢神经系统肿瘤，它们占神经上皮组织肿瘤的61.4%。

（一）分化好的弥漫性星形细胞瘤（WHOⅡ级）

临床要点：分化好的弥漫性星形细胞瘤又称低级别的弥漫性星形细胞瘤或成人大脑内的纤维型星形细胞瘤。大约占大脑半球内胶质瘤的25%，患者的发病年龄多在30～40岁，男性比女性稍多。常见的临床症状是癫痫发作，有时出现语言困难、视觉障碍以及感觉和运动异常，此外就是颅内压增高的症状。神经影像学检查CT显示大脑内边缘不清的低密度病变，明显增强或出现囊性变、钙化灶。MRI显示T_1相低信号，T_2相高信号的占位病变。

大体：肿瘤多位于大脑半球的额、顶、颞部的白质内，侵及大脑皮层。瘤组织灰红色，边界不清，内有微小囊肿或较大的囊肿，囊内有浅黄色蛋白性囊液。瘤组织可经胼胝体侵犯对侧大脑半球。

光镜：常见的组织学亚型是纤维性星形细胞瘤（图1-1）。瘤细胞不密集，但分布不均，胞质不多，有轻度异型性，核布列在胶质纤维网上，核分裂很少见，有微囊，免疫组化胶质纤维酸性蛋白（glial fibrillary acidic protein，GFAP）标记阳性。电镜见核周和细胞突起内有胶质微丝（图1-2）。Ki-67/MIB-1标记指数常低于4%。

弥漫浸润的星形细胞瘤另一组织学亚型是肥胖细胞型星形细胞瘤，瘤组织内多数肥胖胞质嗜伊红染色的星形细胞瘤核小、偏位，其间为粗糙的胶质纤维网，血管周围淋巴细胞浸润，免疫组化 GFAP 标记阳性，Ki-67/MIB-1 标记指数也常低于 4%。这一亚型星形细胞瘤易恶变成胶质母细胞瘤(图 1-3)。

小脑纤维型星形细胞瘤大多在小脑内局限且浸润性生长，瘤内常囊性变，可显示囊内附壁瘤结节。光镜下瘤细胞均为分化较好的纤维型星形细胞，胶质纤维丰富，有微囊形成(图 1-4)。

再有一少见的组织学亚型是原浆型星形细胞瘤。瘤组织内星形细胞大多见有嗜伊红染色的胞质，细胞分化好，很少见核分裂。

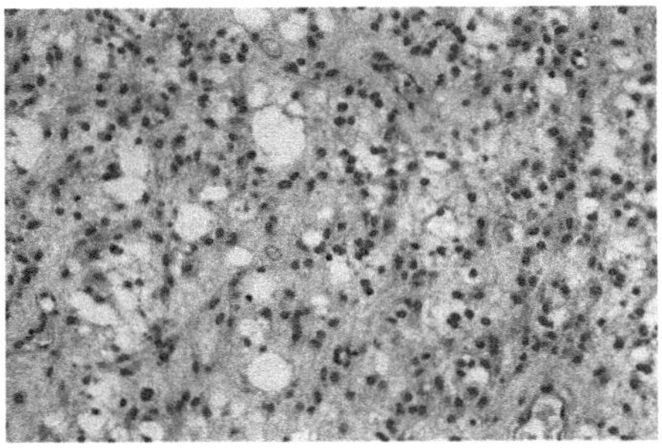

图 1-1　分化好的纤维性星形细胞瘤

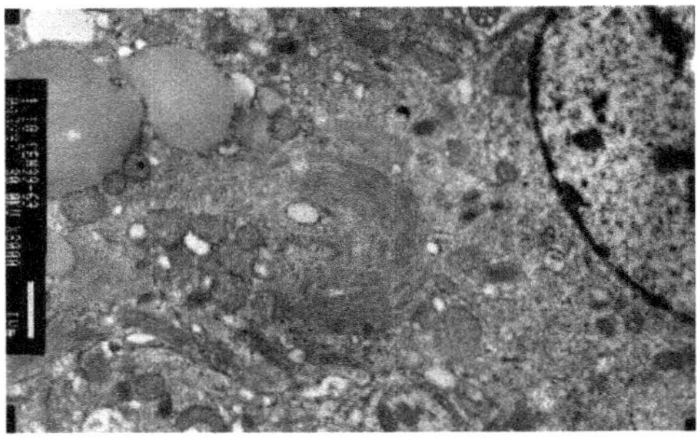

图 1-2　电镜示星形细胞瘤内胶质微丝

HE 染色中倍

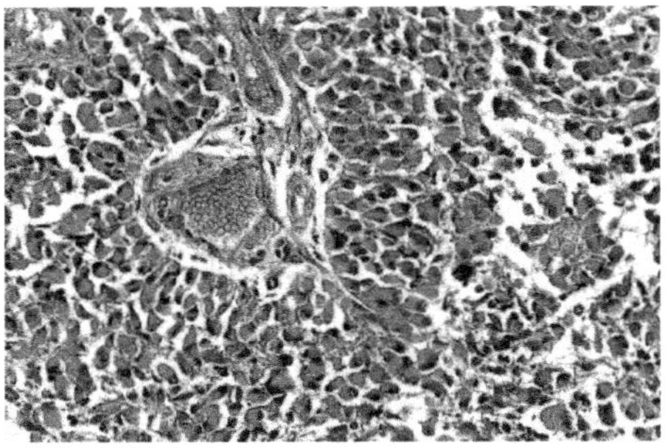

图 1-3　肥胖细胞型星形细胞瘤

HE 染色中倍

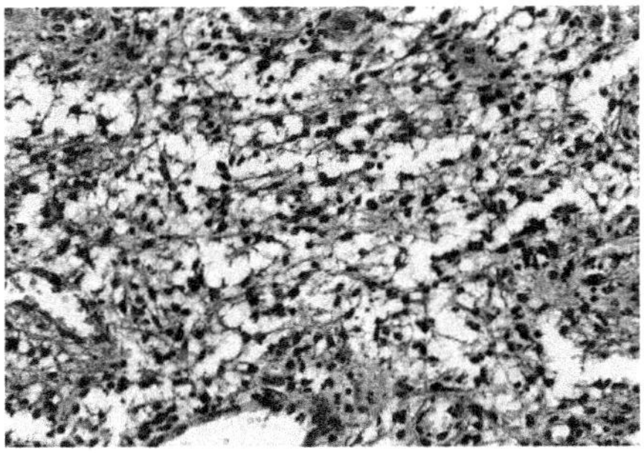

图 1-4　小脑纤维型星形细胞瘤

HE 染色中倍

低级别的弥漫性星形细胞瘤的病理鉴别诊断，特别是定向穿刺活检时要鉴别胶质增生。后者是反应性病变，细胞数量虽多，但形态一致，大多是肥胖的星形细胞，异型性不明显，胶质纤维突起明显（图 1-5）。免疫组化 IDH-1 配合 p53 和 Ki-67 标记有助于鉴别星形细胞瘤和反应性胶质增生。星形细胞瘤的瘤细胞 IDH-1 和 p53 阳性表达，Ki-67 标记指数高，反应性胶质增生 IDH-1 和 p53 均阴性，Ki-67 标记指数低。

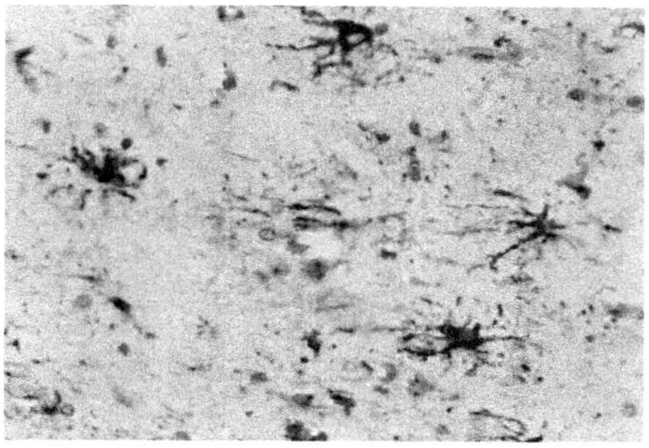

图 1-5　星形细胞增生 GFAP 免疫组化标记

HE 染色高倍

低级别的弥漫性星形细胞瘤相当于 WHO Ⅱ级。目前的手术条件，包括局部放射治疗、X 刀或 γ 刀都难以切尽，因此，术后常复发。据统计术后平均生存时间为 6～8 年。这一型星形细胞瘤的分子生物学研究常提示有 p53 抑癌基因的突变。

（二）分化不良的星形细胞瘤（WHOⅢ级）

临床要点：分化不良的星形细胞瘤又称间变性星形细胞瘤或恶性星形细胞瘤，是大脑半球内比较常见的胶质瘤，患者的发病年龄多在 30～40 岁。常见颅内压增高的症状，如头痛、呕吐等，局灶性症状有癫痫发作、语言困难、感觉和运动障碍。一般病程较短。神经影像学检查 CT 显示大脑内边缘不清的低密度病变，明显增强，瘤周脑水肿和占位效应，MRI 显示 T_1 相低信号，T_2 相高信号的占位病变。

大体：肉眼观察肿瘤多位于大脑半球的额、顶、颞深部白质内，瘤组织灰红色，有出血，边界不清，可有囊性变，瘤组织可经胼胝体侵犯对侧大脑半球。

光镜：分化不良的星形瘤细胞密集分布不均，核异型性明显，核分裂易见，可见有核内包涵体和多核细胞，瘤组织内小血管增生，血管内皮增生，相当于 WHOⅢ级。免疫组化 GFAP 标记阳性（图 1-6）。Ki-67/MIB-1 标记指数常在 5%～10%。部分病例可以出现肿瘤性坏死灶，说明已经恶性变成胶质母细胞瘤。

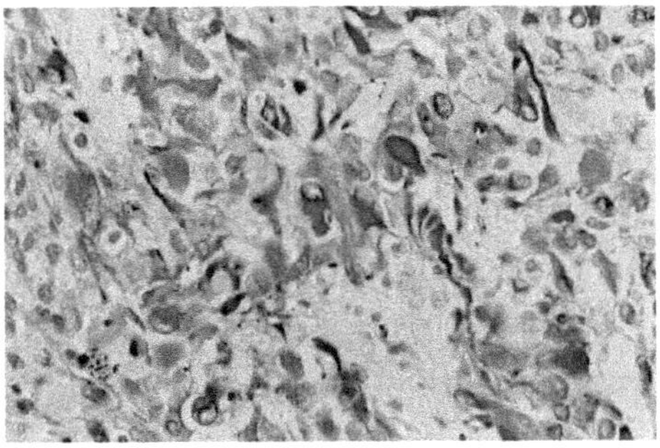

图 1-6 分化不良的星形细胞瘤 GFAP 标记阳性

(三)胶质母细胞瘤(WHOⅣ级)

临床要点:胶质母细胞瘤又称多形性胶质母细胞瘤,是颅内很常见的恶性肿瘤,有学者的统计资料显示胶质母细胞瘤占颅内肿瘤的 8.78%,占神经上皮组织肿瘤的 23.7%。患者的发病年龄在 45~70 岁,临床病史较短,有 50% 的胶质母细胞瘤病例的病程不足 3 个月,主要症状是急剧进展的颅内压增高和一些非特异的神经科症状。神经影像学检查 CT 显示脑内不规则的中央区低密度,周边环状增强的病变,瘤周脑水肿,占位效应明显。

文献中经常描述胶质母细胞瘤有两种情况,一种是临床病程短,一开始就表现为胶质母细胞瘤的原发性胶质母细胞瘤。另一种是先表现为分化较好的弥漫性星形细胞瘤恶变而来的继发性胶质母细胞瘤。

大体:肉眼观察肿瘤最常见于大脑半球内,尤多见于额、顶、颞叶,常侵及深部结构或经胼胝体侵犯对侧大脑半球,呈 S 形生长或蝶形生长。文献中记载有 7.5% 的胶质母细胞瘤是多中心性生长。瘤组织在脑内浸润性生长,因出血和坏死呈多彩状,部分病例肿瘤侵及皮层,脑回增宽,甚至侵及软脑膜和硬脑膜。

光镜:组织结构变异很大,有的表现为多形性胶质母细胞瘤的特点,瘤细胞密集,核异型性和多形性,见有多数单核和多核瘤巨细胞(图 1-7)。有的表现为小细胞增殖性胶质母细胞瘤的特点,密集的小型瘤细胞增殖,多数核分裂和坏死灶,坏死灶周围瘤细胞栅状排列(图 1-8)。有的表现为血管坏死性胶质母细胞瘤的特点,瘤组织内小血管增生,血管壁变性、坏死,血管内皮细胞和外膜细胞增生,甚至形成肾小球样结构,血管内血栓形成,大片瘤组织坏死。瘤周脑组织水肿,有时见有瘤周组织内瘤细胞在软脑膜下增生、神经元周围增生和血管周围增生,即所谓的继发结构(图 1-9)。有的胶质母细胞瘤组织内出现分化的星形细胞瘤结构,说明很可能就是继发性胶质母细胞瘤病例。有的胶质母细胞瘤组织内大量怪异型巨细胞，既往文献中称为怪细胞肉瘤，经免疫组化 GFAP 标记，这些怪异型巨细胞标记阳性，说明是星形细胞源性，现称巨细胞型胶质母细胞瘤（图 1-10）。有的胶质母细胞瘤组织内出现肉瘤结构，肉瘤的组织形态可以表现为纤维肉瘤、恶性纤维组织细胞瘤或肌源性肉瘤。亦有少数胶质母细胞瘤病例的瘤组织内出现大量脂质细胞，称富于脂质的胶质母细胞瘤，还有出现上皮化生的胶质母细胞瘤。有学者曾报道一例胶质肉瘤增生的胶质母细胞瘤病例，瘤细胞在肉瘤组织内呈腺样排列，诊断时要慎重鉴别转移性腺癌。有学者的资料中有两例胶质母细胞瘤，瘤组织内除了多形性胶质母细胞瘤的细胞学特点以外，瘤细胞间穿插大量血管成分，其中一例拟似血窦（图 1-11）。另外一例拟似动静脉畸形。这两例胶质母细胞瘤临床上是急性起病，卒中样症状。依据其临床病理特点不妨称之为血管瘤型胶质母细胞瘤。

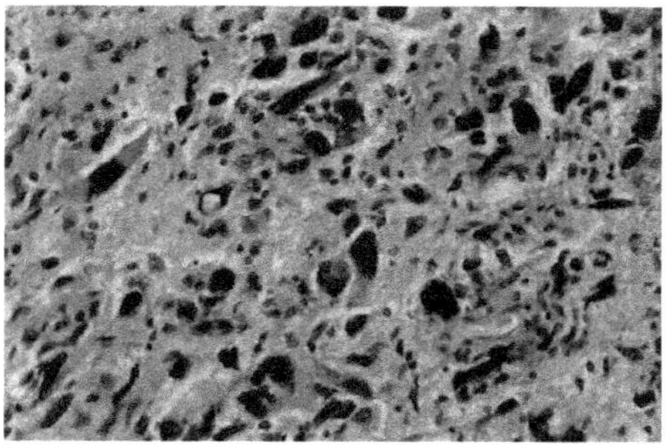

图 1-7　多形性胶质母细胞瘤
HE 染色中倍

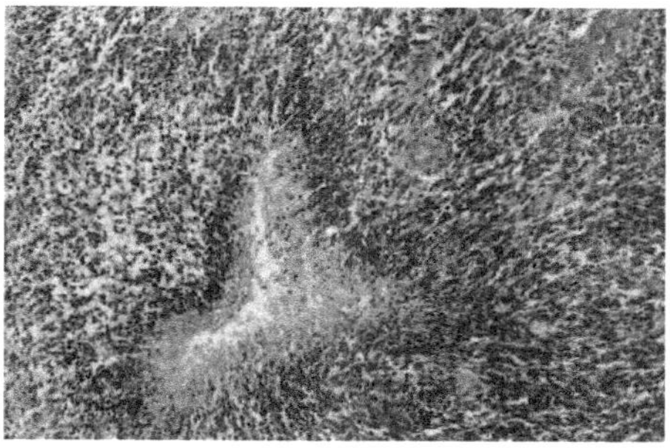

图 1-8　小细胞增殖性胶质母细胞瘤
HE 染色中倍

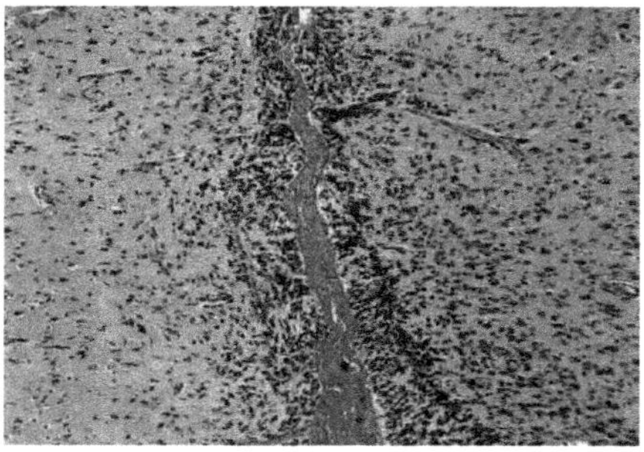

图 1-9　胶质母细胞瘤瘤周软脑膜下浸润
HE 染色低倍

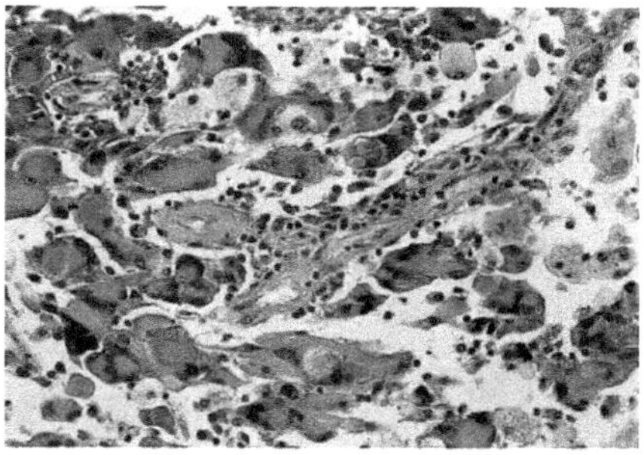

图 1-10　巨细胞型胶质母细胞瘤
HE 染色低倍

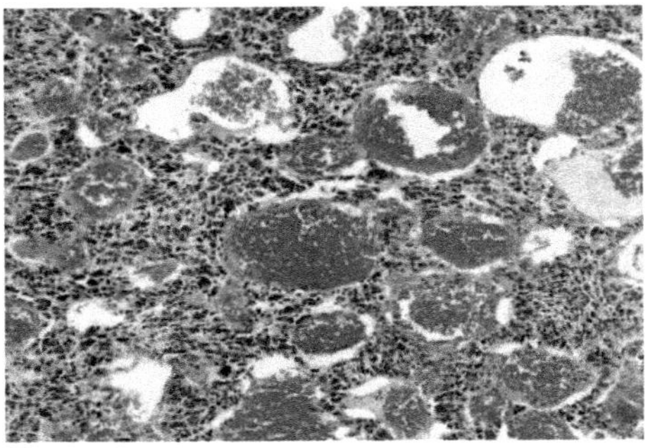

图 1-11　血管瘤型胶质母细胞瘤

HE 染色低倍

胶质母细胞瘤的免疫组化常采用 GFAP 标记阳性，但强弱不一，未成熟分化的瘤细胞还可用波形蛋白做标记。Ki-67/MIB-1 标记指数为 15%～20%。

(四)毛细胞型星形细胞瘤(WHO Ⅰ级)

临床要点：毛细胞型星形细胞瘤是儿童中常见的胶质瘤。常见的类型有：①视神经胶质瘤；②视交叉/下丘脑胶质瘤；③小脑星形细胞瘤；④脑干背侧外向性胶质瘤。还有少数肿瘤部位是在大脑半球和基底节部位。常见的临床症状是局灶性神经功能障碍，如视觉障碍等。还可见颅内压增高的症状和体征。神经影像学检查显示该部位的局限性肿块。

大体：肿瘤质软，灰红色，有的病例瘤内囊状变性。视神经的毛细胞型星形细胞瘤可经蛛网膜下腔播散。

光镜：有两种组织学亚型，一型是所谓的成年型毛细胞型星形细胞瘤，瘤组织内紧密排列，由交织成束的单极或双极的成胶质细胞组成，胶质纤维聚集成团，囊状变性，可见有 Rosenthal 纤维。另一型是幼年型毛细胞型星形细胞瘤，瘤组织也是由成胶质细胞组成，细胞丰富，黏液变性结构疏松，血管成分较多，有的呈血管球样增生(图 1-12)，散在 Rosenthal 纤维。免疫组化 GFAP 标记阳性，相当于 WHO Ⅰ级，很少见有核分裂，无坏死灶，有的瘤组织内散在少突胶质细胞样的细胞，Ki-67/MIB-1 标记指数值很低。不过，也有报道达 5%，文献中称为恶性或是不典型的病例。

大约 15%的神经纤维瘤病Ⅰ型病例出现有毛细胞型星形细胞瘤，特别是视神经的毛细胞型星形细胞瘤。将近 1/3 的毛细胞型星形细胞瘤病例合并神经纤维瘤病Ⅰ型。

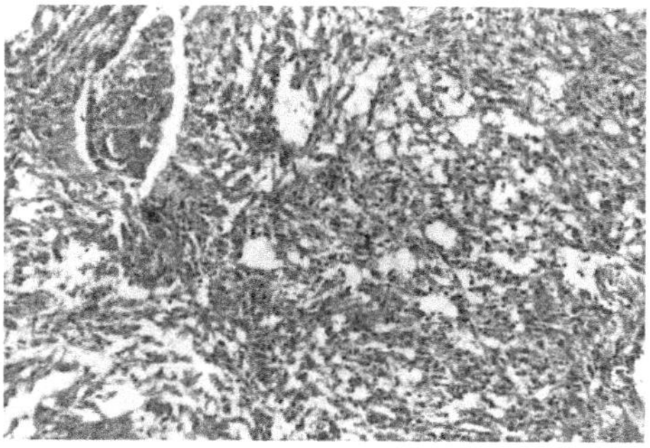

图 1-12　毛细胞型星形细胞瘤

HE 染色低倍

(五)脑干胶质瘤(WHOⅠ～Ⅱ级)

脑干胶质瘤多见于儿童和青年人,70%的病例位于脑桥,中脑和延髓部位比较少见,胶质瘤在脑干实质内特别是脑干基底部弥漫浸润而肥大,临床上出现交叉性偏瘫,一般是到了后期才影响第四脑室,出现颅内压增高的症状,病理上瘤组织内大多由毛细胞型星形瘤细胞或是纤维型星形瘤细胞组成,相当于 WHOⅠ～Ⅱ级。

毛状黏液样星形细胞瘤临床上多见于幼儿,常见的部位在下丘脑、视交叉、鞍上,亦有大脑和小脑的病理报道。病理组织学上瘤细胞为单一形态的小梭形细胞,疏松纤维型基质,伴有明显的黏液样变性,出现以血管为中心的菊形团,血管周围放射状排列的细胞 GFAP 强阳性和 S-100 蛋白阳性,CgA 和 Syn 均阴性,瘤组织内可见微血管增殖,见不到 Rosenthal 纤维和嗜酸性小球,有别于毛细胞型星形细胞瘤。

(六)多形性黄色瘤型星形细胞瘤(WHOⅡ级)

临床要点:肿瘤由软脑膜下星形细胞发生,在星形细胞瘤中占将近 1%。Kepes 等人最早报道,所以又称 Kepes 瘤。常见于儿童和年轻人,2/3 病例见于 18 岁以前。由于肿瘤位于大脑半球的浅表部位,尤多见于颞叶处。临床上出现较长的癫痫病史。CT 或 MRI 图像上显示边界清楚的瘤块和囊肿,瘤周脑水肿一般不明显。

病理变化:肿瘤位于脑表和脑膜相连,有时伴一大囊,囊内附壁瘤结节。显微镜检查,瘤细胞呈多形性,多数梭形细胞散在单核和多核巨细胞,另外散在数量不一的含脂质的泡沫状细胞,很少见到核分裂,血管反应不明显,见不到坏死,即便是见到坏死,也不应视作恶性,相当于 WHOⅡ级(图 1-13)。网状纤维染色出现大量网织纤维，表明促纤维增生现象。免疫组化 GFAP 标记阳性。Ki-67/MIB-1 和增殖细胞核抗原(proliferating cell nuclear antigen，PCNA)标记指数一般少于 1%。不过文献中亦有报道恶性变的病例，肿瘤恶性变成胶质母细胞瘤。

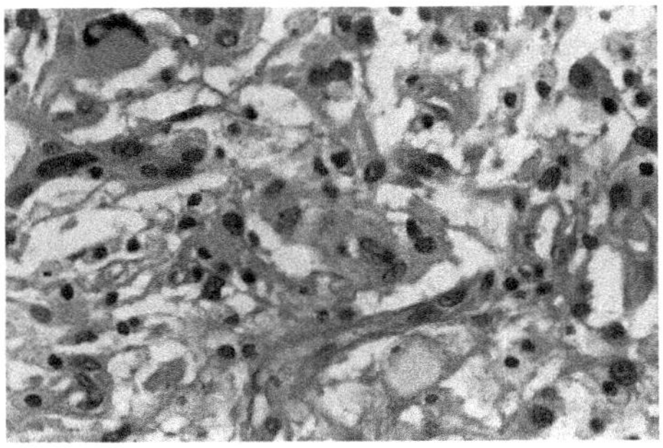

图 1-13　多形性黄色瘤型星形细胞瘤

HE 染色中倍

文献中依据核分裂的多少和有无坏死，将多形性黄色瘤型星形细胞瘤分为 3 级。瘤组织内 20 个高倍视野没有见到核分裂的是Ⅰ级，Ⅰ级组的病例术后没有出现复发。瘤组织内有核分裂，但没有坏死的是Ⅱ级，Ⅱ级组的病例 36% 术后出现复发。瘤组织内核分裂多，而且有坏死的是Ⅲ级，Ⅲ级组的病例术后全都复发。

(七)室管膜下巨细胞星形细胞瘤(WHOⅡ级)

临床要点：多伴发于结节性硬化病例中，是常染色体显性遗传的疾病，又属错构瘤性、良性肿瘤性疾病。临床出现癫痫、智力发育迟缓和行为异常症状。婴儿病例出现特征性婴儿痉挛。文献中报道 6%～16% 的结节性硬化病例出现室管膜下巨细胞星形细胞瘤。有学者资料中见有 8 个病例，除了癫痫症状以外，还有颅内压增高的症状。

大体：肿瘤瘤块突入侧脑室内或累及 Monro 孔(图 1-14)，局限性生长，有的病例出现钙化或出血。

光镜：瘤细胞大且有胶质纤维突起的多角形或不规则形状的瘤细胞周围小血管排列，核内细颗粒状染色质，可见有核仁，且可见核的多形性和多核巨细胞，瘤细胞间有纤维基质(图 1-15)。免疫组化 GFAP 和 S-100 蛋白标记阳性，部分瘤细胞 NF 标记或是神经元相关Ⅲ级 β-管蛋白标记阳性，表明既有胶质分化的特征，又有神经元分化的特征，相当于 WHOⅠ级、Ⅱ级，Ki-67/MIB-1 标记指数很低。

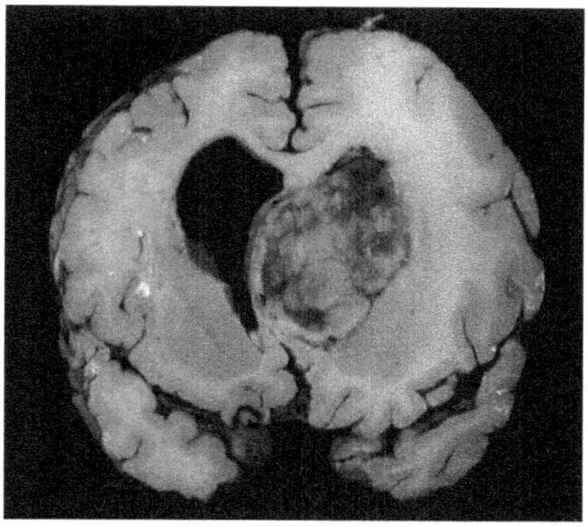

图 1-14　左侧脑室内室管膜下巨细胞星形细胞瘤

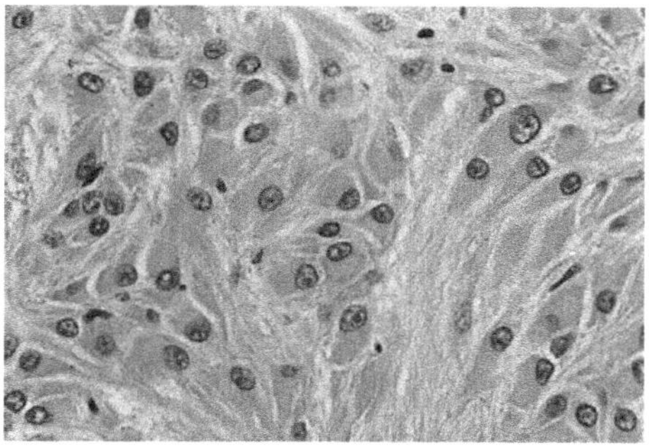

图 1-15　室管膜下巨细胞星形细胞瘤

HE 染色高倍

二、少突胶质细胞肿瘤

（一）少突胶质细胞瘤（WHOⅡ级）

临床要点：少突胶质细胞瘤约占原发性脑肿瘤的 4.39%，是神经上皮组织肿瘤的 11.8%。多见于成年人，发病年龄高峰在 40～50 岁。少突胶质细胞瘤多位于大脑半球的白质内，50%～65%的病例侵犯额叶，很少侵犯小脑、脑干和脊髓。临床病程一般较长，5 年以上病史的并不少见。大多数患者诉有头痛和癫痫发作。神经影像学检查 CT 显示低密度或混杂密度病灶，有轻度增强，常见有钙化。MRI 显示 T_1 相低信号，T_2 相高信号的边界清楚病灶，病灶周围水肿不明显，有的病例出现出血或囊状变性。

大体：瘤组织在脑实质内浸润，浅灰红色，有的病例因黏液变性而呈半透明。肿瘤可侵及邻近的大脑皮层和软脑膜，常有钙化，尤多见于瘤周，还可见有囊状变性和瘤内出血。

光镜：瘤组织内中等密度的细胞成分，形态比较一致。石蜡切片在光镜下核呈正圆形，核周空晕，胞质透亮。冷冻切片不一定有此特点。毛细血管丛状增生，鸡爪状血管穿插在瘤细胞群之间，核分裂很少见，没有坏死（图 1-16）。有一些少突胶质细胞瘤中混杂胞体较小的肥胖细胞，这类细胞免疫组化 GFAP 阳性。还有少数少突胶质细胞瘤中出现印戒状细胞。镜下还可见有微小钙化。瘤周出现继发结构如微菊形团或瘤内出现拟似极性胶质母细胞瘤栅状结构的特点。少突胶质细胞瘤本身还没有特异性免疫组化标记物，Olig2、S-100 蛋白和 Leu-7 有帮助。Ki-67/MIB-1 的标记指数很低，相当于 WHO Ⅱ 级。少突胶质细胞瘤患者术后平均生存期为 3～5 年。

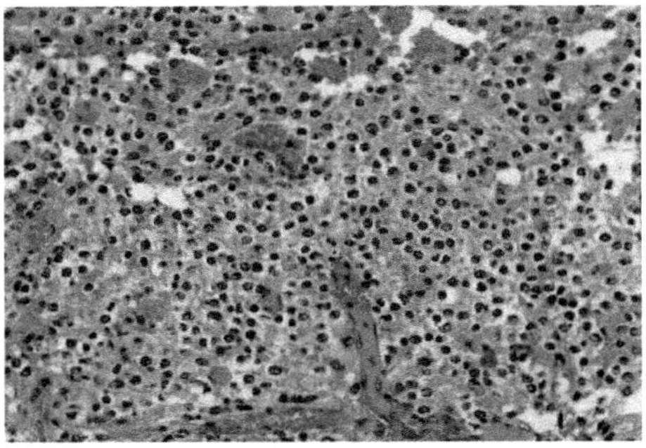

图 1-16　少突胶质细胞瘤

HE 染色中倍

（二）分化不良少突胶质细胞瘤（WHOⅢ级）

在颅内少突胶质细胞肿瘤中分化不良少突胶质细胞瘤占 20%～51%。大多发生在成年人，患者年龄比一般的少突胶质细胞瘤患者要大一些。肿瘤部位也大多发生在额叶（60%），其次是颞叶（33%）。临床病程比较短，不过也有较长病史的。CT 或 MRI 检查和一般的少突胶质细胞瘤没有多少区别。

病理变化：瘤细胞密集，基本组织结构和一般的少突胶质细胞瘤相似，不过，核分裂易见，甚至见有单核或多核巨细胞，出现微血管增殖或见坏死，相当于 WHOⅢ级。Ki-67 和 PCNA 标记指数高于 3%和 4%。近年的文献中分化不良少突胶质细胞瘤，特别是伴有 1P/19q 的杂合性缺失，临床上主张采用 PCV 化疗方案，能取得相对较好的疗效。5 年生存率为 41%，10 年生存率为 20%。一部分病例经脑脊液播散，大多因局部复发死亡。

有些学者考虑到 1P/12q 的杂合性缺失在少突胶质细胞瘤治疗中的积极意

义，提出 Olig2、GFAP、p53 和 1P/12q 的组合式检测对胶质瘤进行再分类，有学者认为这一思路很有价值。

三、混合性胶质瘤

混合性胶质瘤是指瘤内混合两种或更多的胶质瘤成分，最常见的是少突星形细胞瘤。少突星形细胞瘤（WHO Ⅱ级）占文献中幕上低级别胶质瘤的 10%～19%，多见于成年人，肿瘤多位于大脑半球内，尤多见于额、颞叶。临床病史大多表现为较长病程的癫痫发作、轻瘫、人格异常和颅内压增高。光镜下瘤组织中等细胞密度，有少突胶质细胞瘤、星形细胞瘤为主型以及少突胶质细胞瘤-星形细胞瘤两者兼等型，核分裂少，常见微小钙化和微囊变性。免疫组化 GFAP 标记阳性，相当于 WHO Ⅱ级。分化不良少突星形细胞瘤也多见于成年人，多位于大脑半球内，病理组织学和少突星形细胞瘤相似，出现瘤细胞密集、核的异型性、细胞的多形性以及多数核分裂，有时还可见有血管内皮增殖和坏死，相当于 WHO Ⅲ级。此外，还可见有混合型少突-室管膜瘤，以及室管膜瘤-星形细胞瘤。

四、室管膜肿瘤

（一）室管膜瘤（WHO Ⅱ级）

临床要点：颅内室管膜瘤占颅内肿瘤的 3.87%，占神经上皮组织肿瘤的 10.4%，而在脊髓胶质瘤中有 50%～60%是室管膜瘤，各年龄期的患者都有，常见于脑室系统内。成年人的室管膜瘤多见于幕上侧脑室和脊髓部位，儿童的室管膜瘤则是以幕下第四脑室部位占优势。文献报道有脑室外室管膜瘤。主要的临床症状是颅内压增高，出现头痛、恶心、呕吐等症状，幕下的室管膜瘤还会出现局灶性神经症状和癫痫发作。神经影像学检查 CT 或 MRI 显示比较局限的不同密度，而有增强的占位病变，伴有脑室系统扩大。

病理变化：肉眼观察肿瘤在脑室内或突入脑实质内，灰红色，质软，有时见有出血、坏死或囊性变。显微镜检查，瘤组织中等细胞密度，特点是排列成各种菊形团结构，有真的菊形团，有围血管的假菊形团。可以分为若干亚型：上皮型（图 1-17）、细胞型（图 1-18）、乳头型、透明细胞型和伸展细胞型，瘤内可继发黏液样变性、出血、坏死和钙化，相当于 WHO Ⅱ级。免疫组化 GFAP 和 S-100 蛋白标记阳性，有的病例角蛋白（CK）和上皮膜抗原（EMA）阳性。特殊染色：PTAH 染色切片中可以见有毛基体，Ki-67 标记指数 2.6%。随访资料表明儿童的室管膜瘤比成年人的室管膜瘤预后要差，术后随访 5 年生存率为 57.1%，10 年生存率为 45%，肿瘤细胞可经脑脊液播散。

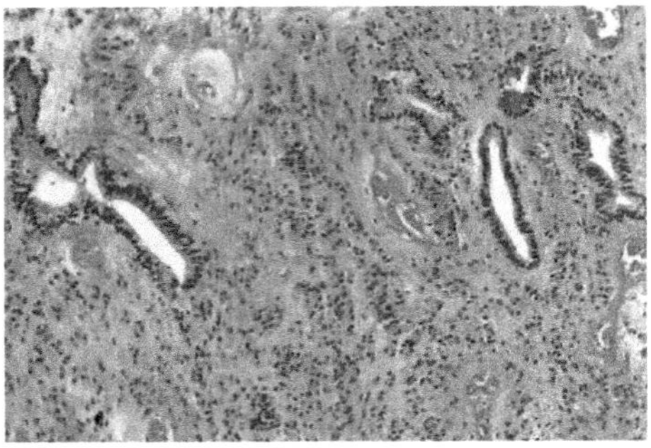

图 1-17　上皮型室管膜瘤

HE 染色低倍

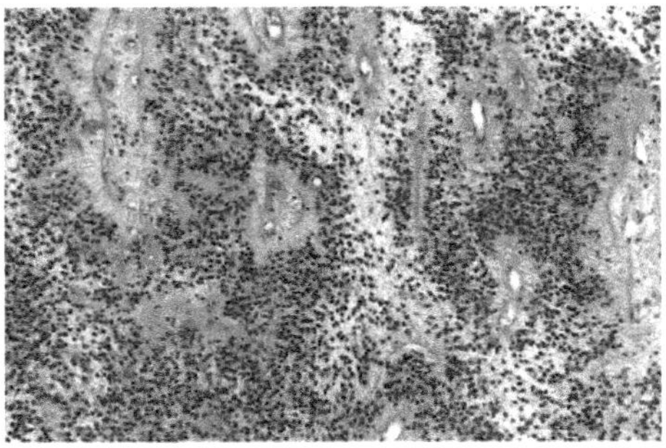

图 1-18　细胞型室管膜瘤

HE 染色低倍

(二)分化不良型室管膜瘤(WHOⅢ级)

分化不良型室管膜瘤常见于脑室内的室管膜瘤中。文献报道大约 25%的颅内室管膜瘤是分化不良型室管膜瘤，其临床症状和一般的室管膜瘤差不多。病理上肿瘤组织呈灰红色，有出血和坏死，经常侵犯邻近的脑组织或经脑脊液播散。光镜观察在室管膜瘤的特征性病变基础上瘤细胞密度高，核异型性，核分裂多，微血管内皮增殖和出现坏死灶，增殖指数大多超过 6%，相当于 WHOⅢ级(图 1-19)。但是不少临床随访资料结果表明患者预后情况与组织形态上的恶性程度之间并无关联。

有些学者提出 GFAP、EMA、Bcl-2、p53 和 Ki-67 标记指数的组合式检测对室管膜瘤的分级和分型有相关性，有学者认为这一思路有积极的意义。

(三)黏液乳头型室管膜瘤(WHOⅠ级)

黏液乳头型室管膜瘤多见于比较年轻的患者，肿瘤多见于脊髓的圆锥和终丝部位。文献中有一组271例脊髓圆锥和终丝的肿瘤中83%是黏液乳头型室管膜瘤，少数见于脊髓的颈胸段，亦有报道见于侧脑室和脑实质内的。病理上肿瘤呈灰红色，质软分叶状，可以侵出椎管抵达皮下软组织内。光镜观察瘤组织呈乳头结构，被覆柱状或立方上皮，血管和结缔组织轴内玻璃样变和黏液变性。免疫组化GFAP和波形蛋白标记阳性，相当于WHOⅠ级。

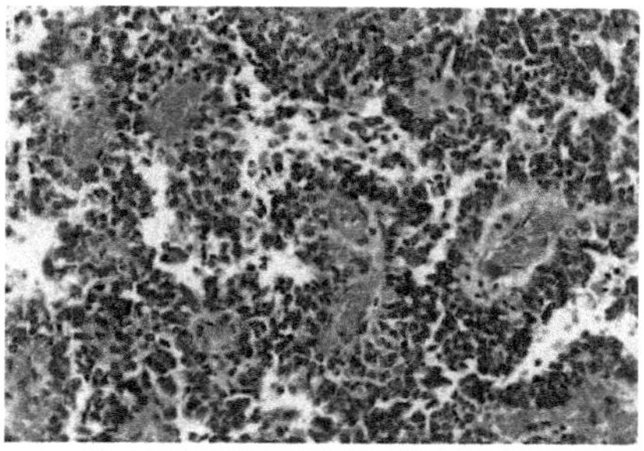

图1-19　分化不良型室管膜瘤

HE染色低倍

(四)室管膜下瘤(WHOⅠ级)

室管膜下瘤又称室管膜下球状星形细胞瘤，不少病例患者生前并没有症状，尸检时偶然被发现。大多数患者是中年人。最常见的部位是第四脑室，其次是侧脑室，少数见于第三脑室、透明隔和脊髓等部位。临床上多数没有症状，少数可出现颅内压增高或肿瘤内自发性出血。病理上肿瘤呈结节状，质硬，灰白色，多数瘤体较小，也有较大的占据脑室腔内。光镜观察在致密的胶质纤维基质内瘤细胞核呈丛状分布，形态一致，瘤组织内可见周围血管的假菊形团结构，出现微血管增殖，或可见有钙化和出血，相当于WHOⅠ级，免疫组化GFAP标记阳性，病理性核分裂很少，外科手术切除可以治愈。

五、脉络丛乳头瘤(WHOⅠ级)

脉络丛乳头瘤是由脉络丛发生的肿瘤，占颅内肿瘤的0.62%，占神经上皮组织肿瘤的1.7%。较多见于儿童。多位于侧脑室和第四脑室内。其临床症状是脑室系统的脑脊液循环梗阻，脉络丛乳头瘤本身能分泌过量的脑脊液，加重脑积水，促进颅内压增高，出现头痛、恶心和呕吐等症状。病理上呈局限性菜花样肿块，浅灰红色，脑组织分界清，有时见有出血和囊性变，组织学上和脉络丛相似，少数病例表现为上皮细胞嗜酸性变，瘤组织黏液变性，黄色瘤变和钙化。免疫组化GFAP、S-100蛋白、CK和EMA标记阳性，部分病例转甲状腺素(前蛋白)标记阳性，Ki-67/MIB-1 标记指数大多<2%，相当于 WHO Ⅰ级。

如果恶性特征改变较轻，或是只出现部分恶性特征，可以诊断非典型性脉络丛乳头瘤。相当于 WHO Ⅱ级。

六、组织来源未定的神经胶质肿瘤

(一)星形母细胞瘤

星形母细胞瘤多见于成年人，且多位于大脑半球内，其组织结构特征是星形细胞瘤组织内出现以血管为轴心的假菊形团结构，血管壁玻璃样变，免疫组化 GFAP、波形蛋白和 S-100 蛋白标记阳性。WHO 的分类中，虽将其列为组织来源未定的神经胶质肿瘤，多数学者还是将其列入星形细胞瘤中。

(二)极性胶质母细胞瘤

极性胶质母细胞瘤少见，多是儿童，肿瘤大多位于颅后窝内，其组织结构特征是单极和双极成胶质细胞构成疏松的胶质网，瘤细胞核平行栅状排列。免疫组化 GFAP、S-100 蛋白和神经元特异性烯醇化酶(neuron specific enolase，NSE)标记阳性。

(三)大脑胶质瘤病

大脑胶质瘤病少见，多数是 40～50 岁的患者，肿瘤主要位于大脑内，侵及脑干、基底节、丘脑和小脑，瘤组织在受侵犯的脑组织内弥漫浸润，主要临床症状有锥体束征、痴呆、癫痫发作、脑神经症状和颅内压增高。病理上一种是瘤区弥漫浸润而局部体积增大，并无局限性瘤块；另一种是除了弥漫浸润的特点以外，还可见有局限性瘤块，瘤块大多是恶性胶质瘤。光镜下瘤组织结构变异很大，纤维传导束之间变长的肿瘤性胶质细胞浸润，其中有一些似星形细胞，还有一些似少突胶质细胞，少数病例中还可见有血管异常和少数核分裂。免疫组化 GFAP 和 S-100 蛋白标记阳性，Ki-67/MIB-1 标记指数平均 7.6%，相当于 WHO Ⅲ级，患者的预后很差。

(四)脊索样胶质瘤

脊索样胶质瘤是一种少见的肿瘤，多发生在中年人，女性多见。肿瘤部位多见于第三脑室前部，也有一些病例的肿瘤位于鞍上/下丘脑部位。临床上因肿瘤占位造成梗阻性脑积水而引起头痛、恶心和运动失调等症状，也可因下丘脑和视交叉受累引起甲状腺功能低下和视力障碍。MRI 显示第三脑室内球形边界清楚的肿块，增强后均匀强化。病理组织学上肿瘤由形态比较一致的上皮样细胞构成。瘤细胞呈索条状排列或是小叶状结构。瘤细胞富于嗜伊红的胞质、有大量嗜碱性、黏液空泡状基质,类似脊索的组织结构。瘤组织内具有多数淋巴浆细胞浸润和 Russell 小体,没有微血管增殖和坏死,核分裂少见,但肿瘤有向周边脑组织微浸润的倾向。免疫组化显示 GFAP 弥漫强阳性,波形蛋白强阳性,CD34 膜阳性,CK 和 EMA 局灶性阳性,Syn 和 CgA 均阴性。MIB-1 标记指数低,相当于 WHOⅡ级。治疗上应尽可能地肉眼全切除,部分病例次全切除后残余肿瘤会再增大,症状复发。

(五)血管中心性胶质瘤

大多见于儿童和青少年,临床表现呈难治性癫痫,是癫痫相关的肿瘤之一。肿瘤好发于额叶,其次是顶叶和颞叶。通常病灶位置较为浅表,主要累及皮质,但也可以扩展到白质或邻近脑室。病理组织学上肿瘤由单一形态的梭形肿瘤细胞围绕血管生长,可以平行于血管排列,也可以垂直于血管壁形成类似菊形团结构,呈室管膜分化的特征。核分裂少见,免疫组化 GFAP 阳性,也可以表达S-100 和 EMA,不表达神经元抗体。Ki-67 标记指数很低,其生物学行为表现良性过程,相当于 WHOⅠ级。

七、神经元和混合型神经元-神经胶质肿瘤

(一)神经节细胞瘤和节细胞胶质瘤

临床要点:神经节细胞瘤和节细胞胶质瘤在颅内肿瘤中占 1.3%,好发于青年人。神经系统各个部位都可能发生,以幕上为多,常侵犯颞叶。其临床症状多和颞叶癫痫有关。CT 图像显示一局限的实性肿块或是囊肿,囊内附壁瘤结节。MRI 显示 T_1 相低信号、T_2 相高信号的局限性占位病变。

病理变化:肉眼观察实性或囊性瘤块,占位效应不明显,有时见钙化和出血。显微镜检查:神经节细胞瘤主要由排列不规则的、大的多极神经细胞组成。神经细胞大多结构不良和形态变异。间质内是非肿瘤性星形细胞和胶质纤维网。血管周围淋巴细胞浸润,核分裂很少,有时在间质内可见圆形的嗜酸性颗粒,微囊形成,钙化和促纤维增生反应,相当于 WHOⅠ级。肿瘤中的神经细胞可以做 Nissl 染色或银染证明。免疫组化突触小泡蛋白和 NF 标记阳性。间质内星形细胞可以 GFAP 标记。节细胞胶质瘤除了多少不一的神经细胞以外,其间为肿瘤性胶质细胞,大多是分化较好的星形细胞瘤,相当于 WHOⅠ~Ⅱ级。Ki-67/MIB-1 标记指数常低于 3%。一般患者的预后较好。若是 MIB-1 和 p53 标记指数高,则表明肿瘤的侵袭性生长的生物学行为。文献中曾报道分化不良的节细胞胶质

瘤，相当于 WHOⅢ级，甚至最后恶性变成胶质母细胞瘤。

（二）婴儿型大脑半球促纤维增生的星形细胞瘤

少见，肿瘤多发生在婴儿，且多位于幕上，侵犯几个脑叶，额、顶部为多。临床病程短，主要症状是头围增大、前囟隆起、双眼落日征，部分病例出现癫痫、轻瘫，肌张力增高和反射亢进。病理上肿瘤体积较大，单房性或多房性囊肿。肿瘤浅表部位侵及皮层和软脑膜。肿瘤灰白色，质硬。婴儿型大脑半球促纤维增生的星形细胞瘤在光镜下显示不同分化程度的神经上皮性肿瘤，有原始神经上皮肿瘤结构，肥胖细胞型星形细胞瘤。部分星形细胞瘤呈编席样结构。其间大量的促纤维增生显示丰富的间叶组织成分，相当于 WHOⅠ级。如果瘤组织内见有成群的肿瘤性神经节细胞，就诊断为婴儿型促纤维增生的节细胞胶质瘤，也相当于 WHOⅠ级。免疫组化胶质细胞标记，神经元的标记和间叶组织的标记都可以是阳性。Ki-67 标记指数常低于 0.5%，患者预后较好，术后长期随访存活率高。

（三）胚胎发育障碍的神经上皮肿瘤

胚胎发育障碍的神经上皮肿瘤少见，大多数病例肿瘤位于颞叶，而且是因为难治性、抗药性癫痫做手术被证实。还有少数病例肿瘤位于尾状核和小脑内。近年来由于影像学和癫痫外科的开展，报道的病例越来越多。病理上肿瘤结节多位于皮层内，也可侵犯皮层下白质。光镜下显示特异性胶质神经元结构，明显的多形性，有星形细胞、少突胶质细胞和不规则的神经元，病变组织内还可见微血管网，血管球形成和黏液变性，神经上皮细胞漂浮在黏液池内。此外，还可见非特异性组织反应。免疫组化 NF、突触小泡蛋白、S-100 蛋白和 GFAP 标记阳性，瘤组织内还可见淋巴细胞浸润，相当于 WHOⅠ级，患者预后较好，术后长期随访存活率高。

（四）乳头状胶质神经元肿瘤

乳头状胶质神经元肿瘤比较少见，多见于青年人和中年人。肿瘤多位于大脑白质内，颞叶多见。肿瘤多表现为边界清楚的囊实性肿块或囊内附壁结节。有的病例肿瘤侵及皮质。临床上患者多出现头痛、癫痫症状，神经影像学检查显示大脑半球界限清楚的囊性病变，伴有增强的结节影或环形增强。病理组织学上见有假乳头结构和乳头中心玻璃样变性的厚壁血管。乳头表面是单层胶质细胞，瘤细胞核圆形，胞质少，偶尔见到比较大的神经节样细胞。免疫组化 GFAP 和 S-100 蛋白均呈阳性。核分裂少见 MIB-1 指数很低，相当于 WHO Ⅰ～Ⅱ级。

这类病例手术治疗效果好，很少有复发。

（五）菊形团结构的胶质神经元肿瘤

比较少见，临床上多见于成年人。肿瘤可位于大脑、第四脑室和脊髓内。位于第四脑室内的这一型肿瘤大多是儿童。临床症状因肿瘤部位不同而异。神经影像学检查显示实性病灶或囊状，没有明显增强。病理组织学上可见两种肿瘤组织形式，一种是大量少突胶质细胞样的小神经元成分，这些小的神经元围绕神经毡小岛形成菊形团结构，或形成围血管的菊形团结构，其间可有不典型神经元。另一种是星形细胞成分，大多是肥胖细胞。位于第四脑室内的病变可显示毛细胞型星形细胞瘤结构。免疫组化小神经元成分 NeuN 标记阳性，星形细胞成分 GFAP 标记阳性。MIB-1 指数低，相当于 WHO Ⅰ～Ⅱ级。

文献主张将大脑（脊髓）内有菊形团结构的胶质神经元肿瘤和第四脑室内有菊形团结构的胶质神经元肿瘤列为两个不同的亚型。

（六）中枢神经细胞瘤

比较少见，占颅内肿瘤的 0.25%～0.5%。大多数病例出现在 20～40 岁。肿瘤位于幕上，在 Monro 孔区，侧脑室内和（或）第三脑室内，有少数病例侵及透明隔、胼胝体、丘脑和下丘脑部位。临床上主要症状是颅内压增高，少数病例会出现视觉障碍、精神症状和内分泌功能障碍。CT 显示肿块为稍高密度病变，注射对比剂后增强，还可见钙化和囊性变（图 1-20）。MRI 显示 T_1 相和 T_2 相高信号病变。病理上瘤组织灰红色，易碎，有钙化。光镜下瘤组织形态和少突胶质细胞瘤相似，瘤组织内还可见神经胶质纤维丛无核区，Homer-Wright 菊形团和神经节细胞样细胞（图 1-21），后者在文献中又称节细胞神经细胞瘤，相当于 WHO Ⅱ级。免疫组化突触小泡蛋白、tau 和 MAP2 标记阳性。电镜下可以见到发育好的突触结构和微管、中间丝、致密核心小泡。Ki-67 和 PCNA 标记指数均低于 2%。有一部分中枢神经细胞瘤，在瘤组织内出现细胞非典型性，微血管增殖和坏死灶，Ki-67 标记指数高于 2%，称非典型性中枢神经细胞瘤或是增殖型中枢神经细胞瘤，随访资料表明预后相对较好，属 WHO Ⅱ级。WHO（2007）的分类中增加了脑室外神经细胞瘤的名称。瘤组织内常含有神经节细胞或核仁比较大的小神经节样细胞，也属于Ⅱ级。

（七）小脑发育不良性节细胞瘤

小脑发育不良性节细胞瘤又称 Lhermitte-Duclos 病，比较少见，和 Cowden 病有潜在联系。Cowden 病是一常染色体显性遗传的疾病，伴有各种各样的错构瘤和肿瘤。小脑发育不良性节细胞瘤是中枢神经系统的主要病变，周围性病变有疣状皮肤病、鹅卵石样丘疹和口腔黏膜纤维瘤、多发性面部毛外根鞘瘤、结肠的错构瘤性息肉、甲状腺肿瘤和乳腺癌。

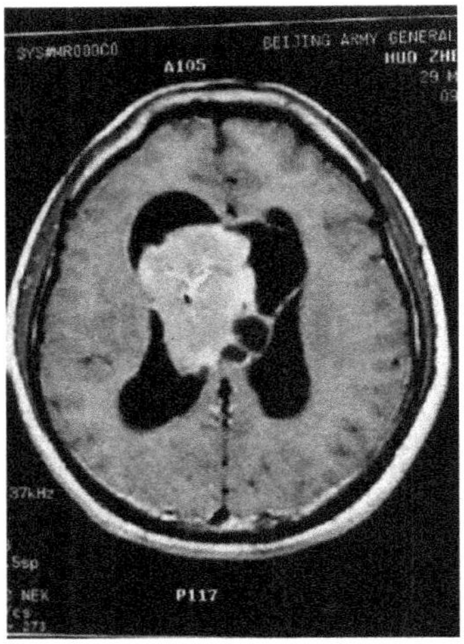

图 1-20　中枢神经细胞瘤 CT 表现

CT 图示侧脑室内和第三脑室内高密度占位病变

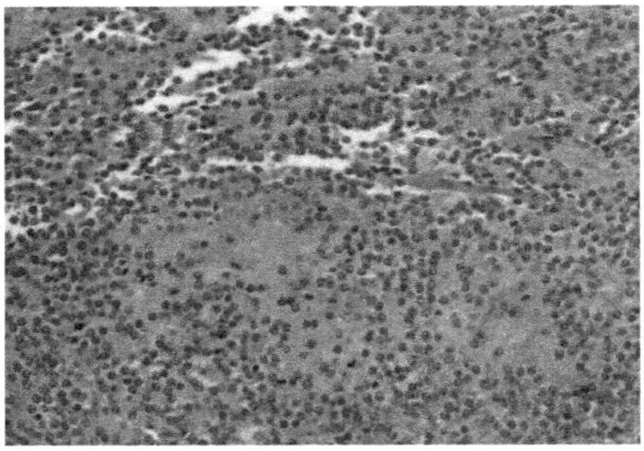

图 1-21　中枢神经细胞瘤

HE 染色中倍

小脑发育不良性节细胞瘤在病理上表现为小脑局部脑回的弥漫性肥大。在光镜下病灶内小脑颗粒层和 Purkinje 细胞层结构改建，代之以外层的异常有髓纤维束和内层大量结构不良及形态异常的神经元，相当于 WHOⅠ级。免疫组化突触小泡蛋白、NF、Leu-4、PEP19 标记阳性。

(八)小脑脂肪神经细胞瘤

文献中曾称脂肪瘤型髓母细胞瘤、小脑神经母细胞瘤/脂肪细胞瘤(神经脂肪瘤)、脂肪瘤型胶质神经细胞瘤和小脑脂肪化成熟神经外胚层肿瘤。此瘤十分少见，见于成年人，肿瘤都位于小脑。临床上患者出现颅后凹占位症状。

病理组织学检查：细胞密度高，肿瘤细胞大小一致，核分裂少见，拟似少突胶质瘤细胞，脂肪瘤细胞灶性分布。免疫组化 NSE、Syn 和 MAP2 明确阳性，GFAP 灶状阳性提示有星形细胞分化，肿瘤细胞增殖指数低，相当于 WHO Ⅰ～Ⅱ级。大部分患者存活超过 5 年，临床预后好。

（九）副神经节瘤

此肿瘤实属神经内分泌肿瘤，起源于周身和阶段性或集中分布的自主神经节相关的特殊化神经嵴细胞，比较常见的是颈动脉体瘤（化感瘤）、颈静脉球副神经节瘤，还有脊髓终丝的副神经节瘤。通常发生于成人。肿瘤位于脊髓马尾硬膜内，与终丝粘连或与马尾神经根相连。瘤体呈卵圆形或香肠形，有包膜，可见有囊腔，肿瘤偶尔可穿破硬膜侵及骨组织。光镜下分化好的肿瘤拟似正常的副神经节，大小和形状一致的核染色质细致的细胞形成致密的巢状结构，围以支持细胞和纤细的血管网。半数病例的马尾副神经瘤含成熟的节细胞，类似节细胞型副神经瘤。免疫组化 NSE 阳性，CgA 阳性，Syn 阳性，NF 阳性。值得注意的是，核分裂和核的多形性都不具有诊断价值。大部分马尾副神经节瘤生长缓慢，全切后可治愈。

（十）神经母细胞肿瘤

神经母细胞肿瘤是少见的儿童恶性胚胎性肿瘤，25％的病例出现在 2 岁以内，半数以上的病例是在 5 岁以内。肿瘤多位于大脑内，侵犯额叶和额顶区。病理上肿瘤较大，灰红色，质硬，有出血、坏死和囊性变。光镜下瘤组织由密集的原始小圆形细胞组成，有部分的神经元分化，瘤组织内可见 Homer-Wright 菊形团或呈平行的流线形排列，相当于 WHOⅣ级。免疫组化 NF 和突触小泡蛋白可以标记阳性。有一部分病例瘤组织内出现成堆的分化成熟的神经节细胞，可以称之为节细胞神经母细胞瘤。

八、松果体实质肿瘤

（一）松果体细胞瘤

松果体细胞瘤是由分化成熟的松果体实质细胞构成的肿瘤，松果体实质来源的肿瘤中大约 45％是松果体细胞瘤，多见于成年人。肿瘤位于松果体区，可以压迫大脑导水管、脑干和小脑。临床上出现神经-眼功能障碍，即所谓的 Parinaud 综合征和颅内压增高的症状，还可见有内分泌功能异常。CT 显示第三脑室后部圆形低密度占位病变，外周可见有钙化伴有脑积水。MRI 显示 T_1 相低信号，T_2 相高信号的肿瘤病变。病理上松果体细胞瘤是边界清、灰红色肿瘤，内有出血和囊性变。光镜下瘤细胞中等密度，成片或呈不规则小叶结构，瘤细胞分化成熟，有松果体菊形团，间质成分是纤细的血管网，核分裂少，偶见多核瘤巨细胞和微小钙化灶。部分病例的瘤组织内有神经节细胞，胶质细胞和光感受器分化的特点，少数病例的瘤组织内有乳头结构，相当于 WHOⅡ级。免疫组化神经元的标记 NSE、NF、突触小泡蛋白、tau 蛋白和 PGF9.5 阳性，星形胶质细胞的标记 GFAP、S-100 蛋白阳性，光感受器的标记视网膜 S-抗原阳性。

(二)松果体母细胞瘤

松果体母细胞瘤是原始的松果体实质细胞肿瘤。松果体实质来源的肿瘤中大约 45.5%是松果体母细胞瘤。多见于儿童。肿瘤位于松果体区。临床病程一般较短，症状和松果体细胞瘤的症状相似。病理上肿瘤组织灰红色，质软，边界不清，有出血和坏死，侵入周围组织。光镜下瘤细胞密度高和髓母细胞瘤结构相似，可见 Homer-Wright 菊形团或 Flexner-Wintersteiner 菊形团，核分裂多，可见出血和坏死灶，相当于 WHOⅣ级。文献又称松果体区的髓母细胞瘤，患者预后差。

(三)混合性松果体细胞瘤/松果体母细胞瘤

少见，具有双相分化的特征。更常见的是松果体实质细胞肿瘤伴有中间型分化。成年人多见。这一类肿瘤多有光感受器分化，肿瘤肉眼全切后患者较长时间生存。

(四)松果体区乳头状瘤

成人多见，肿瘤部位在松果体区。临床症状主要是头痛，影像学表现为境界清楚的占位。病理检查瘤体较大(2.5～4 cm)，可以有囊性成分。组织学上形成特征性的乳头状结构，常表现为假复层柱状上皮细胞围绕玻璃样变性的血管壁，有时也可形成实性巢，核分裂多少不一，可见有坏死灶。免疫组化 CK 阳性，GFAP 灶状阳性。超微结构提示有室管膜分化，推测此瘤来源于联合下器的特殊室管膜细胞。术后肿瘤复发率较高，偶尔出现脊髓播散。相当于 WHOⅡ～Ⅲ级。

九、髓母细胞瘤和幕上原始神经外胚叶肿瘤

(一)髓母细胞瘤

临床要点：髓母细胞瘤是儿童中多见于小脑的原始神经外胚叶肿瘤，占颅内肿瘤 4.29%，在儿童颅内肿瘤中占 22.2%，髓母细胞瘤中 78.1%见于儿童，至少

75%的儿童髓母细胞瘤位于小脑蚓部。有学者曾报道一例家族性小脑髓母细胞瘤,肿瘤突入第四脑室内生长,年龄较大的病例中髓母细胞瘤多侵犯小脑半球。主要临床症状是小脑性共济失调、步态不稳和颅内压增高。CT显示颅后窝内实性、高密度而且明显增强的占位病变。常由于软脑膜和(或)脑室壁上有播散,容易出现异常信号。

病理变化:肉眼观察瘤组织灰红色,质软,有些肿瘤如黏鼻涕状,易在术中被吸引器吸走。亦有的肿瘤质稍硬,或可见有大块出血。

(二)幕上原始神经外胚叶肿瘤

幕上原始神经外胚叶肿瘤又称大脑髓母细胞瘤或大脑神经母细胞瘤或"蓝瘤"。文献资料中儿童中枢神经系统肿瘤中具有原始神经外胚叶肿瘤组织特点的肿瘤大约15%位于幕上,其中包括大脑、鞍区和松果体区。幕上原始神经外胚叶肿瘤多见于儿童。临床症状因肿瘤部位不同而异。大脑的原始神经外胚叶肿瘤常有癫痫、意识障碍和颅内压增高,鞍区的原始神经外胚叶肿瘤常有视觉损害和内分泌异常。松果体区的原始神经外胚叶肿瘤常会造成脑脊液循环梗阻和神经-眼的症状。病理上瘤组织灰红色,可见有出血或囊性变。光镜下和小脑髓母细胞瘤相似,具有神经元和胶质细胞分化的特点,也可以见到Homer-Wright菊形团、Lexner-Wintersteiner菊形团或室管膜管状结构,出血和坏死灶,相当于WHOⅣ级。免疫组化可以采用GFAP、NF、Synapto-physin、Nestin和视网膜S-抗原标记。Ki-67标记指数高。患者预后不好。

WHO(2007)分类中颅内胚胎性肿瘤中除了髓母细胞瘤和原始神经外胚叶肿瘤外,还有髓上皮瘤、室管膜母细胞瘤和非典型畸胎样/横纹肌样肿瘤(AT/RT)。后者是中枢神经内一种罕见的高度恶性肿瘤,好发于儿童,偶见于成年人,呈异源性组织学和免疫组化学表型。具有特征性的横纹肌样细胞,伴有不同程度的原始神经外胚叶、上皮和间质分化的特点。

第二节 神经鞘膜细胞的肿瘤

一、神经鞘瘤

神经鞘瘤又称施万细胞瘤,是脑神经、脊神经和外周神经常见的肿瘤,来源于外周神经的施万细胞，颅内神经鞘瘤约占颅内肿瘤的8.82%，椎管内的神经鞘瘤约占原发性脊髓肿瘤的29%。颅内的神经鞘瘤大多发生自第Ⅷ对神经的前庭支，且多位于桥小脑角部位，其次是由三叉神经根发生，其他脑神经偶有发生神经鞘瘤的报道。发生在颅内和椎管内的神经鞘瘤多累及感觉性神经根，运动神经很少发生神经鞘瘤。神经鞘瘤多见于40～60岁的成年人，Ⅱ型神经纤维瘤病（NF2）患者中神经鞘瘤有较高的发病率。神经鞘瘤的临床症状因肿瘤部位而异，桥小脑角部位的所谓听神经鞘瘤常有前庭功能障碍和听觉减退，或可见有面瘫，椎管内的神经鞘瘤常有根性神经痛和脊髓压迫的症状。

肉眼观察：球形肿块，有包膜，发生在桥小脑角部位的神经鞘瘤常侵蚀内听道骨质，造成岩骨内听道的扩大。作为听神经鞘瘤早期诊断的放射学标志，脊神经根的神经鞘瘤常位于髓外、硬脊膜下，卵圆形，有包膜，少数脊神经的神经鞘瘤经椎间孔向椎管外生长，呈“哑铃状”的外观。神经鞘瘤组织内常伴有出血、黏液变性和囊肿形成。

显微镜检查：瘤组织一般表现为两种组织结构，Antoni A型和Antoni B型，Antoni A型瘤细胞束状排列，瘤细胞核栅状结构，显示Verocay小体（图1-22）。Antoni B型瘤组织疏松，含有大量噬脂细胞和扩张的血管丛，有的拟似海绵状血管瘤结构，根据观察，颅内神经鞘瘤大多是Antoni B型，椎管内的神经鞘瘤大多是Antoni A型或是两者的混合型。值得注意的是，瘤组织内常可见核的多形性，出现核分裂，并不提示这肿瘤是恶性的，相当于WHO Ⅰ级（图1-23）。免疫组化S-100蛋白和Leu-7阳性表达，GFAP灶状阳性。电镜下可见连续的基底膜和长间距的胶原结构。神经鞘瘤的病理诊断中还可见所谓的细胞型神经鞘瘤、丛状型神经鞘瘤和黑色素型神经鞘瘤。

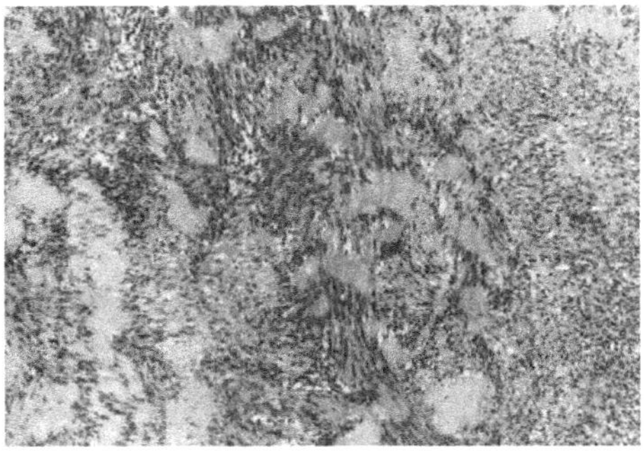

图1-22　神经鞘瘤Antoni A型结构

HE染色低倍

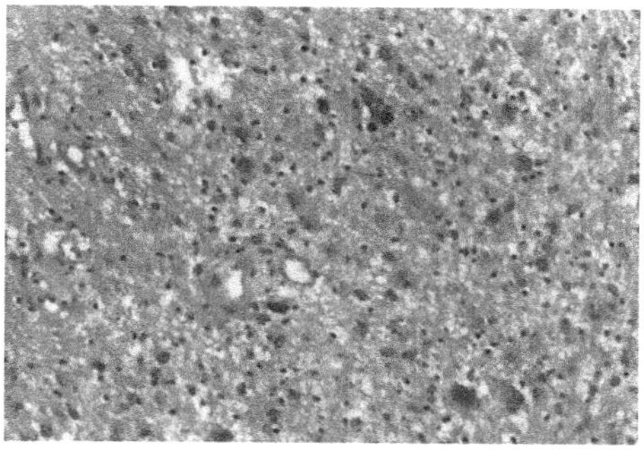

图 1-23　神经鞘瘤细胞核的异型性和多形性

HE 染色中倍

二、神经纤维瘤

神经纤维瘤是一组由施万细胞和成纤维细胞构成的外周神经肿瘤，其发生形式或是界限清楚的孤立性瘤结节，或是多发丛状弥漫浸润的瘤块，多发性神经纤维瘤常是Ⅰ型神经纤维瘤病的诊断标志。病理上瘤细胞细长梭形，核纤细深染，呈波浪状或S形，肿瘤间质疏松，水肿样，常有不同程度的黏液变性，轴索染色显示瘤组织内有神经轴索。病程长的肿瘤组织内成纤维细胞成分增多，或可见有玻璃样变。在弥漫浸润的神经纤维瘤中有时可见触觉小体样结构或可见有黑色素细胞，相当于WHOⅠ级。

三、神经束膜瘤

神经束膜瘤是由神经束膜细胞起源的良性肿瘤，有两种。一种是神经内神经束膜瘤，即神经内膜的神经束膜细胞肿瘤性增生；另一种是软组织的神经束膜瘤。

神经内神经束膜瘤多见于青春期，常先侵犯四肢的神经，患者出现进行性肌无力。病理观察受累神经间断性，管状增粗，光镜下神经束膜细胞肿瘤性增生，围绕神经纤维同心圆层状结构，拟似洋葱样结构。免疫组化波形蛋白、EMA和S-100蛋白均阳性，属WHOⅠ级的良性肿瘤，无复发和转移的报道。软组织的神经束膜瘤多见于成年人，常是孤立性瘤结节，有边界无包膜。光镜下梭形，纤维型细胞构成，波浪状行走，可见旋涡状结构和车辐状结构。免疫组化S-100阴性，手术不易全部切除，但无复发的报道。

四、神经鞘黏液瘤

多见于儿童和青年，肿瘤常见于头颈和肩部，也有发生于椎管内的报道。有学者曾见一例发生于颈段椎管内脊神经的神经鞘黏液瘤。病理观察瘤组织呈小叶结构,结节状基质为黏液瘤样物质,瘤细胞呈肥胖梭形,部分类似上皮样细胞排列成束状。偶可见核的不典型性和核分裂。包膜和纤维间隔内淋巴细胞浸润,多为T细胞,免疫组化波形蛋白阳性,S-100部分阳性。特殊染色显示黏液基质奥辛蓝染色阳性。

五、恶性外周神经鞘肿瘤(MPNST)

以往文献中又称神经源性肉瘤,或神经纤维肉瘤或恶性神经鞘瘤,多见于外周神经上。文献中约占恶性软组织肿瘤的5%,2/3的病例在神经纤维瘤的基础上发生,Ⅰ型神经纤维瘤病(NF1)患者中MPNST的发生率大约是4%。多见于成年人,肿瘤体积比较大,呈多结节状,实性,有黏液变性和出现坏死,没有完整包膜,侵犯神经周围的软组织。病理组织学上变异很大,瘤组织由成束致密的梭形瘤细胞组成,瘤细胞核深染,有丰富的嗜伊红染色的胞质,部分病例出现血管周细胞瘤样结构,有时还可见鲱鱼骨样结构或编席样结构,瘤组织内多数病理性核分裂和出现地图样坏死(图1-24),有10%～20%的病例出现异源性分化,可有横纹肌肉瘤成分出现,即所谓的恶性蝾螈瘤。此外,还可出现成熟分化的横纹肌、骨、软骨、上皮和神经内分泌成分。病理诊断中MPNST的大约5%病例显示上皮样分化,和NF1没有什么联系,即所谓的上皮样MPNSTS,MPNSTS是一个高度侵袭性生长的肿瘤,相当于WHOⅢ～Ⅳ级,预后差,大约60%的患者直接死于此病,脊柱旁的病例病死率更高(80%)。

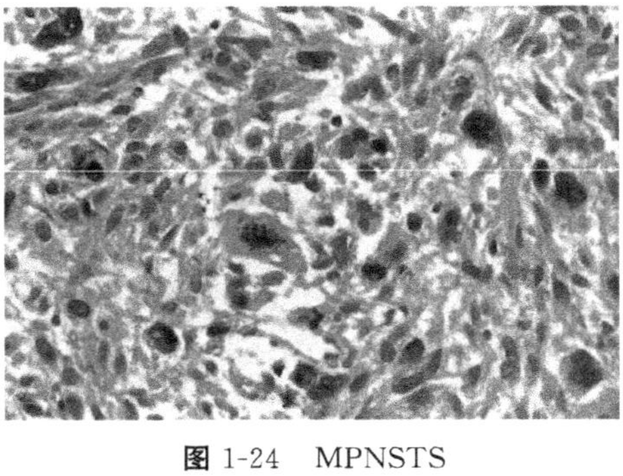

图1-24　MPNSTS

HE染色高倍

第三节　颅内恶性淋巴瘤和造血细胞的肿瘤

一、恶性淋巴瘤

中枢神经系统的恶性淋巴瘤包括：①原发性中枢神经系统淋巴瘤；②周身淋巴瘤在神经系统内继发侵犯。

(1)原发性中枢神经系统淋巴瘤(primary CNS lymphoma，PCNSL)：以往的文献中又称脑内淋巴肉瘤/网状细胞肉瘤，又称小胶质细胞瘤病。发病率有明显增多的趋势，占颅内原发性肿瘤的0.8%～6.6%。其发病和免疫功能缺陷有密切关系。文献中2%～12%的获得性免疫缺陷综合征患者特别是晚期病例并发原发性中枢神经系统淋巴瘤。器官移植病例由于用了免疫抑制剂并发恶性淋巴瘤，其中22%有中枢神经系统侵犯。研究还表明EB病毒在原发性中枢神经系统淋巴瘤的免疫损害中起重要的作用。脑内本没有固有的淋巴装置，设想PCNSL的发生和小血管外膜内多潜能分化的原始间叶细胞有关。大约60%的PCNSL的病例侵犯幕上，额叶基底节和脑室旁为多，25%～50%的病例是多灶状。临床上出现局灶性神经功能损害、癫痫和颅内压增高的症状，嗜血管淋巴瘤常出现迅速进展的痴呆和多灶性神经功能损害。CT检查显示孤立或多发的，高密度或等密度病灶，弥漫侵犯或环状增强。如果MRI检查显示两侧对称性室管膜下高信号病灶更支持是PCNSL。值得注意的是，激素治疗后PCNSL病灶会暂时消退，或称“鬼瘤”。5%～30%的PCNSL患者脑脊液细胞学检查有诊断价值。病理上在大脑半球内单灶状或多灶状肿块(脑实质型)，另有一些病灶位于深部，在脑室旁(脑室旁型)，亦有一些病灶位于大脑的浅表部并侵及脑膜(脑膜型或脑膜脑型)。瘤组织灰红色，有的和周围组织有分界，有的是弥漫侵犯，很像胶质瘤(图1-25)。获得性免疫缺陷综合征病例并发的恶性淋巴瘤常有明显的坏死。光镜检查PCNSL在脑组织内常是多灶状，以血管为中心的淋巴瘤浸润，血管鞘内浸润或是聚集在血管周围间隙内。PCNSL大多是非霍奇金弥漫浸润的淋巴瘤(图1-26)。大约98%是B细胞淋巴瘤，全B免疫组化标记和CD20阳性。文献中参照Kiel淋巴瘤分类一组1 068例PCNSL中免疫母细胞型25.5%，中心母细胞型19.3%，淋巴母细胞型17.6%，免疫细胞型13.5%，高级别未分类者13.3%，中心母细胞/中心细胞型8.0%，中心细胞型1.3%和T细胞淋巴瘤

1.5%,2%的 PCNSL 是 T 细胞淋巴瘤,而且是外周 T 细胞淋巴瘤。大多数 B 细胞淋巴瘤分布在幕上,T 细胞淋巴瘤的分布部位以幕下为主。另外还有少见的 Burkitt 淋巴瘤和间变性大细胞淋巴瘤。一般来说,做免疫组化标记有助于分型。PCNSL 的瘤细胞都表达 LCA。大多数肿瘤的瘤细胞表型是 B 细胞,对 CD20 呈不同程度的阳性表达,90%以上是弥漫大 B 细胞淋巴瘤,瘤组织内散在 Kp1 表达的吞噬细胞和 GFAP 表达的反应性星形细胞。T 细胞淋巴瘤表达 CD43 和 CD45RO,另外,瘤组织内 MIB-1 增殖指数显著增高。嗜血管淋巴瘤又称血管内淋巴瘤,以往文献中又诊断为恶性血管内皮瘤病。免疫组化证明是 B 细胞淋巴瘤。大 B 细胞聚集在血管内使血流阻塞造成散在性小梗死。颅内硬脑膜的低级别 B 细胞黏膜相关淋巴瘤是由伴浆样细胞分化的小瘤细胞和中心细胞样肿瘤细胞构成。瘤细胞表达 CD20 和 CD79a 和其他中枢神经系统淋巴瘤不同,肿瘤组织内可形成淋巴滤泡。

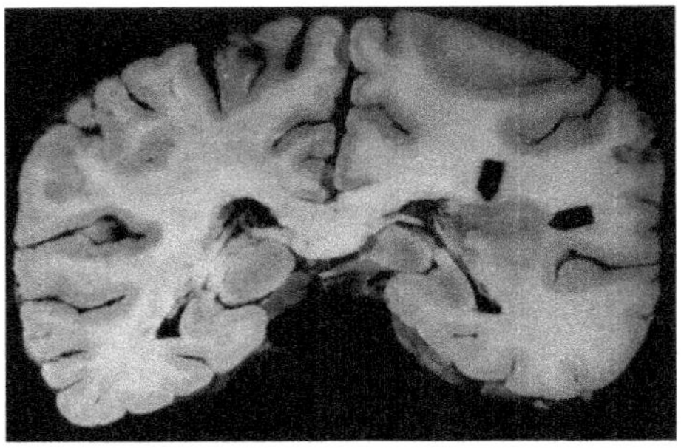

图 1-25　脑内恶性淋巴瘤浸润

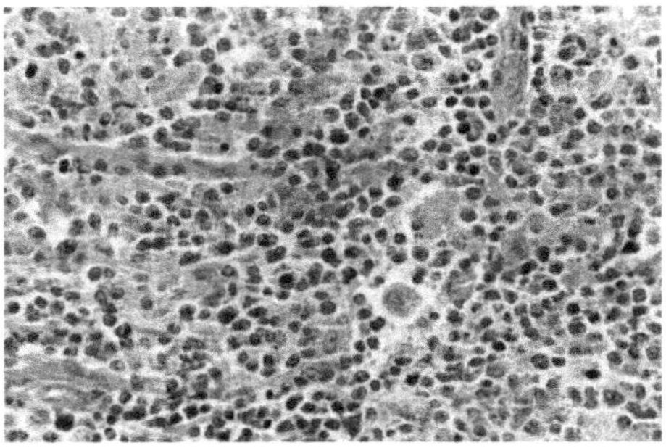

图 1-26　PCNSL

HE 染色中倍

PCNSL、Ki-67/MIB-1 标记指数在低级别淋巴瘤中 19%～24%,高级别淋巴瘤中 31%～47%。总的来说患者预后不好。

(2)周身淋巴瘤在神经系统内继发侵犯，在成年人的非霍奇金淋巴瘤中8%～27%有中枢神经系统侵犯。而在儿童的非霍奇金淋巴瘤中则将近50%有中枢神经系统侵犯，高级别的非霍奇金淋巴瘤中频见度更高。周身淋巴瘤继发侵犯中枢神经系统多见于硬脑膜和软脑膜，不过也有脑实质内侵犯的。临床上主要表现为颅内压增高和非特异的神经精神症状，在恶性淋巴瘤，有中枢神经系统侵犯的病例中70%～95%的病例脑脊液细胞学检查有诊断价值。

中枢神经系统的恶性淋巴瘤除了B细胞淋巴瘤、T细胞淋巴瘤、嗜血管淋巴瘤以外，还有浆细胞瘤和浆细胞病变。前者即所谓的单纯的骨外型浆细胞瘤，在硬脑膜上表现为一结节状或斑块状肿块，可侵犯邻近的脑组织。后者表现为多克隆的浆细胞肉芽肿和不典型的单克隆浆细胞增生。

中枢神经系统内是否有霍奇金淋巴瘤，有争议。文献记载说是有，确实很少见，它是位于硬脑膜上，质硬，边界不清的肿块。病理诊断中强调免疫组化证明有Reed-Sternberg细胞，CD30和CD15标记阳性，不过LCA常不表达。

二、组织细胞肿瘤

组织细胞肿瘤是由组织细胞构成的肿瘤和瘤样病变。文献中记载组织细胞肿瘤分为：①朗格汉斯细胞组织细胞增生症；②非朗格汉斯细胞组织细胞增生症；③恶性组织细胞增生症。朗格汉斯细胞组织细胞增生症以前又称组织细胞增生症X，多见于15岁以下的儿童，包括嗜酸性粒细胞肉芽肿、Hand-Schüller-Christian病和Letterer-Siwe病。新近的文献中主张依据病变侵犯的范围分为单灶状、多灶状(常是多骨侵犯)和播散性。大脑的朗格汉斯细胞组织细胞增生症主要侵犯下丘脑、神经垂体，因此又称下丘脑肉芽肿或Ayala病。有学者资料中有一例典型的Hand-Schüller-Chris-tian病，12岁，出现三联症、尿崩症、两眼突眼和颅骨多窗状溶骨性破坏。病理上颅内朗格汉斯细胞组织细胞增生症常表现为硬脑膜上黄白色结节病变。光镜下肉芽肿性浸润，有朗格汉斯细胞、组织细胞、巨噬细胞、淋巴细胞、浆细胞和多少不一的嗜酸性粒细胞。典型的朗格汉斯细胞是核偏位，卵圆形或肾形，有沟裂而折叠，核仁不明显，胞质丰富，浅红色，有时为Touton巨细胞。免疫组化表达S-100蛋白、波形蛋白和一些组织细胞标记物。非朗格汉斯细胞组织细胞增生症分类意见不一，多数人主张分为Rosai-Dorfman病、Erdheim-Chester病、噬血细胞性淋巴组织细胞增生症、少年型黄色肉芽肿、播散性黄色瘤和脉络丛黄色肉芽肿。

第二章 消化系统肿瘤病理诊断

第一节 胃部肿瘤

一、胃癌

胃癌是常见的恶性肿瘤之一，在消化道癌中占第一位。主要分布在亚洲、拉丁美洲和中欧，世界范围的高发国有日本、中国、新加坡、智利、哥斯达黎加、委内瑞拉、匈牙利、波兰、德国、冰岛、保加利亚、罗马尼亚和马耳他等。我国胃癌发病率很高，主要高发区在西北、东南沿海各省以及东北和西南局部地区。我国胃癌的发病从沿海向内地方向、从东到西和从北到南有逐渐降低的趋势。

胃癌的病因因素已知的有饮食因素、地理条件、种族因素、遗传因素、血型、真菌毒素和化学物质如亚硝胺等。其中饮食因素（如高盐饮食、油煎、熏制和粗糙食物等）、真菌毒素和亚硝胺吸引了大量研究人员的注意力。

胃癌以男性为多见，胃的任何部位都能发生，好发部位依次为胃窦（包括幽门前区）、小弯、贲门、胃底和胃体。

Borrmann（1926 年）将胃癌大体分成Ⅰ～Ⅳ型。Ⅰ型：肿瘤主要向腔内突起形成巨块、息肉或结节，表面可有糜烂，癌呈膨胀性生长，切面与周围胃壁界限清楚；Ⅱ型：肿瘤向胃壁内生长，中心形成大溃疡，溃疡边缘隆起呈火山口状，呈膨胀性生长，切面与周围胃壁界限清楚；Ⅲ型：形态与Ⅱ型相似但癌的底盘较溃疡大，呈浸润性生长，切面与周围胃壁界限不清；Ⅳ型：肿瘤在胃壁内弥漫浸润性生长，切面与周围胃壁界限不清，表面可有糜烂或浅溃疡。此型如累及胃的大部或全部者即为皮革胃。1942 年 Stout 又描述了Ⅰ型胃癌称为浅表扩散型胃癌。此型癌的特点是癌组织主要沿黏膜扩散，不形成突向腔内或侵入胃壁的瘤块，癌的面积明显大于浸润深度。大部分癌组织限于黏膜和黏膜下层，灶性地区亦可深入肌层甚至浆膜或浆膜外(图 2-1)。目前国内采用的大体分型不外乎上述 5 种基本型的改良，如分为巨块型(包括息肉状、结节状、蕈伞状和盘状巨块)、溃疡型、溃疡浸润型、浸润型(根据浸润范围又分成弥漫浸润型和局部浸润型两型)、浅表扩散型、混合型和溃疡-癌。溃疡-癌是指在已存在的慢性胃溃疡基础上发生癌。诊断条件：①慢性胃溃疡即 U1-4，溃疡底部肌层完全破坏被瘢痕组织代替，溃疡边缘的黏膜肌层与肌层融合；②溃疡边缘的再生黏膜中(最好是仅在一侧黏膜内)有小的癌灶，溃疡底部绝对不应有癌。这种癌只有在它的早期才能诊断，到晚期时已与一般胃癌不能鉴别。

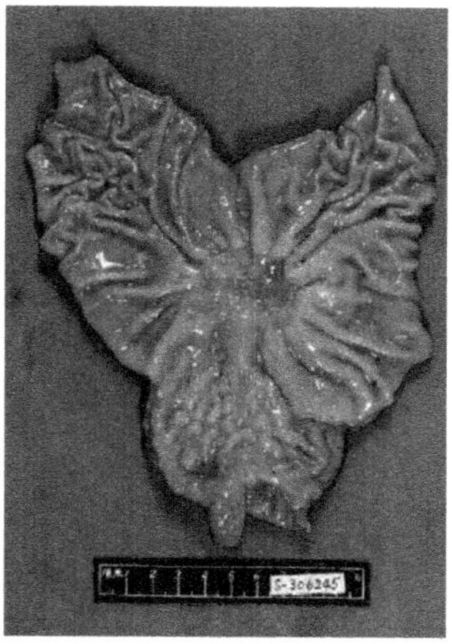

图 2-1　浅表扩散型胃癌

胃癌绝大部分为腺癌。胃癌的组织学分类繁多，主要根据腺体分化程度、间质的量和性质以及分泌黏液的量将胃腺癌分成许多种类型。国内常用的组织学分类：乳头状腺癌、腺癌或称管状腺癌(高分化、中分化、低分化)、黏液性癌、印戒细胞癌、硬癌(间质有多量纤维组织)和未分化癌。

1965 年 Lauren 根据 1 344 例手术切除胃癌的组织结构、黏液分泌和生长方式，将胃癌分成肠型胃癌和胃型(弥漫型)胃癌两大类：肠型胃癌来自肠化的上皮，癌细胞形成腺管或腺样结构，黏液分泌主要在腺腔内或细胞外。大体上 60%为巨块型，25%为溃疡型，15%为弥漫型。胃型胃癌来自胃上皮，为黏附力差的小圆形细胞，单个分散在胃壁中，大多数细胞分泌黏液而且黏液在胞质内均匀分布，少量在细胞外。大体上 31%为巨块型，26%为溃疡型，43%为浸润型。肠型和胃型胃癌不仅在形态上有区别，在患者年龄、性别和流行病学等方面都有明显的不同。肠型胃癌多见于老年人，男性多见。胃癌高发区多见。癌周胃黏膜常伴广泛的萎缩性胃炎，预后较好。胃型胃癌多见于青壮年，女性多见，胃癌低发区多见，癌周胃黏膜无或仅有小片萎缩性胃炎，预后差。Lauren 分析的 1 344 例中 53％为肠型，33％为胃型，另有 14％不能分类。

（一）早期胃癌

早期胃癌是指位于黏膜下层以上的癌，不管其面积多大和有无淋巴结转移。诊断早期胃癌的关键是必须把病变部和其他周围的胃壁，甚至是全部胃标本做连续切片检查以保证所有的病型均在黏膜下层以上。早期胃癌的大体分型都按照日本内镜学会的分型（图 2-2）。各型的混合称为复合型，如表面凹陷型的中心有溃疡就形成Ⅱc＋Ⅲ型；或表面凹陷型边缘又有表面隆起则成Ⅱc＋Ⅱa 型（图 2-3、图 2-4）。复合型的命名是把优势的病变写在前面，中间用加号连接。国内外资料都表明早期胃癌以Ⅱc 型最多见，其次为Ⅱc＋Ⅲ、Ⅲ＋Ⅱc 型、Ⅱa 型和其他复合型，Ⅱb 型最少见。

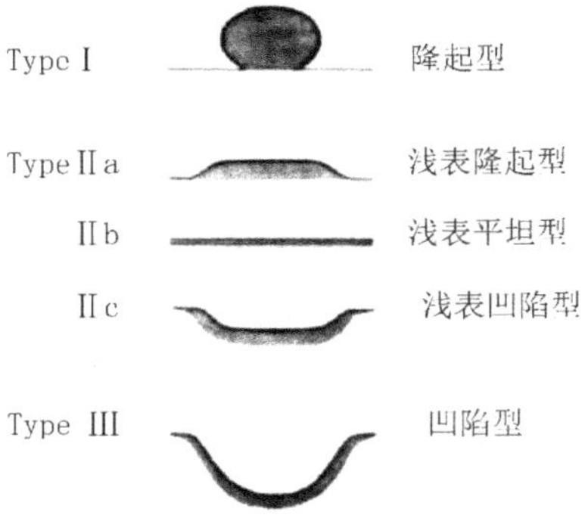

图 2-2　早期胃癌大体分型

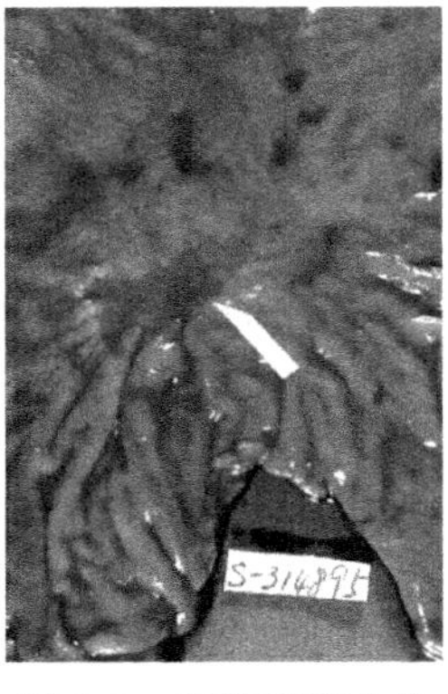

图 2-3　早期胃癌大体

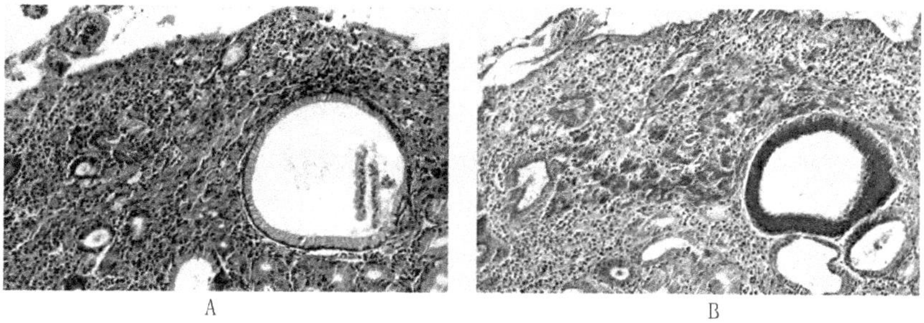

图 2-4 早期胃癌的低倍镜下形态

A.HE;B.粘卡染色

早期胃癌的组织学类型与一般胃癌同。限于黏膜内的癌称黏膜内癌,浸润黏膜下层者称黏膜下层癌。最大径<0.5 cm 的癌称微小癌。

(二)少见的胃癌

1.鳞癌和腺鳞癌

纯鳞癌极罕见。腺鳞癌含不同比例的腺癌和鳞癌成分。电镜下可见到一种既含黏液又含张力纤维的中间型细胞。

2.腺癌伴神经内分泌细胞分化

由于免疫组化技术的广泛应用,已发现越来越多的胃腺癌中含有多少不等的神经内分泌细胞。

3.肝样腺癌

这种癌含腺癌和肝细胞样分化的癌细胞,AFP 阳性。常长成结节或巨块状。有广泛的静脉瘤栓(图 2-5)。预后差。

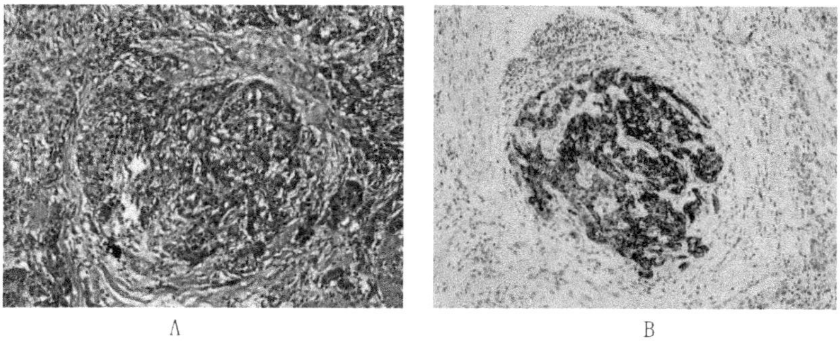

图 2-5 胃的肝样腺癌

A.HE;B.AFP

4.壁细胞癌

癌细胞有丰富的嗜酸性颗粒状胞质。

电镜:癌细胞质内有大量线粒体、管泡、细胞内小管和细胞内腔。

5.胃绒癌

胃原发性绒癌多见于老年男性,文献报道的胃绒癌中半数为纯绒癌,形态与子宫绒癌同,半数为合并腺癌的混合型。

免疫组化:显示 HCG 阳性。

6.其他

癌肉瘤、黏液表皮样癌、恶性 Rhabdoid 瘤等。

二、遗传性弥漫性胃癌

遗传性弥漫性胃癌(hereditary diffuse gastric cancer,HDGC)是一种常染色体显性癌-易感综合征,特点是患者患有弥漫性印戒细胞胃癌和乳腺小叶癌。1998 年 Guilford 等首次发现患者有 *E-cadherin*(*CDH*1)基因种系突变。1999 年国际胃癌联合会提出诊断 HDGC 的标准:①在第一代和第二代亲属中有 2 个或 2 个以上诊断为 HDGC 患者,至少有 1 人是在 50 岁以前确诊。②第一代和第二代亲属中有 3 个以上证实为 HDGC 患者,不论诊断时患者年龄大小,女性有小叶癌的危险性增加。③40 岁以前确诊为 HDGC,无家族史。④诊断为 HDGC 及乳腺小叶癌家族者至少有 1 人在 50 岁之前确诊为乳腺小叶癌或 HDGC。

流行病学:绝大部分胃癌为散发性,但 1%～3%有遗传倾向性。胃癌发病率低的国家*CDH1* 基因种系突变＞40%;而胃癌中-高发达国家,*CDH1* 基因种系突变约为 20%。

部位:有症状者可与散发性皮革胃相似,无症状者*CDH1* 基因携带者可不形成肿块而可以呈散在黏膜内印戒细胞癌斑块,并弥散及全胃。因此切缘应包括上至食管,下至十二指肠。内镜下 T_1 和 T_{1a} 期癌(早期癌)可＜1 mm,位于正常黏膜表面上皮下,而且不会扭曲小凹和腺体结构。

病理:早期 HDGC 具*CDH1* 突变者胃内多发 T_{1a} 灶,表面黏膜光滑,无淋巴结转移,癌灶位于黏膜内,表面光滑,肉眼看不出肿块。T_{1a} 病灶从 1 个至数百个,大小为 0.1～10 mm,多数＜1 mm。病灶在黏膜腺顶部的癌细胞小,表面大,无症状。*CDH1* 突变者染色浅,肠化和幽门螺杆菌感染少见。T_{is}(原位)和 T_{1a}(侵至固有膜)背景可有慢性胃炎、肉芽肿性炎和淋巴细胞性胃炎。

癌前病变：①T_{is}——印戒细胞位于基底膜内，替代正常上皮细胞，一般核染色深而且极向不正常（图2-6）；②Pagetoid样扩散。T_{1a}的数量远远超过T_{is}。*CDH1*基因位于16q22.1，有16个外显子，4.5 kb mRNA，编码E-cadherin。

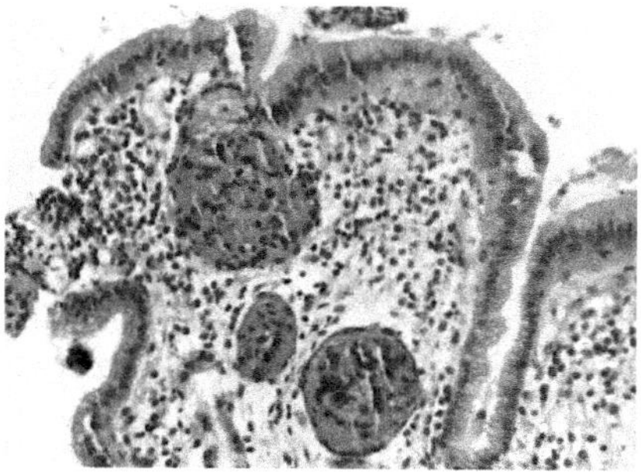

图2-6　胃遗传性弥漫性胃癌（HDGC）/原位印戒细胞癌（TIS）

三、胃的神经内分泌肿瘤

神经内分泌肿瘤（neuroendocrineneoplasm，NEN）曾称为类癌或岛状细胞瘤。类癌这一称谓最初于1907年由Oberdorfer首次提出。1963年Williams ED等根据胚胎起源部位将类癌分为前肠类癌（食管、胃、十二指肠）、中肠类癌（空肠、回肠、阑尾、盲肠、升结肠及横结肠右2/3）及后肠类癌（横结肠左1/3、降结肠、乙状结肠及直肠），因不能很好地体现不同部位肿瘤的特征，其实用性有限。1971年Soga等又按照组织学特点将类癌分为岛状、小梁状、腺瘤样及混合型（又称未分化型），但其不能较好地预测肿瘤的原发部位及预后。1980年WHO还依据银染色等将类癌分为肠嗜铬细胞类癌、胃泌素细胞类癌及其他类癌，因其未涉及肿瘤的分级及生物学行为，也不能预测预后，目前已不再使用。1995年Capella首次建议使用神经内分泌瘤（neuroendocrine tumor，NET）这一术语来描述既往的类癌或岛状细胞瘤，并根据肿瘤大小及血管浸润情况而分为良性NET、良性或低度恶性NET、低度恶性NET及高度恶性NET 4类，这一分类对于预后具有较好的预测价值。随后又有研究提示，神经和包膜浸润、有丝分裂指数高及肿瘤出现坏死与NET的恶性行为密切相关。为了改善预后价值，2000年WHO在Capella分型基础上，根据肿瘤大小、血管和神经浸润、细胞增殖活性、局部浸润、淋巴结及远处转移情况而将NET分为高分化神经内分泌肿瘤、高分化神经内分泌癌（neuroendocrine carcinoma，NEC）、低分化神经内分泌癌/小细胞癌和混合型外分泌-内分泌癌。这一分型虽然预后价值尚可，但过于复杂，且存在诸多缺点（如分级和分期并未单独评估）。2006年和2007年欧洲神经内分泌肿瘤学会依据核分裂计数和 Ki-67 标记指数(MIBI 抗体染色)将 NET 分为 3 级,并基于肿瘤大小、淋巴转移及血行转移制定了 NEN 的 TNM 分期系统。这更准确且利于理解,并得到了美国癌症联合委员会(American Joint Committee on Cancer,AJCC)及国际抗癌联盟(Union for International Cancer Control,UICC)的认可。AJCC/UICC 2010 年更新的 NEN 的分级及分期系统均由此修正而成(表 2-1)。依据 2010 年 AJCC/UICC 标准,消化道神经内分泌肿瘤分为 NET,包括 NET 1 级(类癌)和 NET 2 级;NEC,包括小细胞癌和大细胞癌;混合性腺神经内分泌癌;部位特异性和功能特异性神经内分泌肿瘤。此分级证实对胃、十二指肠和胰腺的 NET 是有用的,但对小肠 NET 尚无这种分级方法。

表 2-1　2010 年 AJCC/UICC 消化道神经内分泌肿瘤组织学分级方案

级别	分级标准
G1	核分裂计数<2/10HPF 且 Ki-67 指数≤2%
G2	核分裂计数为(2～20)/10HPF 且 Ki-67 指数为 3%～20%
G3	核分裂计数>20/10HPF 且 Ki-67 指数>20%

胃上皮内有多种神经内分泌细胞,但胃本身发生的 NET 和 NEC 相对较少见,仅占消化道 NE 肿瘤的 5%,可单发或多发,位于黏膜内或黏膜下层(图 2-7),切面灰白、黄色或黄灰色,无包膜。瘤细胞大小一致,立方或低柱状,排列成巢、索、花带、腺样或菊形团样。

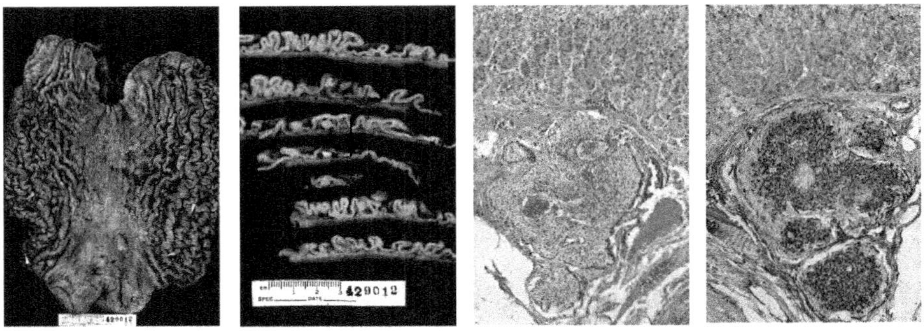

A　　B　　D　　E

图 2-7　胃 NET G1,胃泌素瘤

A.胃体皱襞增宽增多;B.切面见多个白色瘤结节;C.镜下 HE 染色;D.胃泌素免疫组化染色

免疫组化:显示神经内分泌标记如 CgA、Syn、CD56 均阳性,并可显示多种肽和胺类激素如胃泌素、生长抑素、组胺(肠嗜铬样细胞)、5-HT(5-羟色胺)、血管活性肠肽(vasoactive intestinal peptide,VIP)、胰多肽和促肾上腺皮质激素等。

胃神经内分泌肿瘤为低度恶性肿瘤，即使有转移，预后亦较好。混合型腺神经内分泌癌的预后与晚期胃癌一样差。

四、胃间充质肿瘤

以往都把胃间充质来源的肿瘤归为平滑肌肿瘤。近年来免疫组化和电镜研究的结果认为这些肿瘤的组织发生还不清楚，瘤细胞可表现为平滑肌细胞、成纤维细胞、肌成纤维细胞、施万细胞或未分化细胞；因此这些具有梭形或上皮样细胞的肿瘤不管其良恶性，可能是由向不同方向分化的原始间充质细胞构成。现在已经很清楚，胃间充质来源的肿瘤最多见的是胃肠道间质肿瘤（gastro-intestinal stromal tumor，GIST）。

（一）胃肠道间质肿瘤

长期以来被误认为平滑肌组织的肿瘤以及胃肠自主神经来源的肿瘤，实质上均为 GIST，GIST 包括良性到恶性各阶段肿瘤。免疫组化 CD117 和（或）CD34 阳性，并有 Dog-1 阳性，但不少 GIST 可对上述几种抗体均呈阴性反应。

病理：GIST 大体形态与以往称为胃平滑肌性肿瘤者相同。小者可仅位于胃壁内，稍大可凸向胃腔，表面黏膜光滑，中央有脐形凹陷或溃疡。有的 GIST 可从胃壁向浆膜外生长，与周围脏器（如肝、脾）粘连。

镜下 GIST 细胞多数为多种多样的梭形细胞。梭形细胞可呈编织状排列，或无明显的排列结构。部分 GIST 除梭形细胞外，夹杂片状或灶性上皮样细胞。少部分 GIST 可完全由上皮样细胞构成。上皮样细胞可大小一致或异型性极明显（图 2-8、图 2-9）。多数梭形细胞 GIST 为 CD34 阳性。上皮样细胞型则阳性者少。少数胃 GIST 可以平滑肌肌动蛋白（smooth muscle actin，SMA）甚至结蛋白或 CK18、S-100 阳性。

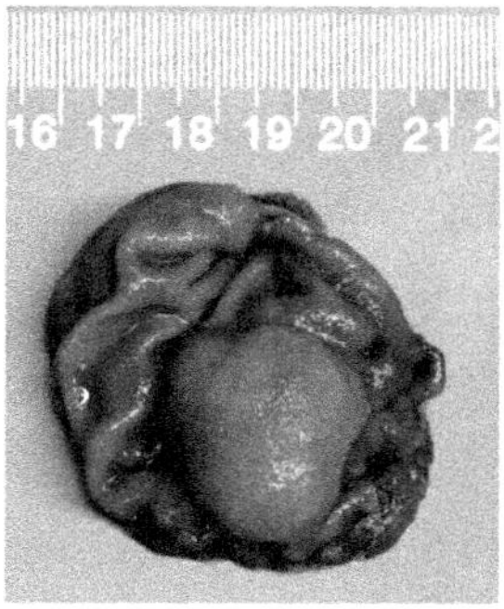

A

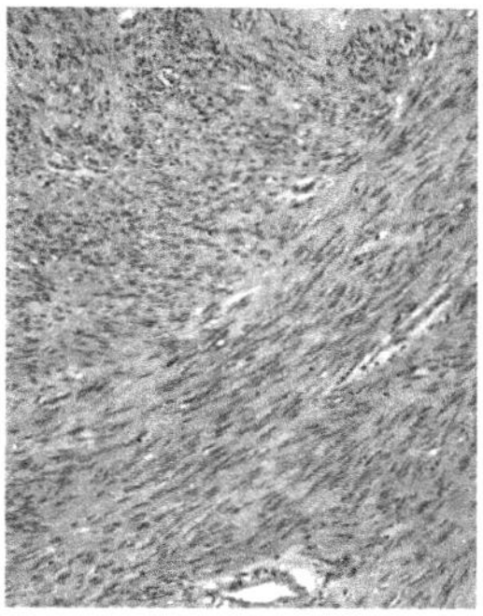

B

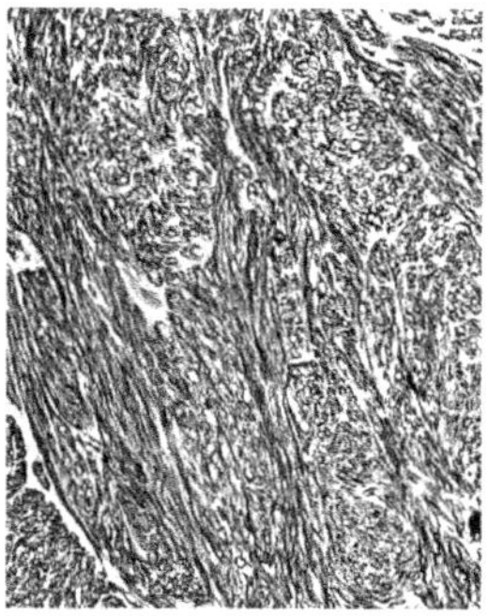

D

图 2-8　胃 GIST，梭形细胞型

A.大体形态；B.HE；C.CD117

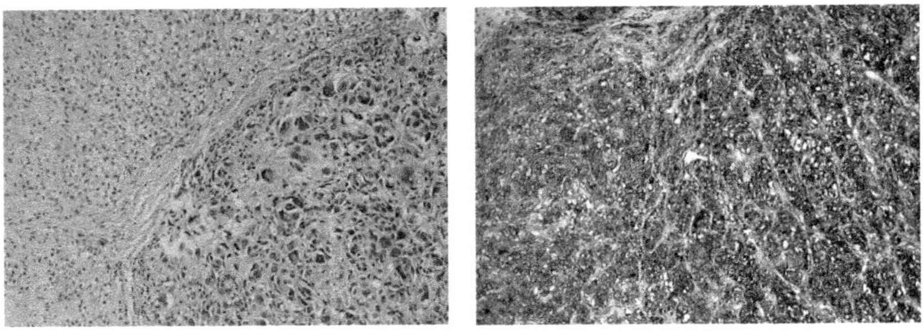

A　　　　　　B

图 2-9　胃 GIST，上皮样细胞型

A.HE；B.CD117

（二）胃平滑肌肉瘤

胃平滑肌肉瘤好发部位为胃窦。平滑肌肿瘤直径一般在 5 cm 以下。向腔内突起形成黏膜下肿块，或向浆膜外生长，或向腔内和浆膜外生长呈哑铃状。黏膜下肿块的表面黏膜光滑，中心常见一至数个溃疡。切面粉，白色编织状。

光镜下与其他部位的平滑肌瘤相同。平滑肌肉瘤体积较大，直径多在 5 cm 以上，大者可达 20 cm 或更大。切面鱼肉状，有出血、坏死。分化差的平滑肌肉瘤很容易诊断，但分化好的平滑肌肉瘤与平滑肌瘤很难鉴别。区别良恶性核分裂数各家标准也不一样。一般认为消化道平滑肌肉瘤的诊断标准要比子宫平滑肌肉瘤低，即有少数核分裂（＜3/10HPF）和有轻度核异型性就应考虑为恶性。胃平滑肌肉瘤可腹腔广泛种植并经血行转移到肝和肺等脏器。

免疫组化：SMA（＋），结蛋白（＋）。

（三）胃血管球瘤

胃血管球瘤罕见。常位于胃窦，直径 1～5 cm，平均 2 cm 左右。胃血管球瘤位于胃肌层内，可突入黏膜下层形成黏膜下肿块，表面黏膜光滑，亦可有溃疡形成。切面灰红色如胎盘组织。无包膜，由周围肥大玻璃样变的平滑肌形成假包膜，肌纤维由此进入肿瘤，将肿瘤分隔成为不完整的小叶。

光镜：瘤组织由大小一致的血管球细胞构成（图 2-10），其间有血管丰富的间质，间质可玻璃样变。网织纤维染色可见小簇（2～4 个）瘤细胞或单个瘤细胞周围有网织纤维包绕。

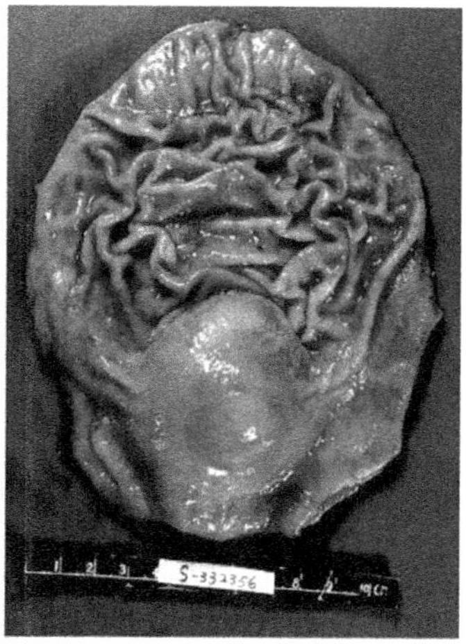

A

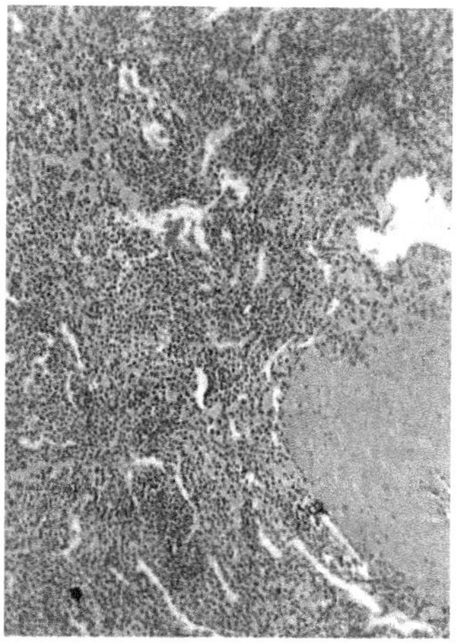

B

图 2-10　胃血管球瘤

A.大体形态；B.镜下 HE 形态

（四）胃神经源肿瘤及其他罕见肿瘤

胃内可发生神经鞘瘤和神经纤维瘤，有时为全身神经纤维瘤病的一部分。肿瘤形态与其他部位的相同。因神经鞘瘤和平滑肌瘤二者都可有栅栏状排列，所以不易鉴别。通常神经鞘瘤有包膜而平滑肌瘤无包膜。用免疫组化很容易鉴别：神经鞘瘤为 S-100 及 GFAP 阳性，而平滑肌瘤为 SMA 和结蛋白阳性。

胃的其他间充质肿瘤尚有脂肪瘤、恶性纤维组织细胞瘤、炎性肌成纤维细胞瘤、滑膜肉瘤、血管外皮瘤、Kaposi 肉瘤、横纹肌肉瘤和腺泡状软组织肉瘤等。

五、胃淋巴瘤

25%～50%非霍奇金淋巴瘤发生于淋巴结外，其中以胃肠道最多见。在亚洲、北美及欧洲国家，胃肠淋巴瘤占所有非霍奇金淋巴瘤的 4%～20%，中东达 25%。胃肠淋巴瘤中以胃窦最常见（50%～75%），其次为小肠（10%～30%）和大肠（5%～10%）。胃淋巴瘤中主要为黏膜相关淋巴组织淋巴瘤（MALToma），其次为弥漫大 B 细胞淋巴瘤（DLBCL）。

流行病学及实验室研究证明胃淋巴瘤的发生与幽门螺杆菌（Hp）密切相关。

（一）黏膜相关淋巴组织淋巴瘤（MALToma）

此瘤形态特点是弥漫小 B 细胞[边缘带细胞（故 MALToma 又称结外边缘带细胞淋巴瘤）]，有滤泡形成，以及瘤细胞侵犯上皮形成淋巴上皮性病变

(图 2-11)。

免疫组化:CD20、CD79a、Bcl-2 及 Ig-M 均阳性;CD5、CD10、CD23 均阴性,CD43(+)/(-),CD11c(+)/(-)。

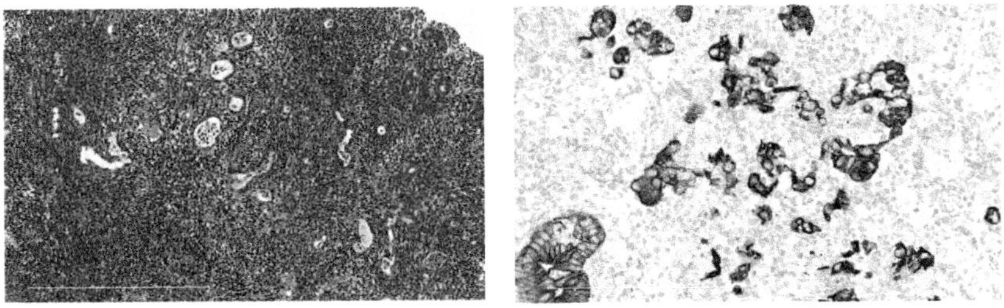

A B

图 2-11 胃 MALToma

A.HE 低倍镜下形态;B.淋巴上皮病变 AE1/AE3

(二)弥漫大 B 细胞淋巴瘤(DLBCL)

确定地应称为胃原发性弥漫大 B 细胞淋巴瘤(primary gastric diffuse large B cell lymphoma,PGDLBCL)。原发于胃的 DLBCL 可原发或由 MALToma 转化而来。组织学与其他部位 DLBCL 相同,但 30%~50%含 MALToma 成分。区别转化的 DL-BCL 和新生长的 DLBCL 没有临床意义。原发胃 DLBCL 由 ABC 或 GCB 发生。

免疫组化:CD19、CD20、CD22、CD79a 均阳性;而 CD10、Bcl-6 和 IRF4/mum1 表达率各家报道不同。

(三)套细胞淋巴瘤

除肠道多发性息肉状的套细胞淋巴瘤外,胃的套细胞淋巴瘤少见。

免疫组化:cyclin-D1 阳性。

(四)其他

胃还可以发生其他淋巴瘤,如 T 细胞白血病/淋巴瘤、Burkitt 淋巴瘤、霍奇金淋巴瘤等。

六、转移瘤

胃的转移瘤多数来自乳腺癌和黑色素瘤,但其他恶性肿瘤亦可转移至胃。

第二节　胰 腺 肿 瘤

一、外分泌胰腺肿瘤

外分泌胰腺肿瘤可为实性，也可为囊性。其中囊性肿瘤占 5%～10%。胰腺囊性肿瘤多为良性或低度恶性。目前由于影像学的进步，故较易发现。

(一)浆液性囊腺瘤

浆液性囊腺瘤亦称微囊性腺瘤，或糖原丰富的腺瘤。为一种罕见的胰腺良性肿瘤。常发生在胰体尾部，老年女性较为多见。

大体：肿瘤分界清楚，直径 1～25 cm，平均 10 cm。切面呈蜂窝状，由多个 1～2 mm 的小囊构成。纤维间隔可形成特征性的中心瘢痕，偶尔有钙化。囊内含有透明液体，但无或有很少黏液。

肿瘤分界清楚，切面呈蜂窝状，由多个 1～2 mm 的小囊构成，囊内含有透明液体，肿瘤中心部可见中心瘢痕。

光镜：囊壁由单层立方上皮衬覆(图 2-12A)，细胞胞质透明、富含糖原、癌胚抗原(carcinoembryonic antigen，CEA)阴性。某些病例囊内可见乳头、出血或大囊性变性。囊液的 CEA 含量很低。

免疫组化：瘤细胞低分子量细胞角蛋白、EMA、抑制素和 MART-1 阳性，HMB45 阴性。MUC6 通常阳性。无 *K-ras* 和 p53 的突变。

超微结构：瘤细胞与泡心细胞相似，胞质含有大量糖原颗粒，细胞表面一般无微绒毛。

当肿瘤由单个或数个大囊构成时称寡囊型腺瘤或大囊型腺瘤。当肿瘤由同样的细胞构成但排列成实性时称实性浆液性腺瘤(图 2-12B)，此时，肿瘤由密集的腺体排列而成。

浆液性囊腺瘤一般无症状，故常为偶然发现，部分患者以腹部肿块或腹部不适为主要症状。发生在胰头者偶尔可引起梗阻性黄疸或消化道梗阻。某些患者可合并 von Hippel-Lindau 病，有人认为此病检测到 *VHL* 肿瘤抑制基因的等位基因缺失和突变。此瘤的恶性型称为浆液性或微囊型腺癌，形态上与微囊型腺瘤相似，但可转移到胃和肝或出现神经周围的浸润。

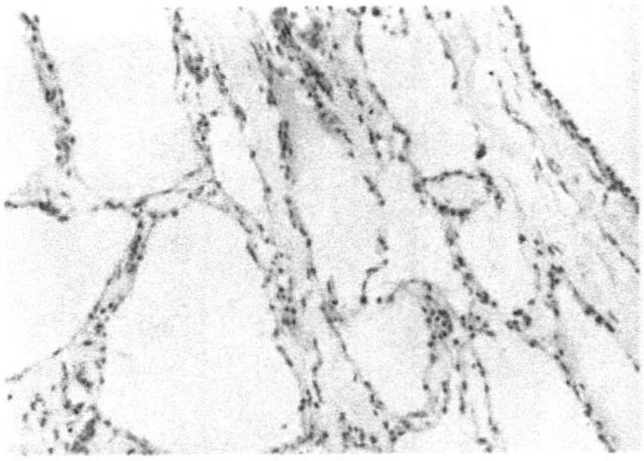

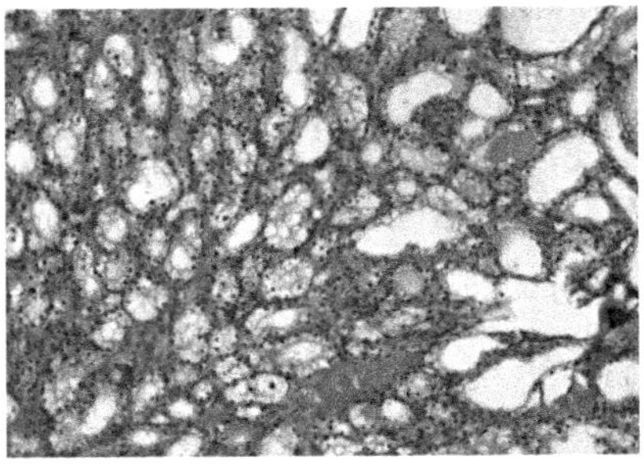

图 2-12 浆液性囊腺瘤

A.胰腺微囊性腺瘤：囊壁由单层立方上皮衬覆，细胞胞质透明；B.胰腺实性浆液性腺瘤：肿瘤由密集排列的小腺体构成，细胞胞质透明

(二)黏液性囊性肿瘤

胰腺的黏液性囊性肿瘤，多见于女性，发病高峰年龄为40～60岁。多见于胰体尾部，常为大的多囊或偶尔单囊的肿物，肿瘤直径2～30 cm。常有厚的纤维包膜。囊内衬覆上皮一般为高柱状黏液细胞，常形成乳头。伴有杯状细胞的肠型上皮亦可见到。上皮下间质常为细胞丰富的相似卵巢的间质，此型间质常有雌激素受体(estrogen receptor，ER)、孕激素受体(progesterone receptor，PR)或抑制素的表达，甚至出现黄素化。囊壁常有钙化。囊内含有黏液，某些病例可为水样物。囊内容物的CEA含量高，而弹力蛋白酶含量低。囊内的实性区应仔细检查及取材，以避免漏掉浸润性癌。

黏液性囊性肿瘤形态与卵巢的黏液性肿瘤相似，可分为良性、交界性和恶性。

良性黏液性囊腺瘤一般较小，上皮为规则的高柱状黏液上皮，乳头不明显(图2-13)。虽形态上为良性，但亦有复发甚至含有恶性病灶的报道。

黏液性囊腺瘤当其上皮有中度不典型增生时称为交界性黏液性囊腺瘤。

大体：交界性黏液性囊腺瘤多为大的多囊性肿物，平均直径常>10 cm，常常有较厚的包膜，囊一般与胰管不相通。囊之间的间隔通常较薄，囊内常有乳头形成，囊内有多少不等的黏液。

光镜：胰腺的交界性黏液性囊腺瘤与卵巢的交界性黏液性囊腺瘤相似，囊衬覆上皮通常为高柱状黏液上皮，腔缘有丰富的胞质，有些地方可以为立方上皮，此时胞质黏液较少。上皮下常有卵巢样间质。与良性的黏液性囊腺瘤不同的是，交界性黏液性囊腺瘤的衬覆上皮为复层，显示有中度不典型增生，即核增大，部分极性紊乱或形成无轴心的小乳头。

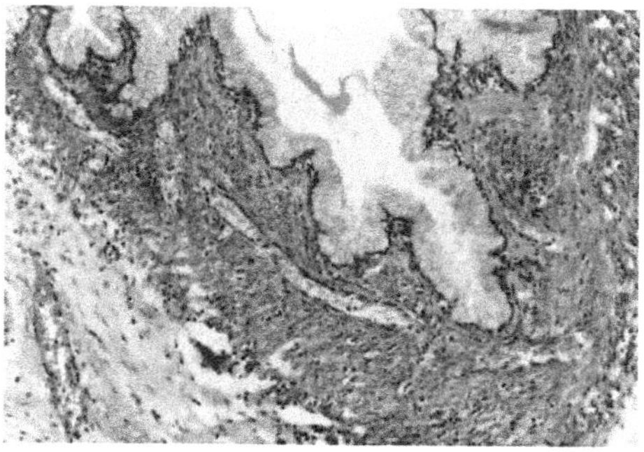

图 2-13 胰腺黏液性囊腺瘤

上皮为规则的高柱状黏液上皮，乳头不明显，上皮下为细胞丰富的卵巢样间质

当上皮出现明显的异型性、核增大、排列极性消失，出现明显的核仁，为黏液性囊腺癌（图 2-14）。没有间质浸润时，称为非浸润型。当出现间质浸润时则称为浸润型。恶性黏液性囊性肿瘤约占此组肿瘤的 10%。胰腺的黏液性囊性肿瘤，偶尔可伴有壁内结节，壁内结节可含有巨细胞瘤、多形性肉瘤或分化不良性癌成分。这些成分均可能是肿瘤异常分化的结果。

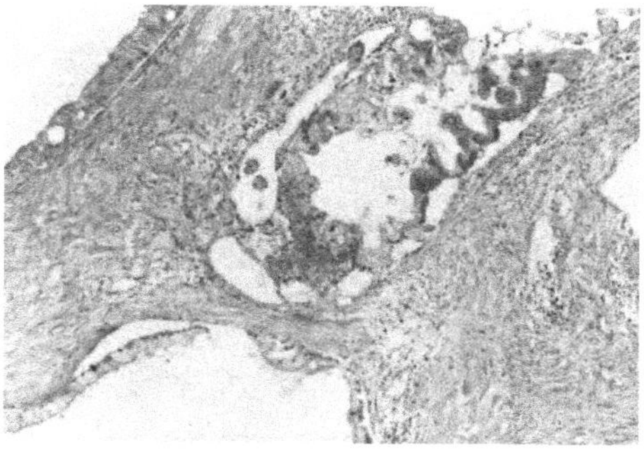

图 2-14 胰腺黏液性囊腺癌

上皮有明显的异型性、核增大、排列极性消失；有间质浸润

对于黏液性囊性肿瘤的诊断，仔细检查标本和认真取材是非常重要的，因为常常肿瘤的一部分分化很好，而另一部分可出现明显的癌变，甚至出现间质的浸润。曾有的学者认为，所有黏液性囊性肿瘤均具有或多或少的恶性潜能，故应仔细取材以除外恶性。

胰腺的黏液性囊性肿瘤生长缓慢，分界清楚，一般易于切除。偶尔发生转移，即使转移也多限于腹腔，远处转移罕见。

免疫组化：此瘤表达 CEA 和 CA19-9，MUC5AC 呈弥漫表达，MUC2 仅杯状细胞阳性，通常不表达 MUC1，如有也仅限于浸润癌区域，CK20 或 CDX2 通常阴性。黏液性囊腺瘤时可表达 p53、HER2/NEU、表皮生长因子受体（epidermal growth factor receptor，EGFR）。可有 DPC4 的缺失表达。黏液性囊性肿瘤通常为微卫星稳定型。

黏液性囊性肿瘤应注意同导管腺癌伴有扩张的大导管结构以及 IPMN 的分支导管型相鉴别。

（三）导管内乳头状黏液肿瘤

导管内乳头状黏液肿瘤（intraductal papillary mucinous neoplasms，IPMN）的特征为导管内乳头状肿瘤，乳头衬覆黏液细胞，乳头可很小，也可形成较大的结节性肿块。此瘤常伴有导管内大量黏液积聚而导致导管的明显扩张。因此，文献中亦曾称为黏液性导管扩张、黏液过度分泌性肿瘤。因其明显的乳头状生长方式，故亦称胰管的绒毛状腺瘤、胰腺导管内乳头状瘤等。这组肿瘤占胰腺肿瘤的 5%左右，通常发生在 60～80 岁的老人。某些患者临床上曾有胰腺炎的病史。内镜下从肝胰壶腹处有黏液溢出，影像学上可见明显的胰导管扩张是其特征。

大体：肿瘤主要位于主胰管（主胰管型）或其主要分支内（分支导管型）。肿瘤可单个，也可为多中心性。严重者可累及整个胰管系统。常伴有明显的胰管扩张。对于此类标本仔细检查是非常必要的，因为 35%的病例均可见到局灶浸润性癌。

光镜：导管内乳头状黏液肿瘤的衬覆上皮为黏液柱状上皮，上皮可分为 3 型：肠型占 50%，形态与胃肠道的绒毛状腺瘤相似。通常乳头较长，呈绒毛状，核通常长形，依据异型增生的程度可有不同程度的假复层及细胞内黏液。胃型占 35%，细胞形态与胃的陷窝上皮相似，核为单层，位于基底。胰胆管型占 15%，此型乳头分支更为复杂，常为多分支状乳头、微乳头，甚至出现筛状排列。细胞核多为单层，但可有不同程度的异型性，甚至出现极性紊乱，核仁明显。

免疫组化：IPMN 通常表达 CK7、CK8、CK18、CK19、CEA、CA19-9 和 MUC5AC，但各型也有所不同，胰胆管型表达乳腺型黏液 MUC1，而肠型多表达 MUC2 及其他肠型标志物如 CK20 和 CDX2。导管内乳头状黏液肿瘤常无 DPC4 的改变，*K-ras 和* p53 改变亦不像导管腺癌那样高，约 25%的病例可见有 *Peutz-Jeghers* 基因（*CTK11/LKB1*）的失活。此类肿瘤预后较好，手术切除后 5 年存活率可达 75%。

导管内乳头状黏液腺瘤依据上皮的异型增生程度可分为良性的导管内乳头

状黏液腺瘤、交界性导管内乳头状黏液腺瘤和恶性的导管内乳头状黏液性癌。良性者上皮排列整齐,无或仅有轻度的细胞异型,此型以胃型多见。交界性肿瘤的衬覆上皮有中度异型增生(图 2-15)。当上皮有高度异型增生时则为导管内乳头状黏液性癌,无浸润时为非浸润型,有浸润时称为浸润型。浸润癌中可为胶样癌,也可为导管腺癌。

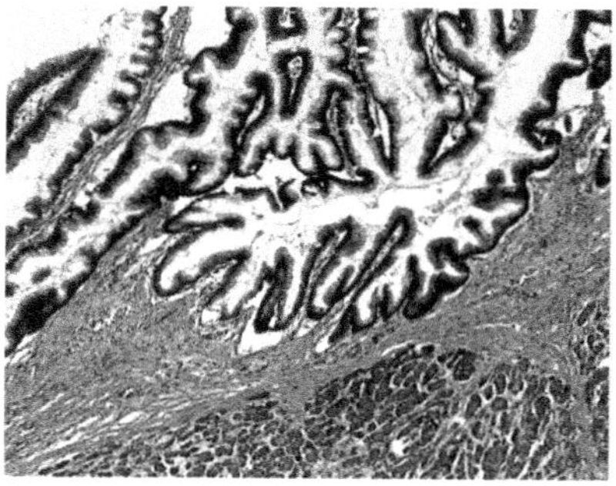

A

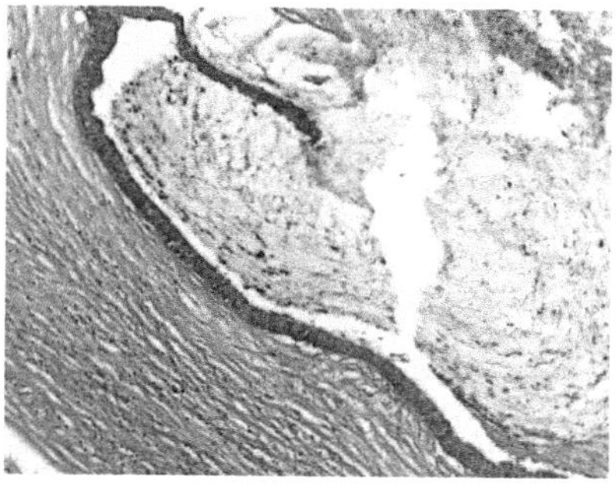

B

图 2-15 胰腺交界性导管内乳头状黏液腺瘤

A.黏液柱状上皮增生,呈乳头状排列,上皮轻、中度不典型增生;B.导管上皮呈中度不典型增生,导管内大量黏液积聚而导致导管的明显扩张。文献中亦曾称为黏液性导管扩张、黏液过度分泌性肿瘤

导管内乳头状黏液肿瘤主要应同黏液性囊性肿瘤鉴别,后者主要在胰体尾部,主要发生在女性,而导管内乳头状黏液肿瘤主要发生在胰头部。导管内乳头状黏液肿瘤还应同 Pan IN 鉴别,二者均为发生在导管内的病变,但导管内乳头状黏液肿瘤指临床上或大体上可见的病变,而 Pan IN 则指小的(通常<0.5 cm)、大体上见不到的、多为显微镜下才能见到的病变。

(四)导管内嗜酸性乳头状肿瘤

导管内嗜酸性乳头状肿瘤(intraductal eosinophilic papillary neoplasms, IEPN)是最近才被认识的类型,其很多特征同导管内乳头状黏液腺瘤相似。具有导管内、乳头状生长的特点,但其衬覆上皮为嗜酸性粒细胞,而非柱状黏液上皮细胞。

大体:扩张的胰管内可见结节状肿物突向腔内。

光镜:肿瘤位于胰管内,呈乳头状生长并常伴有多少不等的黏液。其典型的衬覆上皮为嗜酸性立方形细胞,胞质嗜酸性颗粒状,排列成 1～5 层。核常可见明显的偏心核仁,乳头分支更为复杂,细胞常排列成筛状。

导管内嗜酸性乳头状肿瘤与导管内乳头状黏液肿瘤一样亦分为良性的导管内嗜酸性乳头状腺瘤、交界性导管内嗜酸性乳头状腺瘤(图 2-16)和恶性的导管内嗜酸性乳头状腺癌。恶性时癌细胞仍具有非常明显的嗜酸性颗粒状胞质。导管内嗜酸性乳头状腺癌多为非浸润型,浸润型少见,故预后较好。

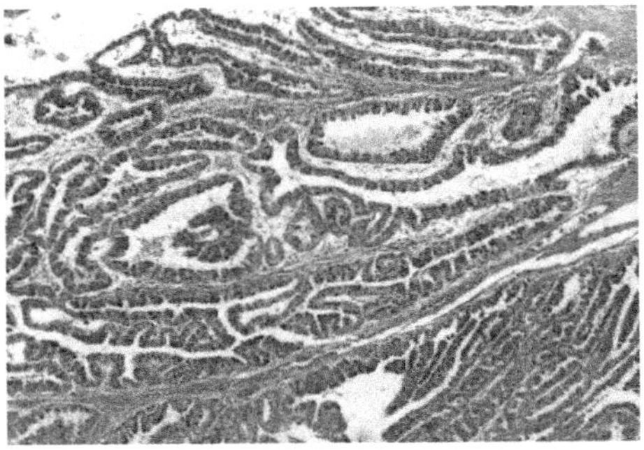

图 2-16　胰腺交界性导管内嗜酸性乳头状腺瘤

肿瘤呈导管内乳头状生长,其典型的衬覆上皮为嗜酸性立方形细胞,胞质嗜酸性颗粒状,排列成多层

(五)导管内管状腺瘤

导管内管状腺瘤为最近描述的一种胰腺良性肿瘤,通常位于胰管内,常见于老年人。可有蒂或悬于导管内。镜下肿瘤由类似于幽门腺的腺体密集排列成小叶状(图 2-17)。免疫组化显示这些瘤细胞CK7(+)/CK20(−)。其恶性型称为导管内管状腺癌。

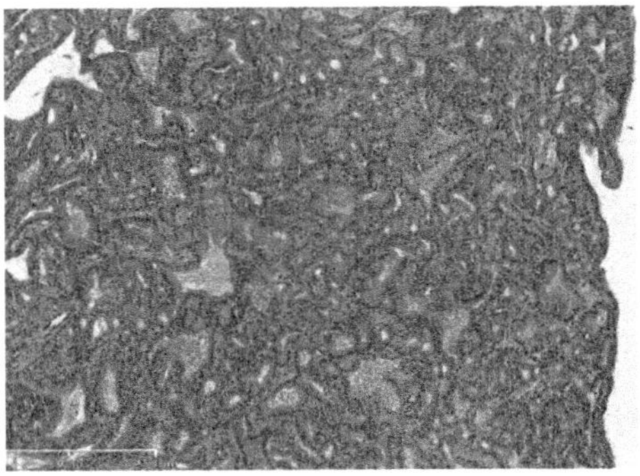

图 2-17　胰腺导管内管状腺瘤

肿瘤由类似幽门腺的腺体密集排列而成

(六)胰腺实性-假乳头瘤

胰腺实性-假乳头瘤亦称乳头状-囊性肿瘤或乳头状上皮性肿瘤或胰腺囊实

性肿瘤，为一种少见的胰腺肿瘤。可发生于任何年龄，但多见于青春期及青年女性（男∶女比为1∶9，平均年龄30岁）。临床上可无症状或仅有上腹不适。

大体：多为分界清楚的肿块，直径常达10 cm，多有包膜。黄褐色到红褐色，多质脆、较软。有些亦可有明显的纤维化和囊变区。囊不规则，内含不规则碎屑。极端囊性变者很像假囊肿。

光镜：实性-假乳头瘤的基本结构为细胞丰富的实性巢，其间有丰富的小血管。远离血管的细胞出现退变，而小血管周的细胞围绕小血管形成所谓的假乳头状排列（图2-18）。虽胞质空泡可很明显，但无真正的腺腔形成。瘤细胞核比较一致，常有纵沟，胞质中等、嗜酸性，典型的瘤细胞质内可见嗜酸性透明小滴。间质常有不同程度的透明变、黏液变或胆固醇沉积及异物巨细胞反应。尽管大体上包膜完整，镜下常向周围胰腺浸润。

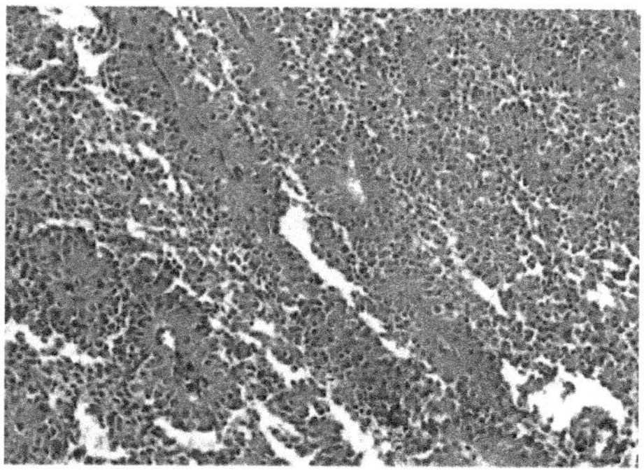

图 2-18　胰腺实性-假乳头瘤

可见细胞丰富的实性巢，其间有丰富的小血管，小血管周的细胞围绕小血管形成所谓的假乳头状排列，瘤细胞核比较一致，胞质中等、嗜酸性，偶见瘤细胞质内可有嗜酸性透明小滴

胰腺的实性-假乳头瘤的分化方向尚不清楚，某些病例CD56阳性，且偶有突触素的表达。有人认为有内分泌分化倾向，但CgA总是阴性。导管的标志也总为阴性。一半以上的病例也无角蛋白的表达，而波形蛋白和α1-抗胰蛋白酶及α1-抗糜蛋白酶、β-catenin和CD10常阳性。这些标记物尚不能说明其向什么方向分化。电镜下，可见类似复杂的次级溶酶体的颗粒。免疫组化证实这些颗粒含α1-抗胰蛋白酶。肿瘤孕激素受体常阳性。故有人推测其来源于胚胎早期附着于胰腺的生殖脊/卵巢始基细胞。分子生物学研究表明胰腺实性-假乳头瘤常有β-catenin的突变。故大多数肿瘤细胞核免疫组化β-catenin染色阳性。约一半病例CD117可阳性，但无c-Kit突变。

胰腺实性-假乳头瘤为低度恶性，10%～15%出现转移。有转移时称实性-假乳头癌。转移部位主要为肝和腹膜。淋巴结转移少见。若患者就诊时无转移，经完整切除后，一般预后良好。有报道称，即使有转移的病例，亦可存活很多年。

胰腺的实性-假乳头瘤，主要应与胰腺内分泌肿瘤、胰母细胞瘤、腺泡细胞癌等鉴别。免疫组化 CgA 阴性，而波形蛋白弥漫阳性对除外内分泌肿瘤很有帮助。此外，应与肾上腺皮质肿瘤鉴别。肾上腺皮质肿瘤因变性可出现假乳头样的生长类型，免疫组化也为波形蛋白阳性，而角蛋白阴性，此时抑制素染色，肾上腺皮质肿瘤阳性，有助于鉴别。

(七)胰管上皮内瘤变

在胰腺导管癌的周围常可见胰管上皮的增生和不典型增生。这些病变在部分慢性胰腺炎中也常见到。我们在 20 世纪 80 年代就曾对此做过比较系统的研究，提出这些病变可能与胰腺导管癌的发生有关。近年引进的胰管上皮内瘤变(pancreatic ductal intraepithelial neoplasia，Pan IN)的概念把各种胰管上皮增生性变化均收入其内。Pan IN 分成 1A、1B、2、3 四级。Pan IN 1A 为最轻的一种，所包含的有过去称之为黏液细胞化生或黏液细胞肥大和单纯性增生这样一些导管上皮的增生状态(图 2-19A)。即使这样的早期阶段，部分病例也有 *K-ras* 的突变。乳头状增生则归为 Pan IN 1B(图 2-19B)。此时上皮可开始有复层。当复层明显，局部出现细胞排列极紊乱，细胞出现异型性时，称为 Pan IN 2(不典型增生)(图 2-19C)。当上皮排列出现明显的高度不典型增生，排列极性消失时，称为 Pan IN 3(图 2-19D)。这些病变同过去的原位癌相当，形态上表现为明显的极性消失、乳头失去纤维轴心、核不规则、核分裂增多。Pan IN 其实很常见，在很多情况下均可见到，但当在胰腺标本中见有 Pan IN 2 和 Pan IN 3 的病变时应注明。

(八)胰腺癌

胰腺癌一般指外分泌胰腺发生的癌。胰腺癌在全世界均呈上升趋势。因其诊治困难，预后不良，在西方国家已跃居恶性肿瘤死亡的第 4 位。东方国家中的发病率亦明显上升。我国胰腺癌的病死率已居恶性肿瘤所致死亡的第 8 位。由于其发病隐匿，很难早期发现和治疗，5 年存活率不足 2%。接触某些化学物如β-萘胺、联苯胺和吸烟为高危因素。据估计约 10%的胰腺癌具有家族性。其中至少有 5 种家族性综合征与其有关：①有 BRCA-2 生殖细胞突变的家族性乳腺癌；②有*P16* 基因生殖细胞突变的家族性非典型性多发性黑色素瘤综合征；③*STK11* /*LKB1* 基因生殖细胞突变的 P-J 综合征；④DNA 错配修复基因中生殖细胞突变的遗传性非息肉病性结直肠癌；⑤胰蛋白酶原基因的生殖细胞突变的遗传性胰腺炎。胰腺癌患者中糖尿病的发病率升高，可能为β细胞产生过多的淀粉样多肽而导致的继发性糖尿病。虽然胰腺癌可发生于青年人，但多见于50岁以上的人群，男性略多(男女比为1.6∶1)。根据其发生在胰腺的部位分为胰头癌、胰体癌、胰尾癌和全胰癌。其中胰头癌占60%～70%，胰体癌占20%～30%，胰尾癌占5%～10%，全胰癌约占5%。约20%为多灶性。仅约14%的胰腺癌可手术切除。临床上胰头癌大多数因累及胆总管而表现为进行性阻塞性黄疸。体尾部癌则更为隐蔽，发现时多已有转移。约1/4患者出现外周静脉血栓。这是因为肿瘤间质中的巨噬细胞分泌肿瘤坏死因子、IL-1、IL-6，以及癌细胞本身分泌的促凝血物质共同作用的结果。影像学如CT、MRI、B超、PET-CT等对确定肿瘤具有重要作用。血清Span-1和CA19-9升高对诊断具有一定的参考意义。

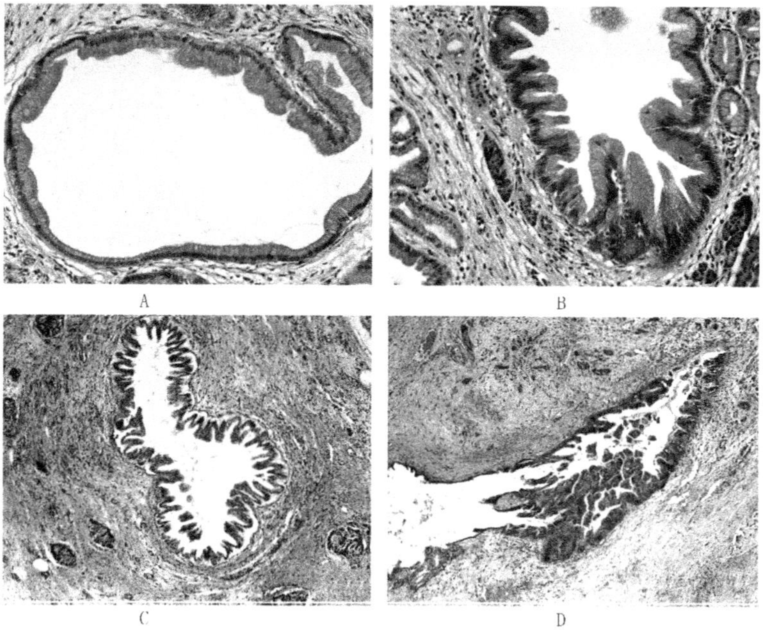

图2-19 胰腺导管上皮内瘤变(Pan IN)

A.Pan IN 1A 黏液细胞肥大和单纯性增生；B.Pan IN1B 乳头状增生；C.Pan IN 2 复层明显，局部出现细胞排列极紊乱，细胞出现异型性；D.Pan IN 3 上皮排列出现明显的高度不典型增生，排列极性消失

大体：大多数胰腺癌为一质地硬韧、与周围组织界限不清的肿块。切面灰白色或黄白色，有时因有出血、囊性变和脂肪坏死而杂有红褐色条纹或斑点，原有胰腺的结构消失。胰头癌体积一般较小，仅见胰头轻度或中度肿大，有时外观可很不明显，触之仅感质地较硬韧和不规则结节感。胰头癌常早期浸润胰内胆总

管和胰管,使胆总管和胰管管腔狭窄甚至闭塞。胰管狭窄或闭塞后,远端胰管扩张、胰腺组织萎缩和纤维化。少数胰头癌可穿透十二指肠壁在十二指肠腔内形成菜花样肿物或不规则的溃疡。胰体尾部癌体积较大,形成硬韧而不规则的肿块,常累及门静脉、肠系膜血管或腹腔神经丛而很难完整切除肿瘤。有时肿瘤可累及整个胰体尾部。

光镜:分型如下。

1.导管腺癌

胰腺癌80%~90%为导管腺癌。肿瘤主要由异型细胞形成不规则(有时是不完整)的管状或腺样结构,伴有丰富的纤维间质。高分化导管腺癌主要由分化好的导管样结构构成,内衬高柱状上皮细胞(图2-20A),有的为黏液样上皮,有的具有丰富的嗜酸性胞质。这种癌性腺管有时与慢性胰腺炎时残留和增生的导管很难鉴别。胰腺癌的腺管常常不规则,分支状,上皮呈假复层,癌细胞核极向消失。中分化者由不同分化程度的导管样结构组成,有的与高分化腺癌相似,有的可出现实性癌巢。低分化导管腺癌则仅见少许不规则腺腔样结构,大部分为实性癌巢(图2-20B)。细胞异型性很大,可从未分化的小细胞到瘤巨细胞,甚至多核瘤巨细胞,有时可见到梭形细胞。在有腺腔样分化的区域,可有少量黏液。肿瘤的间质含有丰富的Ⅰ型和Ⅳ型胶原,以及纤维粘连蛋白。90%的胰腺导管腺癌可见有神经周围浸润。神经周围浸润可从胰腺内沿神经到胰腺外神经丛。但要注意的是,胰腺神经可有良性上皮包涵体。慢性胰腺炎时亦可见神经内胰岛成分,应注意鉴别。约半数病例可有血管浸润,尤其是静脉。20%~30%的病例,在癌周胰腺中可见有不同程度的胰腺导管上皮内肿瘤,甚至原位癌。

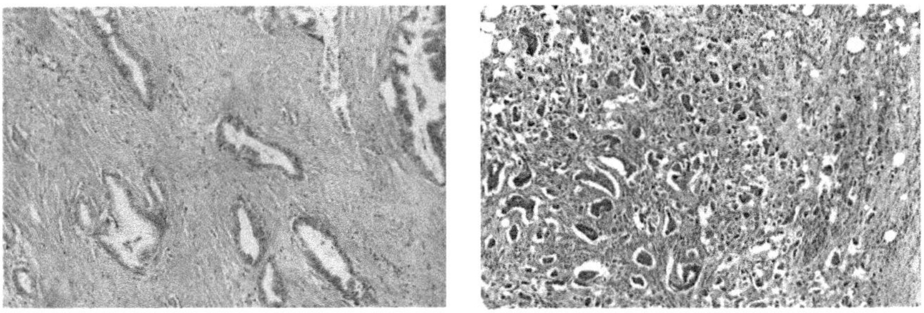

A　　B

图2-20　胰腺高分化腺癌

A.肿瘤由分化好的导管样结构构成,胰腺高分化腺癌;B.肿瘤由分化较差的肿瘤性腺体构成,肿瘤细胞呈实性细胞巢样排列,可见单个细胞浸润除以上典型的导管腺癌外，几种特殊的导管腺癌如下。

泡沫腺体型：此型为高分化腺癌，由形成很好的浸润性腺体构成。瘤细胞呈柱状，胞质丰富、淡染。核极性尚可，但核有皱褶。有时特别容易同良性腺体混淆。最特征性的改变为胞质泡沫状呈细小的比较一致的微囊状。在胞质的顶端形成的薄层类似刷状缘的浓染区。虽此浓染的尖端区黏液标记阳性，但微囊状的胞质则阴性，而良性黏液性导管病变过碘酸希夫染色（periodic acid-Schiff staining，PAS）阳性，Tp53 在这些泡沫腺体的细胞核呈阳性。借此可帮助与良性黏液性导管病变相鉴别。

大导管型：偶尔浸润型导管腺癌可因肿瘤腺体的扩张而形成微囊状，尤其是当侵及十二指肠壁时，瘤细胞分化可非常好，应注意与良性扩张的腺体相鉴别。此时，成堆的腺体、导管轮廓不规则、反应性增生的间质、腔内坏死性碎屑等有助于癌的诊断。此型预后虽可稍好于普通的导管腺癌，但远比黏液性囊腺癌或导管内肿瘤要差。

空泡型：此型中可见腺体套腺体、肿瘤细胞形成筛状的巢，其中有多个大的空泡或微囊。囊中含有细胞碎屑和黏液。这些空泡由多发的胞质内腔融合而成。局灶性的空泡细胞很像脂肪细胞或印戒细胞。

实性巢状型：胰腺导管腺癌可以无明显的腺体形成而为实性巢状排列（图 2-21），有些像神经内分泌肿瘤或鳞状细胞癌，但大多数病例均含有导管癌灶。有些病例瘤细胞含有丰富的嗜酸性胞质和单个清楚的核仁，有些病例癌细胞胞质透明，很像肾细胞癌，有人称为透明细胞癌。

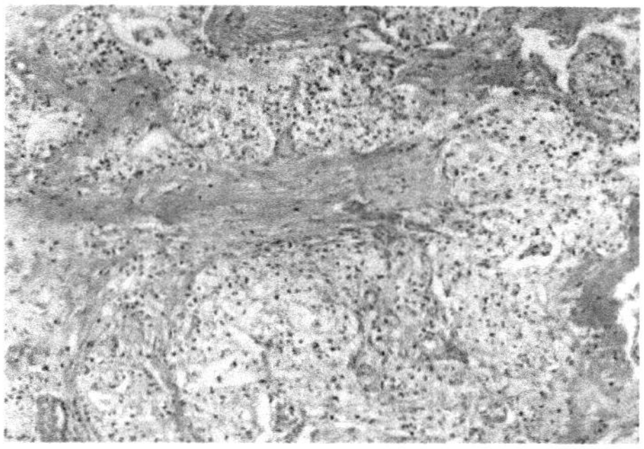

图 2-21　胰腺透明细胞癌

肿瘤组织内无明显的腺体形成而为实性巢状排列，瘤细胞胞质透明

小叶癌样型：偶尔导管腺癌可形成类似乳腺小叶癌的生长类型，癌细胞排列成条索状、靶心状或单个细胞浸润。常可见印戒样细胞，类似胃的弥漫性腺癌。

癌细胞自泌成纤维细胞生长因子及转化生长因子-α促进其血管形成和纤维间质增生。胰腺导管腺癌通常表达CK7、CK8、CK18、CK19及CA19-9、CEA和B72.3。CK20约25%阳性。某些单克隆抗体如DU-PAN-2、Ypan-1、Span-1、Tu、DF3或血型抗原LE均在胰腺癌诊断中具有一定意义。但遗憾的是,目前尚无胰腺癌高度特异的标志物。约60%的浸润性导管腺癌MUC1阳性,MUC3、MUC4和MUC5AC阳性。这点与黏液癌、壶腹癌、结直肠癌不同,这些癌常表达MUC2。用分子生物学技术检测胰腺癌中癌基因表达和突变,发现90%以上的胰腺癌中*K-ras*癌基因第12密码子均有点突变。这一点可能为从基因水平诊断胰腺癌提供新的思路。*c-erbB2*癌基因的表达多出现在浸润性癌组织中,这可能与淋巴结转移的意义相似。约一半的病例有p53的突变或异常积聚。95%左右的病例有p16失活。*DPC*4的失活率约为50%。其他基因分析显示癌组织中可有fascin、mesothelin、claudin-4、S100AP、S100A6和S100P的高表达。

2.与导管腺癌相关的变型

(1)未分化癌:又称为多形性癌或分化不良性癌。此型一般无明确的腺管分化,多表现为实性巢片状的生长方式。未分化癌中*K-ras*突变率与导管腺癌相似。

形态上,胰腺的未分化癌可分为几下几中类型。①梭形细胞型(肉瘤样癌):肿瘤主要由梭形细胞构成(图2-22)。②分化不良性巨细胞癌:肿瘤由奇形怪状的单核或多核瘤巨细胞构成(图2-23),有时可有绒癌样细胞。瘤细胞排列成实性巢状或呈肉瘤样排列。组织形态易与绒癌、恶性黑色素瘤、脂肪肉瘤、横纹肌肉瘤、恶性纤维组织细胞瘤混淆,但瘤组织做脂肪、横纹肌、黑色素等特殊染色均阴性。网织染色显示有上皮巢状结构,Keratin染色也提示其上皮性质。这种癌经多切片检查常可找到典型的腺癌结构。③癌肉瘤:上皮及间叶成分均为恶性。④破骨细胞样巨细胞癌:胰腺的破骨细胞样巨细胞癌,又称伴有破骨细胞的未分化癌。肿瘤细胞为未分化的恶性上皮细胞,其间散在不同大小的破骨细胞样巨细胞(图2-24),尤其是在出血或骨化或钙化区更多。这些巨细胞确实为组织细胞标志(CD68、溶菌酶等)阳性。而上皮标记阴性。破骨细胞样巨细胞癌亦有*K-ras*的突变。胰腺的未分化癌预后极差。绝大多数患者均在一年内死亡。但破骨细胞样巨细胞癌预后稍好。

(2)胶样癌:亦称黏液性非囊性癌,以大量黏液产生为特点。切面可呈胶冻状,故与结肠的胶样癌相似。间质中可产生黏液池,其中可见散在的恶性上皮细胞(图 2-25)。这些上皮细胞可呈条索状或筛状排列,亦可形成小管或单个印戒状细胞。胶样癌常常伴有导管内乳头状黏液肿瘤或黏液性囊性肿瘤。免疫组化:胶样癌与通常的导管腺癌不同,多为肠型表达,如 CK20、MUC2 和 CDX2 阳性。胶样癌中 *K-ras* 和 *P*53 的突变率要低于导管腺癌,亦无 *DPC*4 的缺失。

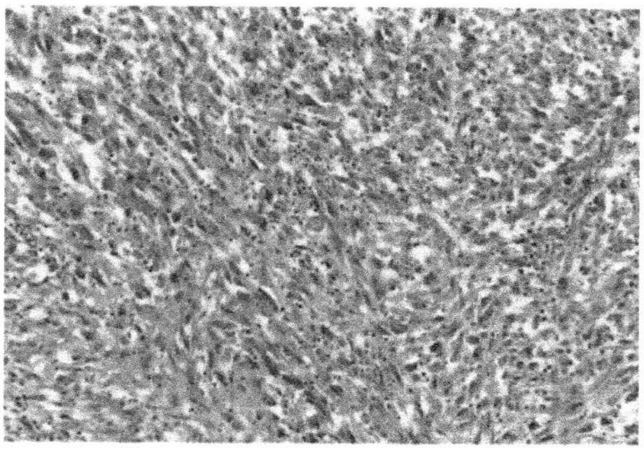

图 2-22　胰腺癌(梭形细胞型)

肿瘤主要由梭形细胞构成,瘤细胞大小不等,核深染

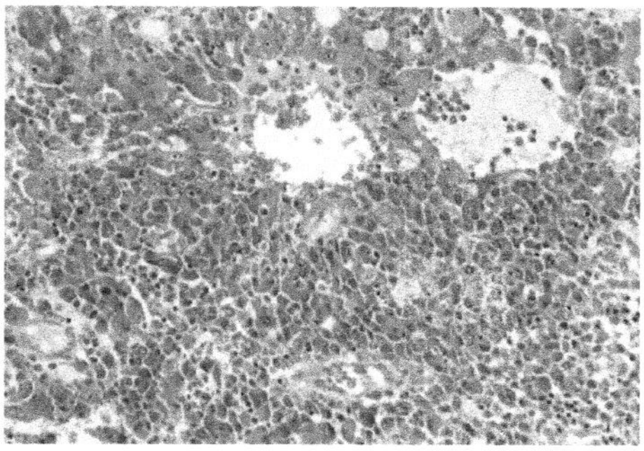

图 2-23　胰腺癌(分化不良性巨细胞型)

肿瘤由奇形怪状的单核或多核瘤巨细胞构成

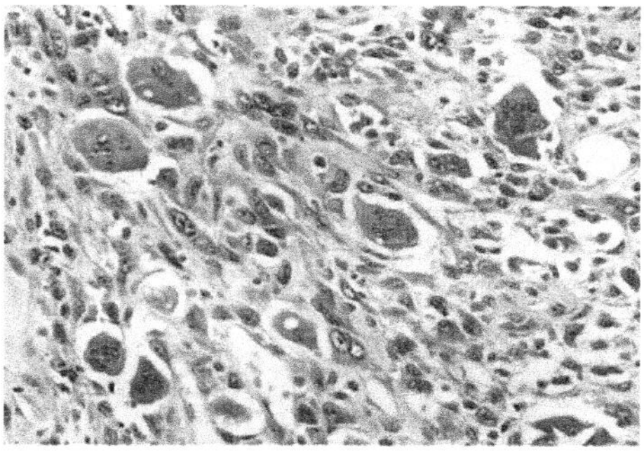

图 2-24　胰腺破骨细胞样巨细胞癌

肿瘤细胞为未分化的恶性上皮细胞,其间散在不同大小的破骨细胞样巨细胞

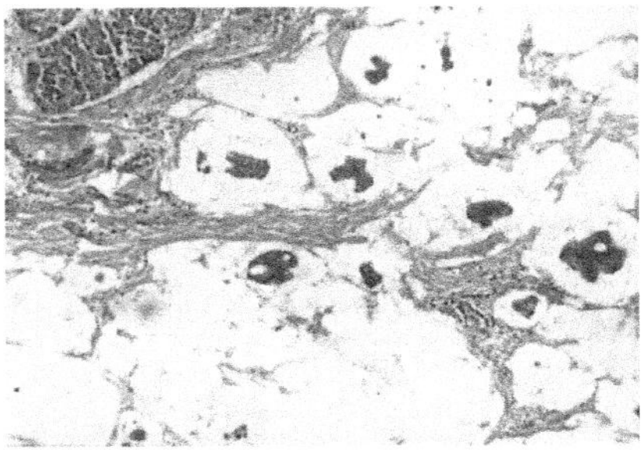

图 2-25 胰腺胶样癌

纤维性间质中可见黏液池，其中可见散在成团的恶性上皮细胞

(3)髓样癌：胰腺的髓样癌偶有报道。像在乳腺和大肠一样，胰腺髓样癌的特征也为推开的边界、合体细胞样分化差的细胞、间质反应很少但常伴有炎细胞浸润(图 2-26)。有关其预后尚知之不多，似乎与一般的导管腺癌无大区别。与一般的导管腺癌不同的是，某些髓样癌常伴有结肠髓样癌中常见的遗传改变，如微卫星不稳定等，但 *K-ras* 突变率非常低。某些病例有结肠癌的家族史，提示有遗传性癌综合征的可能性。

(4)肝样癌：极罕见，有多角形细胞排列成实性、巢状或小梁状结构，癌细胞胞质嗜酸性颗粒状，核居中，核仁明显，可见胆色素。免疫组化可显示肝细胞分化，如 hepatocyte、paraffin-1、多克隆 CEA 和 CD10 阳性，α-FP 也可阳性。此时应注意同腺泡细胞癌和胰母细胞瘤鉴别，因这两个肿瘤也可表达 α-FP。

(5)鳞癌或腺鳞癌：此型约占胰腺恶性肿瘤的 2%，以胰尾部较多。某些病例为腺棘癌。部分可为高分化，有明显角化。部分可为低分化或无角化(图 2-27)，甚或基底细胞样。典型的腺鳞癌由腺癌和鳞癌成分混合构成。纯粹的鳞癌非常罕见，如仔细检查，大多数病例均可见多少不等的腺样成分。

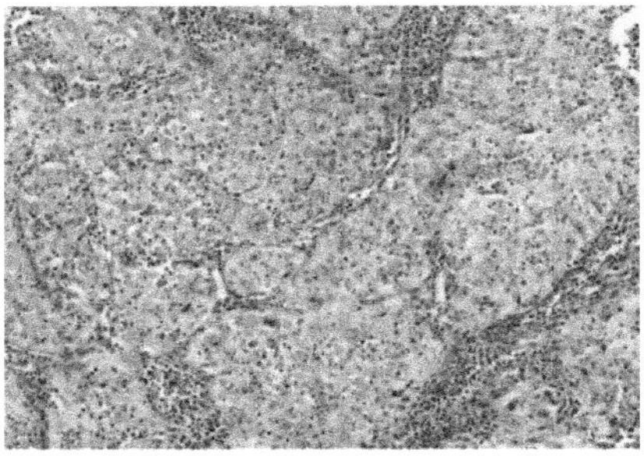

图 2-26 胰腺髓样癌

示分化差的合体细胞样细胞，间质很少但有较多炎细胞浸润

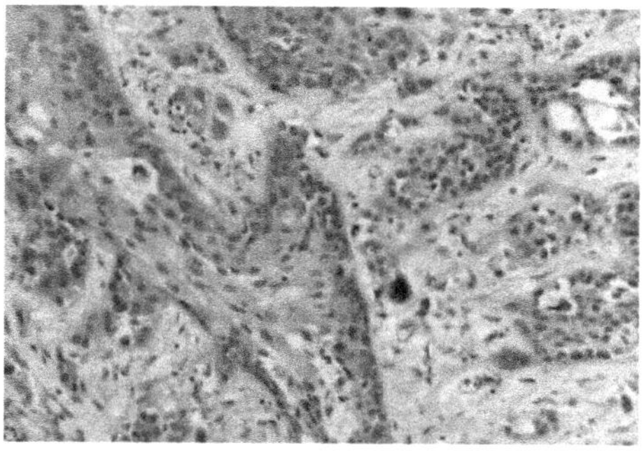

图 2-27　胰腺腺鳞癌

肿瘤由腺癌和鳞癌成分混合构成

(6)大嗜酸颗粒细胞性癌：胰腺中此型肿瘤罕见，文献中仅有数例报道。肿瘤可长得很大，可有肝转移。组织学特征为肿瘤细胞具有丰富的嗜酸性颗粒性胞质，核圆形或卵圆形，排列成小巢状，其间有纤维间隔分隔。电镜下瘤细胞胞质内充满肥大的线粒体。

(7)小细胞癌：胰腺的小细胞癌形态上与肺小细胞癌相似，占胰腺癌的1%～3%。肿瘤由一致的小圆细胞或燕麦样细胞构成，胞质很少、核分裂很多(图 2-28)，常有出血、坏死，此癌应注意同淋巴瘤等小细胞恶性肿瘤鉴别。NSE免疫组化染色阳性，此型预后很差。诊断胰腺的小细胞癌应格外慎重，只有在除外肺小细胞癌转移的情况下才能诊断。

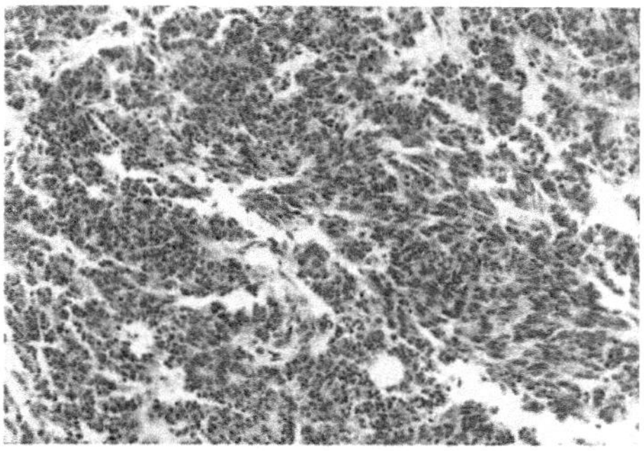

图 2-28　胰腺小细胞癌

肿瘤由一致的小圆细胞或燕麦样细胞构成，胞质很少、核分裂很多

(8)黏液表皮样癌和印戒细胞癌：在胰腺中偶可见到。

(9)纤毛细胞腺癌：形态与一般导管腺癌相同，其特点是有些细胞有纤毛。

胰腺癌细胞特别容易侵犯神经和神经周围淋巴管。胰头癌远处转移较少而局部浸润早，常早期浸润胆总管、门静脉和转移至局部淋巴结，晚期可转移至肝。

而胰体尾部癌易侵入血管，尤其是脾静脉而较易发生广泛的远处转移。常见的转移部位有肝、局部淋巴结、胸腹膜、肾上腺、十二指肠、胃、肾、胆囊、肠、脾、骨、横膈等。少见部位有脑、心、心包、皮肤及皮下组织、卵巢、子宫、膀胱和甲状腺。罕见的部位有睾丸、附睾、前列腺、输尿管、脊髓、食管、肌肉、腮腺、乳腺、脐及肛门等。

胰腺癌临床过程隐匿，不易早期发现，亦无特异症状。主要有体重下降、腹痛、背痛、恶心、呕吐、乏力等表现，胰头癌多数有无痛性进行性黄疸。胰腺癌，尤其是胰体尾部癌易合并有自发性静脉血栓形成和非细菌性血栓性心内膜炎。静脉血栓形成又称为游走性血栓性静脉炎或称 Trousseau 症。近年来影像学技术的进展和细针吸取活检等的应用，已有可能比较早期诊断胰腺癌。

(九)腺泡细胞肿瘤

1.腺泡细胞腺瘤

腺泡细胞腺瘤为一种实性排列的腺泡细胞肿瘤，其性质尚有争论。有人认为是分化好的腺泡细胞癌，在儿童则可能为胰母细胞瘤。

2.腺泡细胞囊腺瘤

腺泡细胞囊腺瘤非常罕见，为单囊或多囊肿物，囊壁衬以分化好的腺泡细胞(图 2-29)，囊通常不与胰管相通。此瘤为腺泡细胞囊腺癌的良性型。

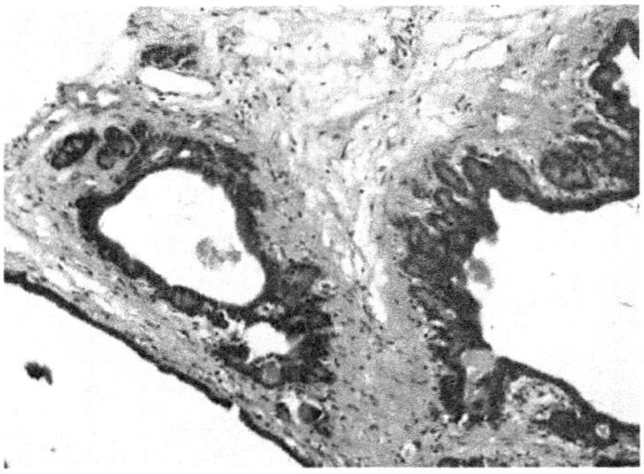

图 2-29　胰腺腺泡细胞囊腺瘤

肿瘤呈多囊状，囊壁衬以分化好的腺泡细胞

3.腺泡细胞癌

腺泡细胞癌很少见，仅占胰腺癌的 1%～2%。常见于 60 多岁的老人，以男性较多，偶见于儿童。临床无特异症状，黄疸罕见，一部分患者可因脂肪酶的过多分泌而出现皮下脂肪坏死、多关节病或嗜酸性粒细胞增多，以及血栓性心内膜炎。

大体：腺泡细胞癌通常较大，平均直径 11 cm，实性，分界清楚，包膜完整。常有广泛的坏死和囊性变。因无明显的间质反应，故常质地较软。有时也可长在导管内。

光镜：腺泡细胞癌细胞密集，呈巢状或片状排列。间质反应轻微，在很多病例中几乎无间质。癌巢中可见腺泡或小腺腔结构，核位于基底。有时可见呈小梁状或实性排列。瘤细胞胞质中等，有时胞质丰富，尖端胞质为嗜酸性颗粒状。核圆形或卵圆形，异型性不大，但有明显的单个核仁，核分裂多少不等(图 2-30)。淀粉酶消化后 PAS 阳性染色对确诊很有帮助。免疫组化证实胰蛋白酶、脂肪酶、糜蛋白酶的分泌对诊断有重要价值。抗 BCl-10(克隆 331.1)据称是腺泡细胞及其肿瘤特异且敏感的标志。偶尔，腺泡细胞癌可表达 α-FP。电镜下找到酶原颗粒和不规则原纤维颗粒对诊断有重要意义。另外，亦常见到多形性含细丝的膜包绕的包涵体。

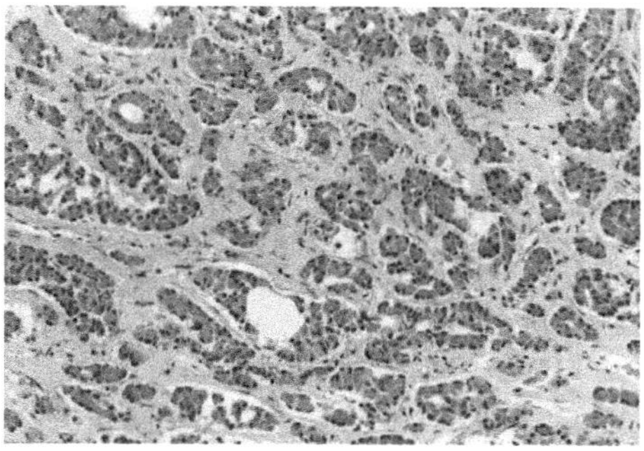

图 2-30　胰腺腺泡细胞癌

瘤细胞密集，呈巢状或片状排列，部分为腺泡或小腺腔结构，间质反应轻微。瘤细胞胞质中等丰富，尖端胞质为嗜酸性颗粒状，核圆形或卵圆形，位于基底部，异型性不大

腺泡细胞癌无导管腺癌中常见的 *K-ras*、p53、p16 或 *DPC*4 等改变。但有较高频率的 *APC*/*β-catenin* 基因突变和染色体*11P* 的等位基因丢失。腺泡细胞癌易早期转移，最常见转移的部位为局部淋巴结和肝，有些患者可出现远处转移。腺泡细胞癌预后不良，很少病例存活超过 5 年。

个别报道认为其临床病程稍好于导管腺癌。

4.腺泡细胞囊腺癌

大体上似微囊型腺瘤，表现为明显的囊性肿物，囊之间的肿瘤细胞同腺泡细胞癌相同。

5.小腺体癌

小腺体癌为少见类型的胰腺癌。胰头部较为多见，肿瘤很大。

光镜：肿瘤由很多小腺体结构及实性癌巢组成，其间有纤细的纤维间隔；细胞可为立方或柱状，核较为一致，常见小灶性坏死，在小腺体的腔缘可见少量黏液（图2-31）。近来研究表明，此型胰腺癌可能为腺泡细胞和内分泌细胞复合性肿瘤。电镜下可见少许神经内分泌颗粒。

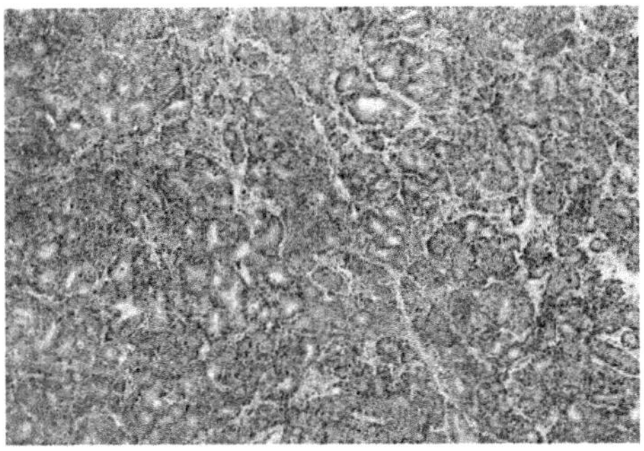

图2-31　胰腺小腺体癌

肿瘤由很多小腺体结构及实性癌巢组成，其间有纤细的纤维间隔；细胞可为立方或柱状，核较为一致，可见小灶性坏死，在小腺体的腔缘可见少量黏液

6.混合性腺泡肿瘤

约40%的腺泡细胞癌中可见散在的内分泌细胞。实际上，如果用抗CEA抗体做免疫组化染色，很多病例均可见到少量导管成分。当导管或内分泌成分占到肿瘤的25%以上时称混合性癌。混合性癌包括混合性导管-腺泡细胞癌、混合性腺泡-内分泌癌、混合性导管-内分泌癌或混合性腺泡-内分泌-导管癌。此时需要免疫组化来确定所含的各自成分。多数情况下这些肿瘤均以腺泡细胞癌成分为主，故主张将其视为腺泡细胞癌的一个亚型。

(十)胰母细胞瘤

胰母细胞瘤在成人罕见。主要见于儿童，尤其是10岁以下者，平均年龄4岁，故亦称儿童型胰腺癌。男女发病率相近。某些病例为先天性，可伴有Beckwith-Wiedemann综合征，偶尔可合并结肠息肉病。

大体：肿瘤呈分界清楚的肿块，质软。肿瘤一般较大，直径7～12 cm，多累及胰头及胰体。来源于胰头腹胰部分的胰母细胞瘤多有包膜，而来源于背胰部分的肿瘤多无包膜。常有出血、坏死。

光镜：胰母细胞瘤是一种发生于胰腺的上皮性恶性肿瘤，以腺泡分化为主，可有不同程度的内分泌和导管分化，有鳞状小体形成（图 2-32）。肿瘤细胞密集，通常呈分叶状分布。瘤细胞为比较一致的多角形细胞，形成巢状、条索状、管状或腺泡状结构，腺腔内有少许 PAS 阳性物质。瘤细胞巢之间有细胞丰富的间质带。某些病例间质本身亦可为瘤性，有时可有骨或软骨成分。免疫组化可显示腺泡、导管及内分泌分化的迹象。几乎所有的病例均可见到腺泡的分化，无论是免疫组化还是电镜均可见到腺泡分化的证据。肿瘤细胞可产生 AFP。鳞状小体是诊断胰母细胞瘤的重要特征。这些小体可由较大梭形细胞松散聚合而成，也可有明显的鳞状上皮分化。鳞状小体的确切性质尚不清楚，其特征性的免疫组化表型为 CK8、CK18、CK19、EMA 阳性，而 CK7 阴性。因 *APC* 或 *β-catenin* 基因突变可出现特征性的 *β-catenin* 的核移位。大多数病例可见染色体 11P 高度印记区的杂合性缺失，这与 Wilms 瘤和肝母细胞瘤相似。内分泌和导管的分化通常只占肿瘤的一小部分。

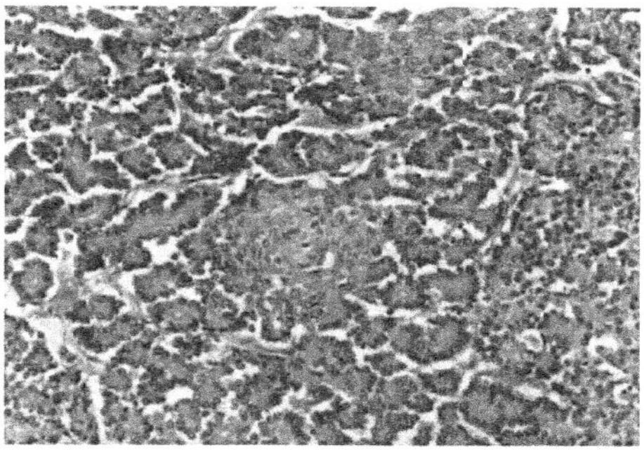

图 2-32 胰母细胞瘤

肿瘤细胞密集，通常呈分叶状分布，瘤细胞为比较一致的多角形细胞，形成巢状、条索状、管状或腺泡状结构，图中央可见鳞状小体

（十一）其他肿瘤和瘤样病变

1.先天性囊肿

多为多发性，常合并肝和肾的先天性囊肿。通常是胰导管发育异常的结果。先天性囊肿的大小自几毫米到直径 3～5 cm 不等，内壁光滑，衬覆扁平或低柱状上皮（图 2-33），有时上皮可完全萎缩。囊内含有浆液、黏液或感染出血而形成的混浊液体。胰先天性囊肿合并小脑血管母细胞瘤、视网膜血管瘤和胃先天性囊肿时称为 von Hippel-Lindau 病，亦称胰腺囊性异形增生。

2.滞留性囊肿

滞留性囊肿是胰管阻塞的结果。这种囊肿的衬覆上皮为一般的导管上皮，但由于伴发的炎症和出血，有时囊壁可无上皮衬覆，囊内亦可含有多种胰酶，使其同假囊肿不易区别。滞留性囊肿多位于胰尾部，大小为 1～20 cm，囊壁纤维组织中常有不同程度的炎症反应和出血，甚至钙化。

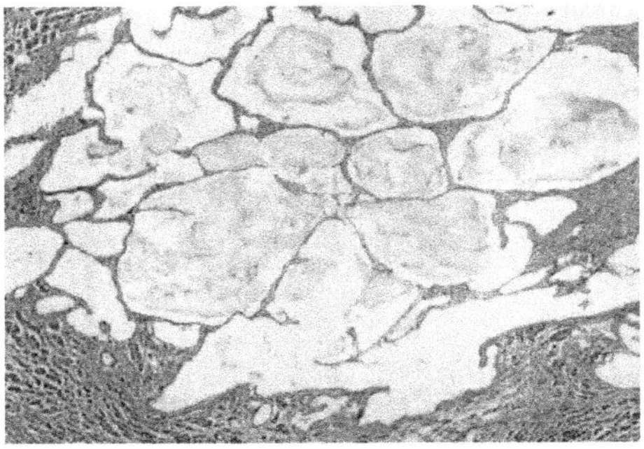

图 2-33　胰腺先天性囊肿

囊内壁衬覆扁平或低柱状上皮，上皮多呈萎缩状态

3.假囊肿

除发生于胰腺炎外，胰腺外伤及手术后均可形成假囊肿。假囊肿可很大，甚至突出胰腺进入小网膜囊，约 15%的病例可为多发性。

大体：假囊肿壁呈不规则增厚，内面不平，囊内含混浊血性液体。

光镜：囊壁内面无上皮衬覆（图 2-34）。囊内容物淀粉酶含量高。

假囊肿的并发症为穿孔和出血。出血多来自脾动脉，有时可引起猝死。

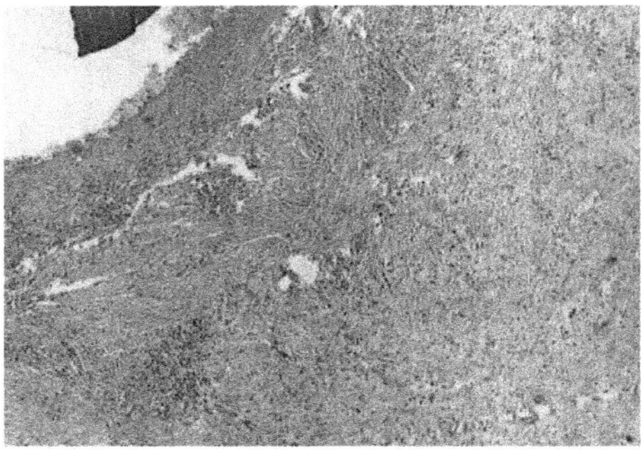

图 2-34　胰腺假囊肿

囊壁由纤维结缔组织构成，其内有明显的炎细胞浸润，囊内壁无上皮衬覆

4.淋巴上皮性囊肿

胰腺的淋巴上皮性囊肿形态上与头颈部的鳃裂囊肿相似，常为鳞状上皮衬覆的囊肿，壁内有大量淋巴细胞，并常有生发中心形成。有人认为是由于胰腺导管在发育中突入淋巴结或脾内所致。

5.黏液性非瘤性囊肿

可为单囊或多囊，由单层黏液上皮衬覆。它可能为黏液性囊腺瘤最为良性的表现形式。

其他病变如寄生虫性囊肿、局灶性结节性纤维化、表皮样囊肿等亦偶见于胰腺。

6.间叶性肿瘤

良恶性软组织肿瘤和淋巴瘤在胰腺均很罕见。报道稍多的为平滑肌瘤、横纹肌肉瘤、恶性血管外皮瘤和恶性纤维组织细胞瘤，以及其他肉瘤。恶性淋巴瘤可原发于胰腺，但很罕见。淋巴细胞性白血病可累及胰腺，并可形成较大的肿块而与胰腺癌混淆。这些结合临床尤其是骨髓改变应能鉴别。偶有胰腺绒癌、炎性肌成纤维细胞瘤、尤因肉瘤/PNET 的报道。

二、转移性肿瘤

胰腺的转移性肿瘤较为少见，主要见于乳腺癌、肺癌、恶性黑色素瘤和胃癌。胰腺的转移癌有时可诱发急性胰腺炎。

第三节　小肠肿瘤

小肠各种类型的肿瘤均少见。小肠肿瘤约占消化道肿瘤的 10%，而其中 60%为良性，消化道良性肿瘤中 25%发生在小肠，而恶性肿瘤仅 5%发生在小肠。

一、腺瘤

(一)十二指肠腺腺瘤

此瘤罕见。好发于十二指肠第一和第二段交界处的十二指肠后壁。单发，呈息肉状，有蒂。大小不等，直径 0.5～6 cm。

光镜：为大量增生而分化成熟的 Brunner 腺，其间有平滑肌纤维，使腺瘤呈小叶状结构。腺上皮无异型性。Brunner 腺腺瘤男性多见。各种年龄都能发生，可引起黑便或十二指肠梗阻。

(二)腺瘤

小肠腺瘤可单发或多发，十二指肠和空肠较回肠多见，形态与大肠腺瘤同。

腺瘤的癌变率与腺瘤大小、类型和上皮异型增生的程度有关。大肠腺瘤、绒毛状腺瘤和伴重度异型增生者易癌变，十二指肠和壶腹区腺瘤易癌变，特别是壶腹区绒毛状腺瘤的癌变率可高达86%。

二、小肠癌

小肠癌的发病率在消化道癌中不足1%，为什么小肠癌的发病率如此低，原因不清楚。小肠癌的好发部位为十二指肠，上段空肠和下段回肠这些部位的癌可能与腺瘤恶变、乳糜泻及克罗恩病有关。十二指肠癌占小肠癌的1/4，其中以壶腹区癌多见。

大体：小肠癌常长成环形引起肠腔狭窄，少数可长成乳头、息肉或结节状。组织学类型绝大多数为不同分化程度的腺癌。其他少见类型有小细胞癌与腺癌混合型和分化不良型癌(肉瘤样癌)。除转移至淋巴结外可种植至腹膜。5年存活率约20%。

免疫组化：小肠癌50%CK7(+)，40%CK20(+)。

三、神经内分泌肿瘤

(一)空肠回肠主要NETG1

空肠回肠主要NETG1即类癌，分泌5-HT，多见于老年人，年龄高峰60～70岁。好发部位为回肠下段，70%回肠，11%空肠，3%发生在梅克尔憩室亦能发生类癌。肿瘤多数为单发，偶尔可多发。生长缓慢，确诊时常常已转移至局部淋巴结和肝。肿瘤所分泌的5-HT的作用常在发生肝转移后才充分表现出来，可能是因为肿瘤长至足够大能分泌相当浓度的5-HT时才能引起临床症状，所以类癌综合征被视作长期亚临床病程的终末表现。

NETG1(类癌)体积一般较小，13%<1 cm，47%<2 cm。25%～30%为多发，位于黏膜深部或黏膜下层向肠壁深部生长；或形成有蒂息肉突向肠腔，表面黏膜坏死而形成溃疡。如局部淋巴结已发生转移，则转移灶常较原发灶大。肿瘤质实，经甲醛固定后常呈亮黄色，而手术时原发瘤和继发瘤均为白色。

光镜：典型的NETG1(类癌)为大小一致的多角形细胞或柱状细胞，细胞排列成实性巢或条索，亦可呈管状或腺泡样。细胞巢边缘的细胞为柱状，呈栅栏状排列，形如基底细胞癌。HE染色切片有时可见胞质中红色颗粒。银反应为亲银性，银颗粒位于核下部与基底膜之间。瘤细胞可浸润神经鞘或侵犯淋巴管和血管。肿瘤周围常可见肥大的平滑肌纤维，如瘤组织不及时固定可使5-HT氧化或弥散到细胞外，这样使银反应呈阴性。间质纤维组织增生。判断恶性NEC

主要是肿瘤侵入肌层和(或)有转移,常见为淋巴结及肝转移。

免疫组化:除一般神经内分泌细胞标记如chromogranin A、CDX2、突触小泡蛋白等阳性外,可分泌5-HT和多种肽类激素。

电镜:神经分泌颗粒核心电子密度高,形态不规则,大小不一,直径约为300 nm。

临床症状:主要在NET发生转移后出现症状"所谓类癌综合征",表现为哮喘样发作、四肢抽搐、休克、右心功能不全等。颜面潮红很像绝经后的面部潮红。这种潮红特别鲜艳,其诱因常为感情冲动、进食、饮热的饮料或饮酒。一旦潮红持续长时间后受累处皮肤发生永久性改变即毛细血管持续性扩张,局部发绀和明显的血管扩张,继之玫瑰疹样改变,最后呈糙皮病样。颜面潮红的机制尚不清楚。心脏病变主要累及肺动脉瓣和三尖瓣,瓣膜狭窄或闭锁不全。常常是肺动脉瓣狭窄而三尖瓣闭锁不全,瓣叶的纤维化导致像愈合的风湿性心内膜样改变。右心房心内膜可有纤维化或弹力纤维增生斑,右心室病变较轻。心内膜病变早期为局灶性黏多糖减少和散在肥大细胞、淋巴细胞、浆细胞浸润,后期纤维组织增生。个别病例亦可累及左心。

(二)十二指肠类癌

好发部位依次为十二指肠第二段,第一段、第三段。年龄22~84岁,平均55岁。男女发病率差别不大。十二指肠类癌是很特殊的一种类癌,常合并von Recklinghausen病、Zollinger Ellison综合征和多发性内分泌肿瘤。肿瘤大体形态与空肠回肠类癌相似,但肿瘤为灰白色而不是亮黄色,而且肿瘤体积较小(<2 cm),13%为多发性。

光镜:瘤细胞主要排列成花带状或腺样;银反应大多数为嗜银性;于壶腹区的类癌常有砂粒体形成。

免疫组化:除一般神经内分泌细胞标记阳性外可分泌多种肽类激素,如生长抑素、胃泌素、降钙素、胰多肽和胰岛素等。

电镜:分泌颗粒根据所分泌的激素而异。

十二指肠和壶腹底部还可发生杯状细胞类癌(腺类癌)和小细胞神经内分泌癌。杯状细胞类癌又称腺类癌或黏液类癌,其形态特点是散在成簇的杯状细胞内夹杂有内分泌细胞,常常呈嗜银反应阳性。

(三)其他神经内分泌肿瘤

小肠还可发生引起临床Zollinger Ellison综合征的胃泌素瘤,分泌Somatostatin 的生长抑素瘤，分泌 VIP 的 VIP 瘤和分泌胰高血糖素的胰高血糖素瘤，甚至罕见的胰岛素瘤。肿瘤为灰白色而不是亮黄色，形态与上述类癌相似，根据临床症状和免疫组化可确定其性质。

转移和扩散：神经内分泌肿瘤很难从形态判断其良恶性，主要依靠有无转移来确定。恶性类癌可经腹膜扩散到腹腔，经血行转移到肝，偶尔可转移至肺、皮肤和骨等。Finn 等报道一例回肠类癌转移至卵巢腺癌。

（四）神经节细胞性副神经节瘤

神经节细胞性副神经节瘤亦称副神经节神经瘤，此瘤多见于十二指肠第二段（壶腹的近端），偶尔见于空肠或回肠。瘤体小、有蒂，位于黏膜下，表面黏膜可破溃出血。

光镜：类癌样瘤细胞排列成巢或小梁，其中有散在的神经节细胞和梭形的施万细胞和（或）支持细胞。间质可含淀粉样物质。

免疫组化：类癌样瘤细胞为胰多肽和（或）生长抑素阳性，神经节细胞为 NSE 或其他神经标记阳性，施万细胞和支持细胞为 S-100 阳性，此瘤为良性。

四、小肠间充质肿瘤

（一）GIST

十二指肠及小肠 GIST 主要发生于成人，临床表现与胃 GIST 相似，但急性并发症常见为肠梗阻、肿瘤破裂。小肠 GIST 的恶性率为 35%～40%，二倍于胃 GIST，而且腹腔内扩散亦较胃 GIST 多见。

小肠 GIST 可呈小的肠壁内结节到巨大肿瘤，主要部分向壁外突出形成有蒂或哑铃状肿物。大肿瘤可囊性变和出血。

镜下多见的为梭形细胞，低危性肿瘤常含细胞外朊元球，即所谓的“skenoid tubes”，核异型性少见，核分裂象低。上皮型 GIST 常合并高核分裂，反映其高危性质。

IHC：CD117 即 Dog-1 几乎总是阳性，部分肿瘤可呈现 SMA 和（或）S-100 阳性，但 CD34 阳性率低。

分子病理：小肠 GIST 的 KIT 激活性突变是其特点，像胃 GIST 那样，缺失可见，但插入罕见。KIT 外显子 9 中 Ay502-503 重复，是小肠 GIST 独有。

（二）平滑肌瘤

小肠平滑肌瘤和平滑肌肉瘤不如胃和直肠多见。3 段小肠平滑肌瘤的分布：十二指肠10%，空肠37%，回肠53%。起初是壁内肿瘤，以后突向肠腔。表面黏膜光滑，中心有溃疡，可引起便血。镜下形态与胃平滑肌瘤同。

（三）透明细胞肉瘤

多见于小肠，亦可发生于胃及结肠。青年人多见。肿瘤形成壁内肿物（2～5 cm或更大），表面可有溃疡。常转移至淋巴结及肝。镜下为呈片圆形至轻度梭形胞质透明细胞，可有破骨细胞样多核巨细胞。

IHC：S-100（＋），HMB45 和 Melan-A 均阴性。

（四）其他肉瘤

有血管肉瘤、炎性肌成纤维细胞瘤、纤维瘤病。

五、小肠淋巴瘤

（一）B 细胞淋巴瘤

小肠 B 细胞淋巴瘤较胃 B 细胞淋巴瘤为少见。其中最常见的是弥漫大 B 细胞淋巴瘤（DL-BCL）及 MALToma，其次为免疫增生性小肠病（immunopro-liferative small intestinal disease，IPSID）、滤泡性淋巴瘤、套细胞淋巴瘤和 Burkitt 淋巴瘤。临床表现取决于淋巴瘤类型，如 Indolent 淋巴瘤仅有腹痛、消瘦和肠梗阻，而恶性度高的淋巴瘤为 Burkitt 淋巴瘤，可出现腹腔巨大肿块伴肠穿孔。IPSID 常表现为腹痛、慢性严重的间歇性腹泻、消瘦，腹泻常为脂肪泻和蛋白丢失性肠病，直肠出血少见。Burkitt 淋巴瘤常见于末端回肠或回盲部而导致肠套叠。

病理：DLBCL、FL、Burkitt 病理形态与相应的结内淋巴瘤相同，小肠 MALToma 与胃 MALToma 相同，但淋巴上皮病变不如胃 MALToma 明显。

IPSID 是小肠独有的 MALToma，主要发生于中东和地中海区域。IPSID 包括重链病（aH-CD），IPSID/aHCD 是小肠 MALToma 的同义词。此瘤中有大量浆细胞分化，IPSID 可分为 3 期：Stage A，淋巴浆细胞浸润限于黏膜及肠系膜淋巴结，此期对抗生素治疗有效；Stage B，黏膜结节状浸润，并可至黏膜肌层以下，细胞有轻度异型性，此期抗生素已无效；Stage C，有大的肿块形成，瘤细胞转化成 DLBCL，有许多免疫母细胞和浆母细胞，细胞异型性明显，核分裂增加。

免疫组化显示 a 重链而无轻链合成，分泌 IgA 型，小淋巴细胞表达 CD19、LCD20 和 CD138。

套细胞淋巴瘤：胃肠道套细胞淋巴瘤常表现为多发性息肉，称为多发性淋巴瘤样息肉，息肉大小为 0.5～2 cm（图 2-35）。免疫组化 cyclin-D（+）、CD20（+）、CD19（+）。

其他 B 细胞淋巴瘤有小淋巴细胞淋巴瘤、淋巴浆细胞淋巴瘤等，也可发生于小肠。

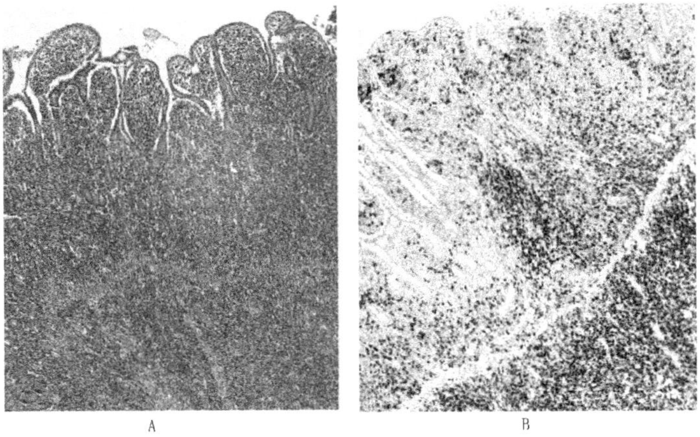

图 2-35　**小肠** B **细胞淋巴瘤**

A.HE；B.CD20

（二）T 细胞淋巴瘤

来自上皮内 T 细胞，分两型：①肠病相关性 T 细胞淋巴瘤（enteropathy-type intestinal T cell lymphoma，EATL）；②CD56（+）（NCAM1）肠 T 细胞淋巴瘤。

1.肠病相关性小肠 T 细胞淋巴瘤

肠病相关性小肠 T 细胞淋巴瘤亦称Ⅰ型 EATL，占小肠 T 细胞淋巴瘤的 80%～90%，肠病主要指乳糜泻，因此多见于北欧，东方极少见。好发部位为空肠及近段回肠、十二指肠、胃、结肠，胃肠道以外部位亦可发生，但极罕见。临床主要症状为乳糜泻，可出现急腹症症状伴肠穿孔或肠梗阻，或仅显示肠溃疡（溃疡性空肠炎）。

病理：病变肠显示多发性累及，多发溃疡或黏膜肿物，可呈大的外生性肿瘤，多灶性病变之间的肠黏膜可正常或皱襞增厚。

瘤细胞形态变异大，大多病变为中至大转化的淋巴样细胞，其次为异型性明显，并有多核瘤巨细胞。像分化不良大细胞淋巴瘤，瘤组织中有多量炎细胞，为组织细胞、嗜酸性粒细胞。部分肠腺（隐窝）上皮内有瘤细胞浸润（图 2-36）。

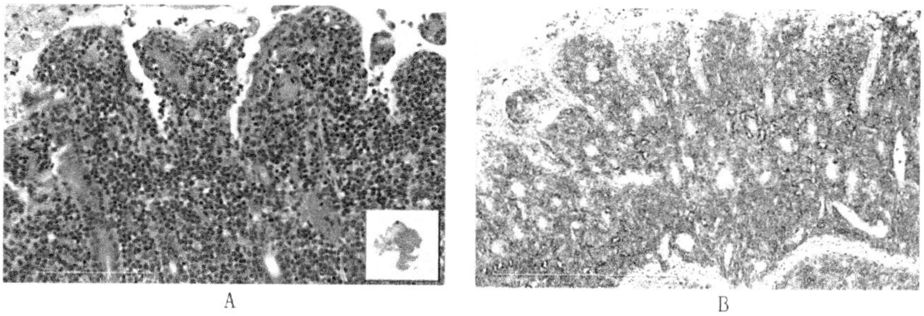

图 2-36 小肠 T 细胞淋巴瘤

A. HE；B. CD3

IHC：CD56（－）为此型淋巴瘤特点，CD3、CD7、CD103、TIA1、Granzyme B、perforin 均可阳性，部分肿瘤 CD30 阳性。

2. 单型性 CD56（＋）（NCAM1）小肠细胞淋巴瘤（亦称Ⅱ型 EATL）

占小肠淋巴瘤 10%～20%，合并乳糜泻者少，病因不清。病变部位与Ⅰ型同，但可累及下段胃肠道，至回盲部甚至结肠。

病理：由小至中圆形和形态单一的瘤细胞构成，弥漫浸润小肠隐窝（肠腺）上皮和肠全壁，部分近肠型可显绒毛萎缩和隐窝增生伴上皮内淋巴细胞浸润。

IHC：CD56（＋）为此型特点，CD3、CD8、TCRαβ 均阳性，但 EBV（－），有别于鼻型 NK/T 细胞淋巴瘤。

第三章　男性生殖系统肿瘤病理诊断

第一节　前列腺肿瘤

一、前列腺癌

(一)前列腺腺泡腺癌

前列腺腺泡腺癌就是一般所说的前列腺癌,是前列腺最常见的恶性肿瘤。多见于老年人,好发于前列腺的外周区。前列腺癌的临床表现为下尿路梗阻症状,直肠指检可扪及肿块。有时肿瘤的局部症状不明显,而先出现淋巴结或骨的转移。根据前列腺不同的临床表现,可分为以下类型。潜伏癌:无症状,常在尸检中发现,病灶小,多为高分化癌;隐匿癌:以转移癌为首发症状,瘤体小,无明显局部症状;偶发癌:临床表现为前列腺结节状增生等良性病变,为此而做手术的切除标本中,发现伴发的前列腺癌;临床癌:具典型前列腺癌的临床表现,临床血清前列腺特异性抗原(prostate specific antigen,PSA)检测常升高。

目前诊断前列腺癌的方法有直肠指检、血清 PSA 检测、超声等影像学检查,以及穿刺活检。其中穿刺活检对确定诊断尤为重要,在经直肠穿刺活检被广泛应用之前,前列腺癌诊断的传统手段是细针吸取的细胞学诊断,至今在一些国家及我国的一些地区仍在应用。其优点是价廉、快速、少痛苦、并发症少,并且相当有效,其诊断癌的正确性几乎与穿刺活检相似。但细针吸取的细胞学诊断对癌不能分级,不能提示扩张的情况,不能满足对癌进行治疗的要求,所以已被穿刺针芯组织条活检所替代。目前检查前列腺癌的常规方法是经直肠超声引导下的穿刺组织条活检。标准的穿刺部位是六点法,即分别在前列腺两侧叶的尖部、中部及基底部进行穿刺取样。近年来,有人建议采用 10～13 点系统穿刺活检法,以提高前列腺癌的检出率。

大体：病灶大多数位于包膜下的外周区，为单个灰白色或灰黄色境界不清的结节，质硬。瘤体大小不一，由直径<5 mm直到侵占整个前列腺，无包膜。约25%的前列腺癌发生于移行区，可侵犯外周区或向前侵袭纤维肌性部位。发生于中央区的前列腺癌少见。偶尔，前列腺癌呈多灶性，有的癌灶不明显。前列腺癌可见侵犯周围软组织，如精囊。在病理检查取材时，于手术标本的外周切缘，应涂以墨汁，以便镜下确定肿瘤是否侵犯外科手术切缘。

光镜：前列腺癌是前列腺分泌细胞组成的侵袭性恶性上皮性肿瘤。此癌有多种细胞类型，不同程度的间变和分化、不同的免疫组化反应及不同的生长方式，并且有侵袭性特点。诊断癌的基本标准为核的间变、腺体的结构异常及侵袭性生长。

1.核间变

核间变指前列腺导管-腺泡分泌细胞核的变化，主要表现为核增大，核浆比例增高，核形不规则，核染色质增粗且靠近核膜排列，出现一个或多个大而明显的核仁（图3-1）。在良性增生性病变中，无论是在分泌细胞还是基底细胞中，均可出现核仁，一般<1 μm，但不如癌细胞中那样大而明显，后者常>1.2 μm，甚至超过1.5 μm。在实际工作中，确定核及核仁的大小，一般不用直接测量的方法，而是通过与周围的或良性病变的腺泡细胞核的对比来确定。发现大而明显的核仁是诊断前列腺癌最重要的指标。应该指出，在前列腺癌的同一张切片中，也不是所有癌细胞均有大核仁，往往能见到另一种间变的核，表现为核大、染色质增多、结构模糊、核深染、呈煤球样。在前列腺癌中约有2/3的病例能发现大核仁，其余的病例找不到大核仁，有的甚至无核间变。此时癌的诊断有赖于腺体的异常及侵袭性生长方式。

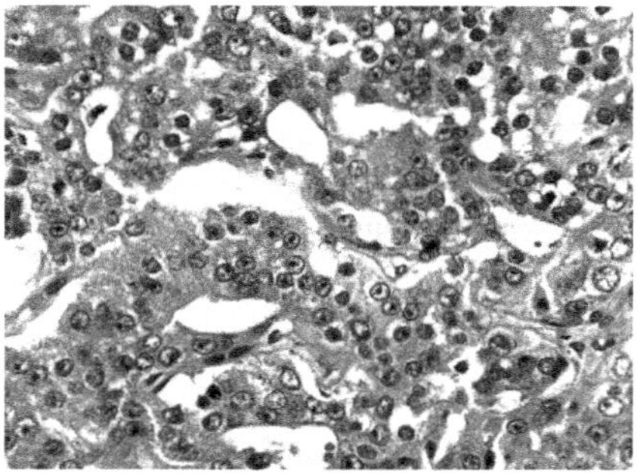

图3-1　前列腺癌(1)

核间变，表现为核增大，核浆比例增高，并出现大而明显的核仁；无基底细胞层；HE中倍

2.腺体结构异常

腺体结构异常指浸润性癌性腺体的大小及轮廓不规则。一般而言，癌性腺泡较正常腺泡小，腔内缘缺乏正常腺泡的乳头状结构，腺泡轮廓成角而不圆整，腺泡间质含量不等，因此，其间距不均。癌性腺泡结构的最大特点是缺乏基底细胞层。CK34βE12 或 P63 抗体染色不能显示基底细胞层的存在。但若细胞缺乏异型性，在细胞学上腺泡不怀疑为癌，则仅凭 1～2 个腺泡缺乏基底细胞层是不能诊断为癌的，因为这种现象能见于良性病变中。腺泡中出现类结晶或酸性黏液对癌的诊断有一定参考意义，但都不能作为诊断癌的独立指标。

3.间质侵袭

间质侵袭是癌性腺泡侵袭性生长方式的表现，有多种形式，最常见的是间质内及平滑肌束内的浸润及侵袭(图 3-2)，容易辨认。如为血管或淋巴管侵袭，应把它们与组织固定后腺体周围出现的人工收缩假象相鉴别。若为脉管受侵袭，腔面应覆有内皮细胞，或腔内混有红细胞或淋巴细胞。神经周围间隙癌性侵袭常见(图 3-3)，应与良性腺泡贴近神经束相鉴别，癌性侵袭必须是环绕神经束的四周而不仅是见于一侧。当然前列腺外侵袭可认定为癌，但其前提是病变腺泡必须位于前列腺之外，这在高分化癌的穿刺活检中应该引起特别注意。因正常前列腺泡可位于前列腺周围的脂肪组织中，横纹肌内的腺泡也不一定是前列腺外侵袭，因前列腺的前面和侧面就存在着横纹肌，其中分布正常腺泡。在这些情况下，确认侵袭，还要结合细胞学的癌性特点。

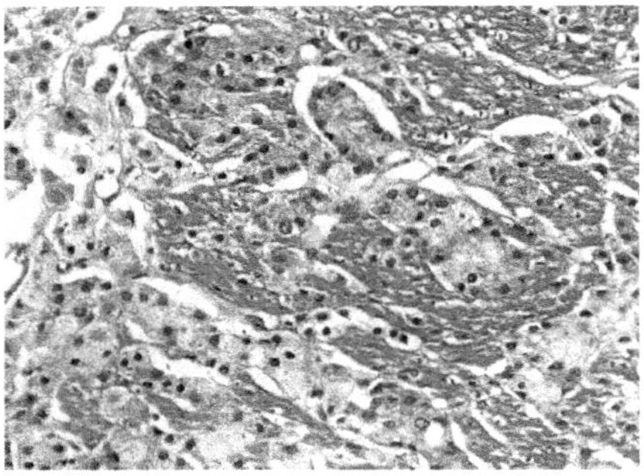

图 3-2　前列腺癌(2)

示平滑肌束内浸润；HE 中倍

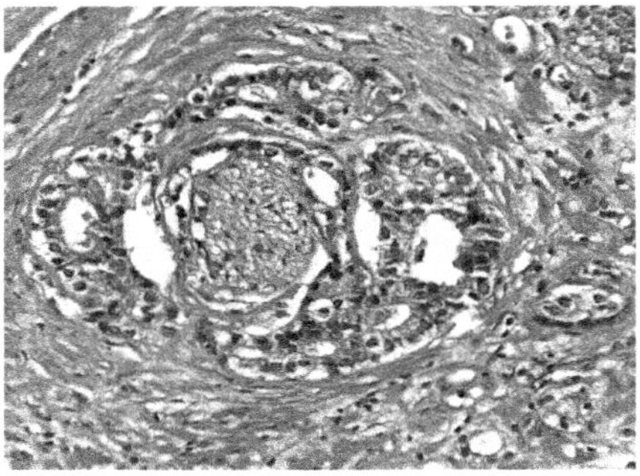

图 3-3　前列腺癌(3)

示神经周围浸润；HE 中倍

在穿刺活检中，常会碰到病变范围很小的情况，如仅于一个组织条中＜5％或＜1％，从而涉及诊断癌的最小病变范围问题。一般认为，对微小癌的诊断应持谨慎态度，其指标为拥挤紧密排列的新生小腺泡，呈浸润性生长，其细胞核增大，染色质过深，且有明显核仁，胞质淡染或双染性，腺泡腔内可见蓝色黏液或类结晶体，腺泡腔内缘圆整而无不规则凹凸，其旁的间质一般无改变，免疫组化检测表明基底细胞缺失。更有学者提出至少应有3个异常腺泡（包括核间变、基底细胞层缺如及浸润性生长）；此外，还需邻近无良性增生病变、萎缩、炎性病变，年龄＞60岁，血清PSA升高。否则，若条件不全具备，则宜诊断为不典型小腺泡增生。疑为前列腺癌，但不能确定，建议3～6个月随访复查。

（二）前列腺导管腺癌

前列腺导管腺癌或称具子宫内膜样特点的腺癌、乳头状癌和子宫内膜样癌。大约占前列腺癌的0.8％。曾认为来自相当于男性子宫的前列腺囊，目前已确认它仍是来自前列腺腺泡上皮腺癌的一种变异型。

临床表现与典型的腺泡型前列腺癌相似。膀胱镜下为息肉状、质脆的肿物，从位于精阜尖部的前列腺囊开口处或其邻近的导管内向外突出。前列腺常增大，在大多数病例能扪到硬结。确诊时，血清PSA的浓度可正常。至少有77％的病例同时伴发腺泡型前列腺癌。前列腺导管腺癌具有侵袭性，5年生存率低，为15％～43％。有25％～40％的病例在诊断时已有转移，可转移到肺、肝、骨及阴茎等。

光镜：导管腺癌常累及尿道周围的前列腺大导管，呈乳头状生长，或广泛累及外周区的腺泡，呈弥漫浸润性生长，常引起增殖性间质反应。有3种结构：乳头状、筛状型及实性型。乳头状结构往往分支复杂，被覆单层或复层高柱状上皮，细胞质呈嗜酸性，双染性，核形长，位于基底，核仁明显，染色质不规则，核分裂常见（图3-4）；筛状型者为导管内复杂的腺性（筛状）（图3-5）或实性结构，中心部常有坏死灶，像粉刺癌。此种结构的癌常位于前列腺实质内。上述几类结构常同时并存，并有过渡。有时可与发生于该处的尿路上皮癌混淆。导管腺癌常为Gleason 4级，并常伴发典型的腺泡型前列腺癌。

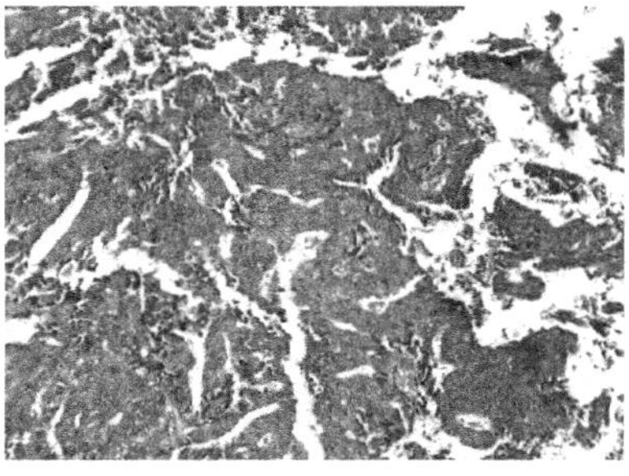

图3-4 前列腺癌，导管型(1)

呈乳头状结构；HE高倍

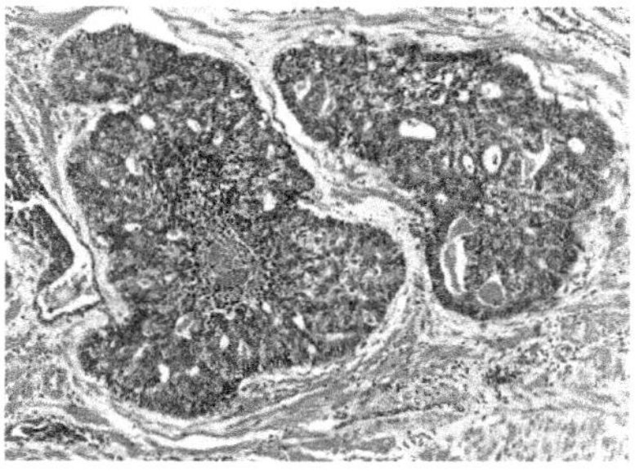

图3-5 前列腺癌，导管型(2)

呈筛状型结构；HE高倍

免疫组化：癌细胞的 PSA 及 PAP(+)，CK34βE12 或 P63(显示基底细胞)(-)。有时少量细胞 CK34βE12(+)，可能为导管癌在导管内蔓延、原导管的残留基底细胞或为癌细胞的表型转化。移行上皮癌 PSA 及 PAP(-)。

二、前列腺其他类型的癌及其他肿瘤

前列腺其他类型的癌占前列腺各种类型癌的 5%～10%，此类肿瘤的预后一般较差，它们的鉴别诊断也不同于经典的前列腺癌。

(一)尿路上皮癌

由尿路上皮组成的癌，可原发于前列腺，来自前列腺部尿道与前列腺远端导管的移行部或前列腺导管的远端，因该处均被覆移行上皮，而更常是继发的。在浸润性膀胱癌病例中，肿瘤累及前列腺者高达 45%。由膀胱尿路上皮癌的直接侵袭或沿尿道、前列腺导管扩散而来。原发于前列腺导管的尿路上皮癌的组织学同膀胱尿路上皮癌。绝大多数为高级别肿瘤，且伴有原位癌，可见单个癌细胞在上皮层内呈 Paget 病样扩散，进而癌细胞充满前列腺导管，并发生粉刺样坏死。肿瘤侵袭间质时，可见肿瘤细胞呈不规则的小巢状、条索状或单个癌细胞浸润，并引起显著的增生性间质反应。浸润性尿路上皮癌中，常见鳞化和腺性分化，并侵犯淋巴管。偶尔尿路上皮癌可伴发腺泡型癌。侵袭前列腺的膀胱低分化尿路上皮癌，有时与低分化前列腺癌不易区分。除形态差别外，免疫组化也许有助于鉴别。低分化尿路上皮癌 CK7 和 CK20 及 CK34βE12 常阳性，低分化前列腺癌的 PSA 及 PSAP 常阳性，尿路上皮癌为阴性。凡前列腺的尿路上皮癌侵犯前列腺间质者，其预后差。

(二)鳞状细胞癌与腺鳞癌

鳞状细胞癌与腺鳞癌少见。多数来自尿道周围的腺体或前列腺腺泡，可能源于腺泡周围基底细胞的鳞化，其临床表现与典型腺泡型癌相似，但血清 PSA、PAP 的浓度即使有转移时也可不升高。常有放射治疗、内分泌治疗的病史，也有伴发血吸虫病者，预后差，对去势治疗无反应。

光镜：组织学与发生在其他器官的同型肿瘤相同，由不规则的呈条索状的恶性细胞组成，伴角化或鳞状分化。若癌巢中出现腺泡结构，应诊断为腺鳞癌。其腺泡成分的 PSA(+)，而鳞状细胞成分的 PSA 可(+)或(-)，CK34βE12 可为(+)。此癌应与来自膀胱而侵犯前列腺的鳞癌相区别，也应与梗死、放射治疗或内分泌治疗引起的腺泡的鳞状细胞化生相鉴别。

(三)基底细胞癌

基底细胞癌又称囊性腺样基底细胞癌，为来源于前列腺基底细胞的肿瘤，少见。血清 PSA 浓度不升高，为具低度恶性潜能肿瘤，呈浸润型生长，可发生转移。

光镜：基底细胞癌有囊性腺样和基底细胞样两种结构。前者为轮廓圆整的基底细胞团中有许多圆形小窗孔，窗空中可见黏液，很像涎腺的同型肿瘤。后者则由大小不等的基底细胞巢组成，周边部呈栅栏状排列。这两种结构常同时共存，此瘤常有神经周围浸润。此瘤的免疫组化检测：CK34βE12(＋)，有的阳性着色于腔面细胞，有的位于基底部细胞。基底细胞癌 Bcl-2 及 Ki-67 均呈强阳性，有助于与基底细胞增生鉴别。

(四)神经内分泌癌(小细胞癌及类癌)

前列腺癌中有 3 种神经内分泌分化的表现形式：前列腺腺癌中的局灶性神经内分泌细胞分化、类癌及小细胞癌，后两者可合称为神经内分泌癌。其临床表现与典型前列腺癌一样，但在部分病例，可出现特殊的内分泌症状，如库欣综合征、重症肌无力等。小细胞癌具有高度侵袭性，预后差。

光镜：相似于肺及其他部位的同型肿瘤，其组织像有一定变异范围，从类癌样(高分化神经内分泌肿瘤)到小细胞癌(神经内分泌癌)。在许多病例中，常伴发典型的灶性腺泡型前列腺癌，并见其过渡形态。在一般的前列腺癌中可见神经内分泌细胞，为前列腺腺癌中的局灶性神经内分泌细胞分化，因含量少，不能诊断为神经内分泌癌。有人注意到典型腺泡型前列腺癌中神经内分泌细胞的分化(图 3-6)与预后的关系尚无定论。前列腺中类癌十分罕见，前列腺中的类癌及小细胞癌的组织学与其他部位的同名肿瘤相同。

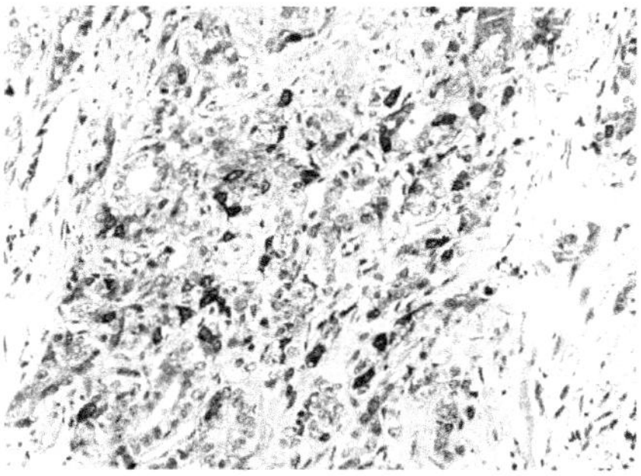

图 3-6　前列腺癌的神经内分泌细胞分化

少数癌细胞突触素表达阳性；Syn 免疫组化 SP 法高倍

前列腺的神经内分泌癌应与膀胱低分化癌、促成纤维细胞增生性小圆形细胞肿瘤侵犯前列腺及恶性淋巴瘤等小细胞肿瘤鉴别。瘤细胞 CgA(+)、Syn(+)有助于神经内分泌癌的诊断。

(五)其他原发性肿瘤

1.前列腺乳头状腺瘤

前列腺乳头状腺瘤为发生于前列腺尿道部的良性肿瘤,少见,为樱桃色乳头状病变,突入尿道腔内。病变由纤维血管轴心的乳头状叶片组成,表面被覆良性前列腺分泌上皮,核分裂象罕见,很像结肠的腺瘤(图 3-7)。其与乳头状息肉的区别在于后者具丰富、宽广的纤维性间质。其与尿道乳头状腺癌的区别,应注意腺瘤基底部有无浸润,若有局灶性浸润应警惕为腺癌。

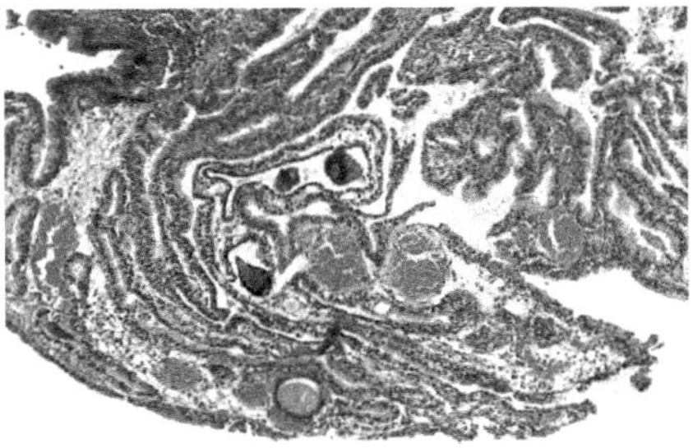

图 3-7 前列腺乳头状腺瘤

发生于前列腺部尿道,突入尿道内;HE 低倍

2.前列腺囊腺瘤

前列腺囊腺瘤又称巨大多房性囊腺瘤,是原发于前列腺罕见的良性上皮型肿瘤,发病年龄为 28～80 岁。可位于前列腺内或带蒂位于前列腺外,临床上常出现排尿困难。为多房性肿物,大小可达十几厘米,囊腔表面被覆前列腺性上皮,呈 PSA、PAP 免疫反应阳性。

3.前列腺特异性间质肿瘤

前列腺特异性间质肿瘤是来源于前列腺特异性间质的肉瘤和相关的增生性病变,少见。1998 年将这些增生性病变分为前列腺间质肉瘤及恶性潜能不定的前列腺间质肿瘤(stromal tumours of uncertain malignant potential, STUMP)两类。

STUMP 的间质增生是肿瘤性的,有多种形式,共同的特点是特异性间质呈不同程度的增生。增生的细胞可有轻度不典型性或散在、明显的非典型性细胞或无典型性，同时混杂有良性的前列腺腺体。还有一种形式是局灶性间质增生明显，挤压并拉长前列腺腺管，形成像乳腺叶状肿瘤的形态。在 STUMP 中，间质细胞常无或仅有少数核分裂，不见坏死。若叶状肿瘤中，间质细胞普遍呈恶性形态，细胞多形性明显，核分裂象多见，则为恶性叶状肿瘤，即为前列腺特异性间质肉瘤（图 3-8）。

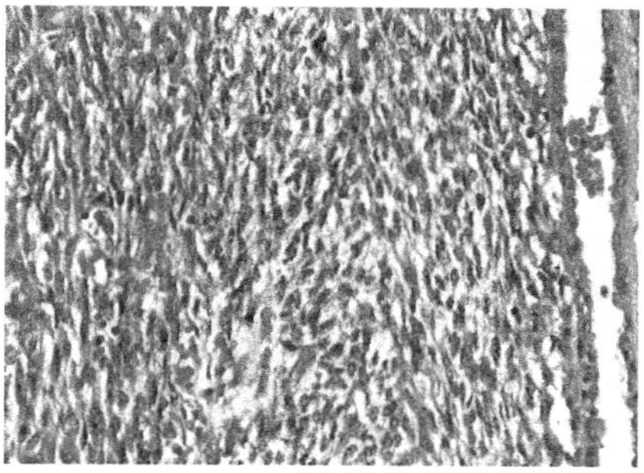

图 3-8　前列腺恶性叶状肿瘤

左侧为伸长的前列腺腺管，间质性肿瘤成分排列致密，增生活跃，有多数核分裂象，宛似乳腺同型肿瘤；HE 低倍

STUMP 及间质肉瘤中，CD34 均为阳性，借此与非特异性间质肉瘤（如平滑肌肉瘤、横纹肌肉瘤）相鉴别。STUMP 及间质肉瘤均表达 PR。STUMP 对 actin 呈阳性反应，而间质肉瘤为阴性反应。STUMP 是肿瘤性病变，可弥漫浸润前列腺，且常复发，但有的 STUMP 呈局灶性，临床上不进展也不复发，所以定为恶性潜能不肯定。

4.平滑肌瘤

真正的平滑肌瘤少见，要与良性前列腺增生时的间质平滑肌增生结节相区别。肿瘤结节直径至少1 cm，境界清楚，与周围间质无过渡，可看作平滑肌瘤。平滑肌瘤样结节中可见核深染、畸形的细胞，但不见核分裂象，很像子宫的奇异型平滑肌瘤（图 3-9）。更严格的标准则认为前列腺平滑肌瘤只见于患前列腺结节状增生前的年轻患者，常为孤立性，不复发，其组织学同子宫平滑肌瘤。

（六）转移性肿瘤

前列腺周围器官发生的肿瘤，如直肠和膀胱的恶性肿瘤，可通过直接侵袭方式累及前列腺。远隔脏器的恶性肿瘤转移到前列腺的非常罕见，有肺的鳞状细胞癌、皮肤恶性黑色素瘤及肾细胞癌等。

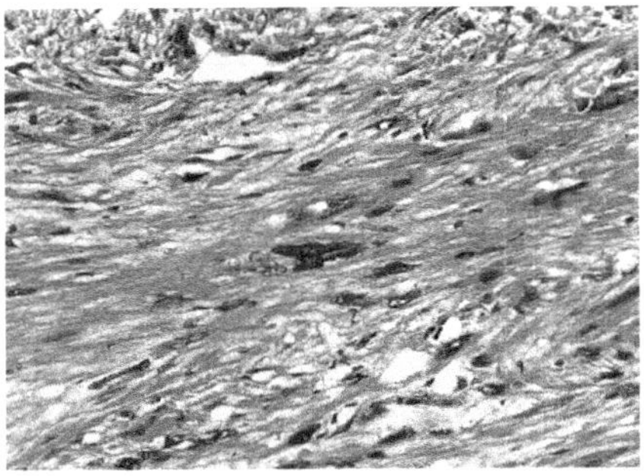

图 3-9 前列腺平滑肌瘤

示散在核大深染的畸形细胞，未见核分裂象，貌似子宫的奇异型平滑肌瘤；HE 中倍

第二节 阴茎肿瘤

阴茎恶性肿瘤中，以鳞状细胞癌最为常见，占阴茎恶性肿瘤的绝大多数。

一、鳞状细胞癌

其病因可能与阴茎慢性炎、人乳头状瘤病毒（human papilloma virus，HPV）感染等因素有关。

大体：发生部位依次为阴茎龟头（80%）、包皮黏膜（15%）及冠状沟黏膜（5%）的鳞状上皮。发生于包皮及阴茎体皮肤者罕见。发生于包皮黏膜者，预后最好，在形态上恶性度较低，且侵犯阴茎浅部结构。发生于冠状沟者最易发生转移，因为早期侵犯纤维血管组成的 Buck 筋膜。

鳞状细胞癌有不同的生长方式：表浅播散型约占 1/3，瘤灶扁平，沿水平扩展，侵犯阴茎浅层结构，常为高、中分化的癌。垂直生长型约占 20%，肿瘤向深部作垂直方向生长，常为分化差的癌，淋巴结转移率高。疣状型占 25%，表面呈疣状，包括疣状癌、湿疣癌及乳头状癌，均为高分化的癌，淋巴结转移率低。其余为混合型，占 10%～15%，为上述 3 型之混合，见于同一瘤灶。

组织学类型：有普通型鳞癌（约占阴茎鳞癌的 70%），基底细胞样鳞癌（约占鳞癌的 10%），疣状型鳞癌（包括湿疣癌、疣状癌、非特殊型乳头状癌）（约占鳞癌的 20%）。

肿瘤扩散：阴茎癌可循淋巴结或血行扩散，发生转移。淋巴结转移最初局限于腹股沟后内象限的浅表腹股沟淋巴结，这是其前哨淋巴结，然后转移到深部腹股沟和骨盆淋巴结，最后到达腹膜后淋巴结。血行转移发生较晚，常累及肝、胸部、肺和骨。

普通型鳞癌光镜：大多数属高、中分化的癌。高分化者约占 2/3，中分化者约占 1/3，仅个别实性的非角化型病例属低分化。有的癌细胞因富含糖原而胞质透亮，癌旁常见异型增生及原位癌。早期浸润癌时，癌细胞从异型增生的上皮层向固有层作出芽性生长，常伴慢性炎细胞浸润的间质反应。继而不规则的角化或非角化的癌巢向周围或深部浸润，癌巢多不规则，基底细胞层不明确（图 3-10）。有的癌巢出现假腺样结构，即癌巢中央出现腔隙，宛似腺腔。腔隙中或空虚或为角化物或炎细胞或坏死碎屑，腔隙周围被覆扁平状的鳞状细胞。肿瘤浸润固有层或尿道海绵体，可以是单个细胞，小的细胞巢或大片侵入，侵及阴茎海绵体者少见。浅部的浸润常是高分化成分，深部浸润常呈低分化。

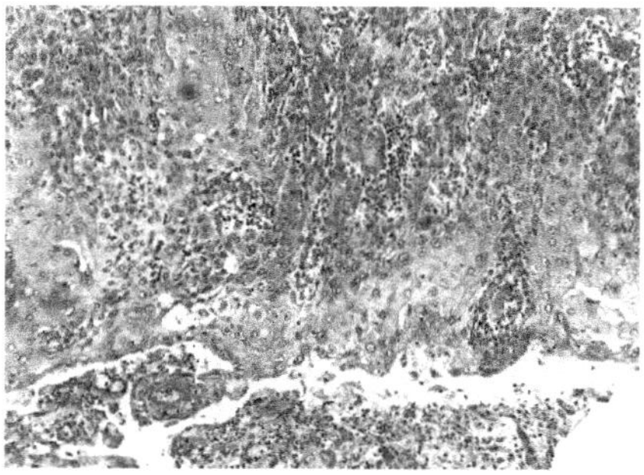

图 3-10　阴茎鳞状细胞癌，非角化型

浸润深部组织；HE 低倍

此型癌最需与阴茎假上皮瘤性增生相鉴别，后者中增生的棘细胞层形成细长的上皮脚，互相融合，搭连成桥，在切面上宛似上皮巢的间质浸润。但这种上皮巢排列规则，形态良性，巢周围细胞常呈栅栏状排列，而周围间质缺乏增殖性间质反应及炎细胞浸润。

二、鳞状细胞癌，基底细胞样型

鳞状细胞癌，基底细胞样型是与 HPV 感染相关性肿瘤，占阴茎癌的 5%～10%。瘤体大，长于龟头，继而扩及冠状沟、包皮，偶尔累及阴茎体的皮肤，2/3 的患者在就诊时就有腹股沟淋巴结转移，预后较差。

癌组织呈实性巢或片状，由排列致密的未分化基底细胞样小细胞组成，有的癌巢中央有坏死，像粉刺癌，癌巢与周围间质间常出现人工收缩的空白带，巢周围细胞排列不明显，巢中常见角化。常向深部作垂直生长，侵犯阴茎及尿道海绵体。常见神经周围浸润及血管受侵。

基底细胞样鳞癌不同于基底细胞癌，后者发生于阴茎体部而非龟头部，巢周围细胞栅栏状排列常见。与尿路上皮癌的区别在于后者瘤细胞有纵向核沟，瘤细胞异型性更明显，且在尿道常有乳头状结构或原位癌。

三、鳞状细胞癌，湿疣样型

鳞状细胞癌，湿疣样型为低度恶性的阴茎肿物，与HPV感染相关，呈乳头状生长，具有癌的细胞学及结构特点。此癌生长慢，约占阴茎癌的6%，疣状肿瘤的20%～35%，最常见于龟头，常多发，腹股沟淋巴结转移少见。

大体：菜花状外生性肿物，瘤体大，切面常呈乳头状生长，其底部境界虽清楚，但参差不齐。常累及阴茎海绵体，但少累及尿道海绵体。

光镜：为具纤维血管轴心的乳头状肿物，兼有外生性生长及内生性生长，向阴茎固有层及海绵体浸润。乳头尖部伴有与湿疣相似的病变，表现为明显的角化亢进及角化不全，最特殊者为出现挖空细胞及其核的多形性。核增大、皱缩、染色质过多，双核或多核及核周空晕。此种改变不见于其他呈疣状生长的癌，但见于深部浸润灶，此种细胞的形态改变与HPV感染所致的非典型性挖空细胞一致，并可检测到HPV16或HPV6的存在。

此型癌应与疣状癌及乳头状癌鉴别，其要点是后两者无HPV感染相关性病变。

四、鳞状细胞癌，疣状型

鳞状细胞癌，疣状型为分化很高的外生性乳头状肿瘤，一般瘤体>3 cm，常见于龟头，也可累及包皮及冠状沟。常为单灶性，生长缓慢。

光镜：乳头状瘤性增生，棘细胞层肥厚及角化亢进很明显，乳头内几无或仅含纤细的纤维血管轴心，表层可见空泡细胞。此细胞不同于湿疣癌的挖空细胞，瘤细胞分化好，细胞间桥明显，几无非典型性，基底部也罕见核分裂象。肿瘤基底较宽，向固有层作推挤式侵袭性生长，其前缘呈球形，与固有层的界面整齐，在分界面可有致密的炎细胞浸润。此癌的复发主要原因为原发灶切除不彻底，不发生部属淋巴结及远处转移。

应与湿疣癌及乳头状癌鉴别，因三者多呈乳头状生长。其区别要点是，疣状癌无湿疣癌那样的非典型挖空细胞及无参差不齐的浸润性生长前沿；与乳头状癌的区别在于后者有明显的浸润性生长，而非推挤式整齐的前缘。

五、鳞状细胞癌，乳头型

鳞状细胞癌，乳头型亦称非特殊型乳头状癌，是乳头状生长的外生性鳞状细胞癌，与HPV感染无关，是阴茎最常见的乳头状生长的癌。好发于60岁左右，5年存活率接近90%。

大体：瘤体较大的菜花状肿瘤，好发于龟头和包皮，偶尔单独发生于冠状沟。切面，肿瘤基底部不整齐，可见侵入肉膜、阴茎海绵体，偶尔侵入尿道海绵体及包皮，侵入尿道者罕见。

光镜：为高分化或中分化的乳头状鳞癌，伴棘层肥厚及角化亢进。乳头可长可短，其顶端可尖可钝，常有纤维血管轴心。在相邻乳头间常见广泛角化（角化湖）。肿瘤基底部不整齐，见肿瘤侵入其下的间质。若乳头的基底呈球状出芽生长时，不应认为是真性浸润。前者细胞巢境界清楚，周边细胞呈栅栏状排列，巢中央常有角化，而无间质反应；侵袭性癌巢则轮廓不整形，细胞学具非典型性，且有间质反应。

应与湿疣癌及疣状癌鉴别，湿疣癌有明显的HPV感染的细胞学改变，疣状癌细胞分化好，基底部向间质呈排挤式生长，与乳头状癌不同，后者与间质交界面参差不齐。

六、肉瘤样癌

肉瘤样癌好发于龟头部，伴深部浸润及淋巴结转移，以及远处血行转移，预后差。

镜下为高级别鳞癌，常伴有未分化的非典型的梭形细胞，形似纤维肉瘤或平滑肌肉瘤，梭形细胞成分中有异源性分化潜能，有报道出现成骨肉瘤者。免疫组化对与肉瘤和梭形细胞恶性黑色素瘤鉴别有帮助。

七、混合癌

大约1/4的阴茎癌由多种类型的癌混合组成。在典型的疣状癌中可有中-高分化的鳞癌存在（即混合性疣状癌），此癌将具转移潜能。疣状-基底样细胞癌中，腹股沟淋巴结转移率高。其他已知的混合癌有腺癌和基底样细胞的腺基底样细胞癌及鳞状细胞、神经内分泌癌。

八、其他原发肿瘤

阴茎头冠乳头状瘤病是一种鳞状上皮增生的少见形式，但在男性成人中不少见,有人认为不一定是肿瘤性病变,可能与性活动活跃有关。

大体:常为多发性,无症状,珍珠色丘疹样小结节病变,位于阴茎头冠背侧,排列呈 2~3 排,偶尔也覆盖龟头大部分。

光镜:鳞状上皮呈低乳头状生长,棘层肥厚,角化亢进,细胞无非典型性,也无挖空细胞。乳头具纤维血管轴心,基底部间质无炎性反应。

应与 HPV 感染性病变鉴别,临床特点:病变大小均匀,成排分布于阴茎头冠背侧,也无 HPV 感染的细胞学变化。

阴茎的其他原发肿瘤还有平滑肌瘤、血管瘤、神经鞘瘤、颗粒细胞瘤、肌内膜瘤、基底细胞癌、Paget 病、恶性黑色素瘤、腺鳞癌、Merkel 细胞癌、神经内分泌型小细胞癌、皮脂腺癌、透明细胞癌、Kaposi 肉瘤、平滑肌肉瘤、横纹肌肉瘤、纤维肉瘤、恶性纤维组织细胞瘤、透明细胞肉瘤、Ewing 肉瘤、淋巴瘤、白血病等。

九、继发性肿瘤

继发性肿瘤少见,来自泌尿生殖系统、膀胱和前列腺的约占 70%,可来自肾,偶尔来自睾丸,其他的可来自胃肠道。

第三节 阴囊肿瘤

一、良性肿瘤

良性肿瘤常见的有疣状黄色瘤、单纯性皮脂瘤、脂肪瘤、血管瘤、角化棘皮瘤、淋巴管瘤、平滑肌瘤等。

二、恶性肿瘤

恶性肿瘤有鳞状细胞癌、基底细胞癌、恶性黑色素瘤、Paget 病、平滑肌肉瘤、精索横纹肌肉瘤等多种肉瘤,还有恶性淋巴瘤等。

(一)鳞状细胞癌

鳞状细胞癌是阴囊最常见的恶性肿瘤,是有名的“扫烟囱者的癌”,其组织象与其他部位的同型肿瘤相同,都为中-高分化鳞癌。以局部浸润为主,但很少侵及阴囊内容物,出现腹股沟淋巴结转移者也不少见。

（二）基底细胞癌

此癌好发于头颈部，局部呈侵袭性生长，很少发生淋巴结及远处转移，此癌偶尔发生于阴茎皮肤，但有淋巴结及肺转移的报道，对其生物学行为还是不甚了解。

镜下与睑面部发生者相同，源自表皮的基底细胞。癌巢向下面的真皮浸润，癌巢及癌索的周边部呈典型的栅栏状排列，巢索的中央部可发生微囊或鳞化。

（三）Paget 病

Paget 病是指乳腺外皮肤的 Paget 病，阴囊是后者的好发部位。外观呈湿疹样。

镜下：以阴囊表皮及皮肤附属器基底膜上的上皮内出现单个或成簇的、大而浅染的空泡状恶性肿瘤细胞为特点（图 3-11）。与乳腺的 Paget 病不同，阴囊者多数不伴有皮下腺癌。瘤细胞黏液染色（+）。

免疫组化：EMA、CEA（+），低分子量角蛋白（+），有的病例 GCD-FP-15（一种大汗腺上皮标记物）和 CK7（+），而 S-100（−）、HMB45（−）及 Malen-A（−），后者有助于与黑色素瘤鉴别。Paget 病的瘤细胞有腺上皮分化的特点，一般认为起源于汗腺的表皮内部分或具有腺样分化潜能的原始基底细胞。

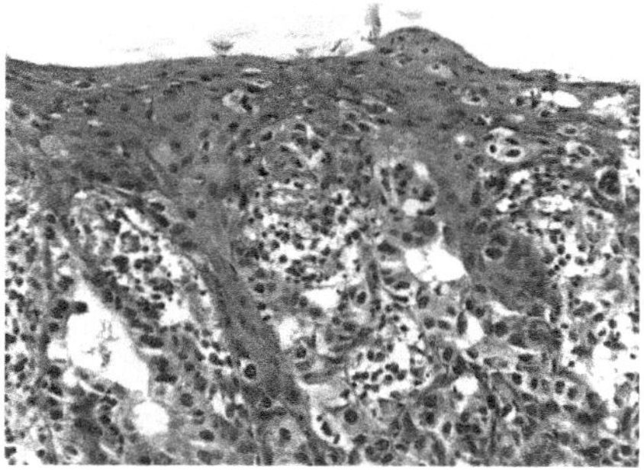

图 3-11　阴囊 Paget 病

表皮棘层内出现多量成簇的大而淡染的恶性上皮性肿瘤细胞；HE 中倍

三、阴囊转移瘤

阴囊转移瘤少见。主要来自阴茎、睾丸、尿道肿瘤的直接蔓延及扩展。来自肺、胃、前列腺亦有报道。

第四章 女性生殖系统肿瘤病理诊断

第一节 子宫颈肿瘤

一、宫颈鳞状上皮内肿瘤

在各种致癌因素中，包括 HPV 感染因素作用下，宫颈上皮的储备细胞在修复的过程中发生一系列化生-非典型化生-上皮内肿瘤性变化。这些变化是一个连续的谱系，常常是动态的、混合重叠的，可以自行消退或持续多年，也可进展为浸润性癌。病变初始常累及(80%以上)宫颈柱状上皮与鳞状上皮交界处(移行区)，较少发生于颈管化生鳞状上皮及阴道部鳞状上皮；后唇较前唇多见。大体上无特点，可表现为红斑、白斑或糜烂。

命名与分类：以往根据细胞核非典型性的程度及其所累及表皮的范围分为轻、中、重度非典型性增生及原位癌(四级)，以后又将此系列病变称作宫颈表皮内肿瘤(cervical intraepithelial neoplasia，CIN)。用 CIN 三级分类代替以前的四级分类，即用 CINⅠ、Ⅱ及Ⅲ代替以前的轻度、中、重度非典型增生/原位癌能更好地反映病变的本质。从生物学行为来说，CIN 可分为低级别和高级别两大类。低级别 CINs 包括湿疣和 CINⅠ级，大体上病变大多数扁平，仅 20%为尖锐或乳头状。湿疣保持正常鳞状上皮的结构，但在上皮的中层和浅层有凹空细胞；CINⅠ则底层细胞有明确异型性，而凹空细胞较湿疣不明显。高级别 CINs 包括 CINⅡ和Ⅲ级。1988 年 NCI 于 Bethesda 召开的工作会议提出了低级别鳞状上皮内病变(low grade squamous intraepithelial lesion，LSIL)和高级别鳞状上皮内病变(high grade squamous intraepithelial lesion，HSIL)两个名词。LSIL 包括 CINⅠ级、轻度凹空细胞性不典型增生(warty CINⅠ)和单纯性凹空细胞增多症；HSIL 包括 CINⅡ和Ⅲ级。NCI 工作会议所提出的名词的优点是用病变代替肿瘤，这样能更正确地反映这些改变的本质，因为低级别的 CINs 并不完全是肿瘤性，有的可自行消退。Park 等(1996)分析 140 例 SILs 的克隆性，25 例 HSIL 均为单克隆性，而 68%LSIL 为单克隆性，71/79SILs 表现为单克隆者均与 HPV16、18、31、33、35、39、45、56、58 或 65 密切相关。

以上各种名词的变更反映了人类对这一病变的认识过程，由于老的名词已被大家接受，故本章保留和重叠应用了这些名词。

病理形态：主要观察宫颈鳞状上皮的生长图像、极向和核异型性。

(一)CIN Ⅰ

细胞及核有非典型性，病变的范围限于表皮基底层以上占 1/3 以内。以往称为轻度非典型性增生，也有人称为早期交界性病变。这类病变常伴随 HPV 感染(图 4-1)。与化生的不成熟鳞状上皮的鉴别要点：①核染色较深，染色质较粗；②核质比较大，胞质较少，且嗜碱性增强；③核大小不一致；④细胞极向紊乱。

(二)CIN Ⅱ

非典型性增生细胞异型性明显，病变范围累及表皮的 1/2 左右(图 4-2)。以往称为中度非典型性增生。

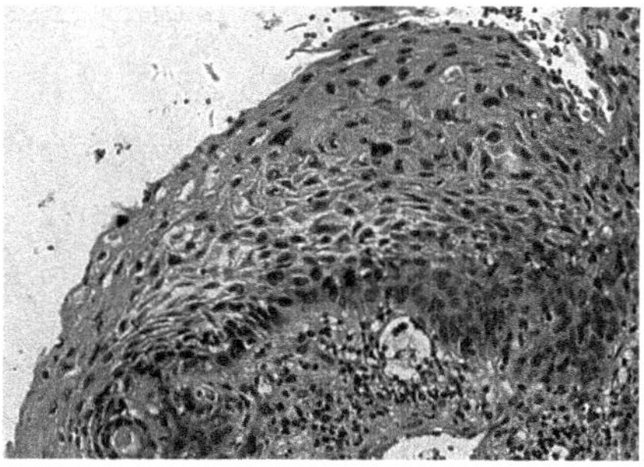

图 4-1 宫颈 CIN Ⅰ 合并 HPV 感染(HE)

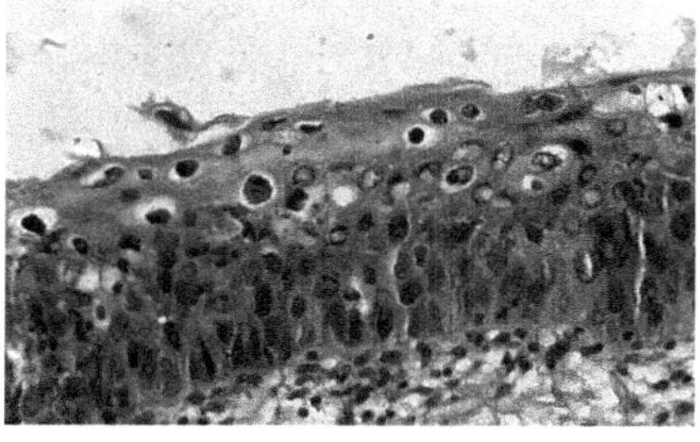

图 4-2 宫颈 warty CIN Ⅱ (HE)

(三)CINⅢ

目前 WHO 将此病变包括以往的重度非典型性增生及原位癌。非典型性细胞的异型性更明显,病变几乎累及表皮全层(图 4-3)。细胞极向紊乱更明显,可出现个别核较大的明显肿瘤性细胞。表层细胞可以较扁平,但核较大,有异型性。虽然表皮的各层细胞异型性明显,但基底膜完好,无间质浸润是重要特点。

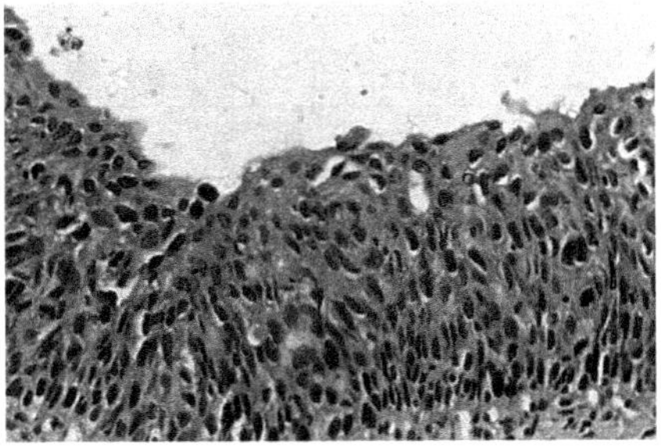

图 4-3 宫颈 CINⅢ(HE)

(四)累及腺体

CIN 累及腺体简称 CIN 累腺。各级 CIN 均可累及部分腺体,即部分为正常柱状腺上皮,部分为基底膜完好的 CIN;也可以是整个腺体都被累及(图 4-4),但中心部位即腔面仍为腺体柱状上皮被覆。CIN 累腺要与腺体鳞状上皮化生鉴别,鳞化的腺体轮廓常无明显扩大变形,细胞可呈现鳞状上皮各层次分化,无异型性及细胞极向规则等。CIN 累及腺体可随腺体分支伸延,呈现不规则团状。此时还要与腺体原位癌发展为早期浸润癌鉴别,后者分支尖锐,呈指状或锯齿状突起,或呈不规则巢状膨胀挤压,破坏基底膜,周围常有较明显的组织反应;而原位癌累腺常呈圆顶状分叶状突起,基底膜完好。两个累及腺体的原位癌巢互相融合,中间间质不完整断续残存(做网织纤维染色更易观察),可视为原位癌的早期膨胀性浸润。

另外,有学者观察到伴随宫颈浸润癌周围的原位癌变有以下特点:①CINⅢ(CIS)广泛累及表面上皮和腺窝深部;②累及腺体时,原有的轮廓张力增大,腔内有坏死碎屑;③上皮内出现逆向成熟(图 4-5)。这些形态学变化提示病变存在浸润潜能,诊断时注意不要疏漏微浸润灶。

(五)鉴别诊断

CIN 在组织形态上可表现为种种亚型,如经典型、湿疣型、角化型、不成熟化生型和具有柱状细胞分化的复层上皮内病变型。后者实质上是原位腺癌(图 4-6)。

认识这些亚型有助于在实际工作中与非肿瘤性病变鉴别。例如，角化型 CIN 需要与正常角化鉴别；不成熟化生型 CIN 需要与不成熟化生鉴别；特别是一些非肿瘤性病变的上皮，也可以出现分化不成熟、有轻微异型性，但上皮表层细胞胞质有鳞状分化迹象、细胞核增大但大小和形态相对较一致、核染色质匀细有核仁，这些微细的差异需要综合分析判断。

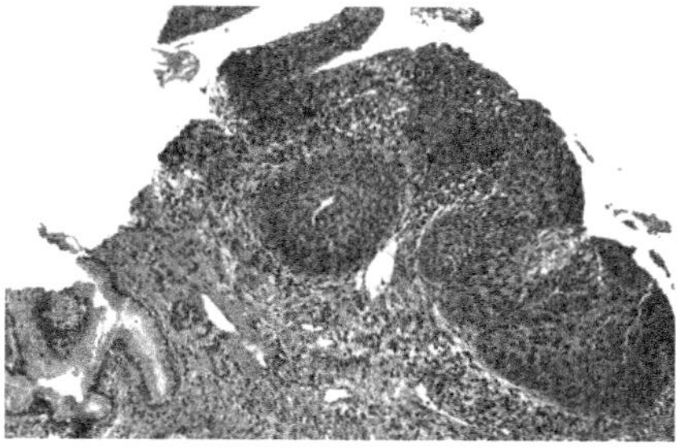

图 4-4 宫颈 CINⅢ，累及腺体(HE)

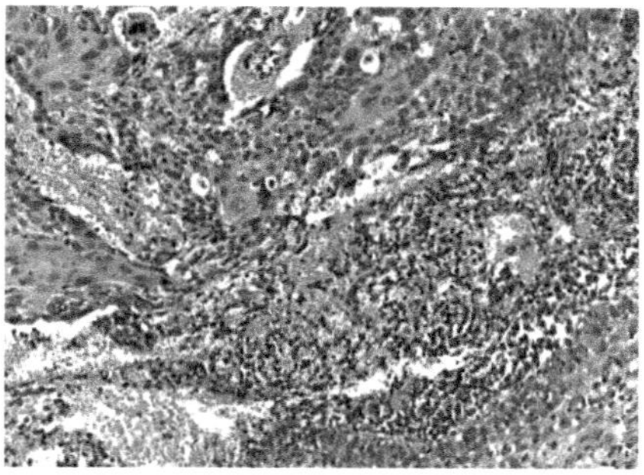

图 4-5 宫颈上皮内逆向成熟

异型的鳞状上皮中低层出现胞质嗜酸性的细胞；左中下侧的上皮开始突破基底膜(HE)

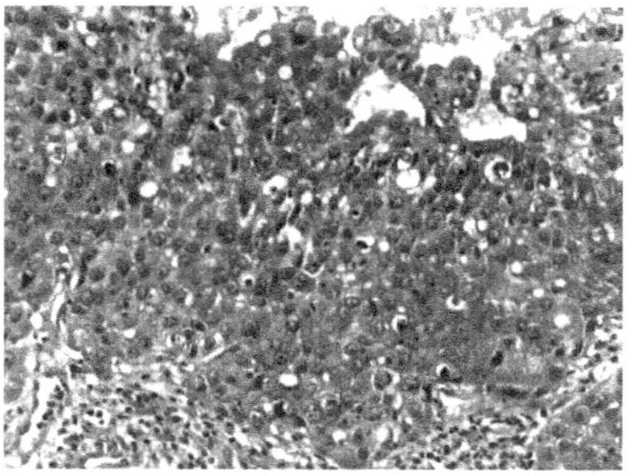

图 4-6 宫颈具有柱状细胞分化的复层上皮内病变(黏卡染色)

(1)反应性/修复性改变。特点是:①上皮内水肿;②核轻、中度弥漫增大(从表层到底层),均匀分布,略微大小不等;③核仁清楚;④上皮内炎细胞;⑤表层上皮趋向成熟。与CIN的鉴别是细胞核染色质不粗,核的大小和轮廓较为一致,无明确的异型性。

(2)不成熟鳞化:特点是表层有柱状上皮和黏液分泌。形态上还包括以下变化:①轻微的上述反应性变化包括核大小和染色;②背景细胞的核一致,有核仁;③伴有炎症时上皮表层可有异型性,但通常上皮表层有分化迹象,底部细胞核较拥挤,有核仁;④如果有明确异型性和染色质增粗,尤其是位于上皮表层的异型核,要考虑CIN病变;⑤免疫组化Ki-67、p16显示上皮内的旁基底细胞及其以上细胞核阳性有助于CIN的诊断。

(3)萎缩:绝经后妇女。萎缩的上皮细胞核深染,但形态温和、一致;有时细胞核拉长,有核沟;有时可见假性凹空细胞或个别大的核异型细胞;重要的是无核分裂。

(4)非上皮性改变:主要包括小片状的组织细胞和局部的蜕膜灶,镜下见到这些组织时,只要想得到就不难鉴别。

(5)非肿瘤性印戒细胞:非肿瘤性印戒细胞相对常见于淋巴结、消化道和泌尿生殖道黏膜,也可见于宫颈和子宫黏膜,需注意与印戒细胞癌鉴别。良性印戒细胞位于黏膜浅层上皮下或腺腔内,常伴有炎症反应,细胞分化成熟;免疫组化E-Cadherin阳性而增殖指数Ki-67和p53阴性。

(6)放射治疗(放疗)后:主要是细胞核增大、深染,但胞质丰富,故细胞并不拥挤、核质比例不高;胞质有空泡变性,胞核染色质模糊、固缩。

二、宫颈鳞癌

宫颈鳞癌根据浸润扩散程度可以分为原位癌、微小浸润癌及浸润癌。临床按浸润程度分期。

(一)微浸润性鳞癌

微浸润性鳞癌又称早期浸润性鳞癌和浅表浸润性鳞癌。关于微小浸润癌的定义一直有争议。目前较公认的意见是,所谓微浸润是指早期间质浸润(即ⅠA1期)。微浸润性癌大多无血管癌栓形成及淋巴结转移,预后较好。但少数也有血管癌栓形成,甚至有淋巴结转移。1947年Mestwerdt最先提出微浸润性癌(早期间质浸润)这一名词,其诊断标准是癌浸润深度在5 mm以内。妇科肿瘤学会(SGO)主张从发生浸润的表面上皮的基底膜或宫颈内膜腺窝向浸润最深部测量，距离≤3 mm，并且无血管浸润者为微浸润性癌。Mestwerdt 当时提出以浸润深度来区分微浸润性癌和一般浸润性癌的目的是深度在 5 mm 以内的癌不根治，预后好；但 1958 年 Schuller 报道 3 例浸润深度仅 3 mm 的宫颈癌患者，虽经根治术仍死于癌。此后陆续有报道浸润深度在 5 mm 以内者(1～5 mm)仍死于癌的病例。这些说明单一的浸润深度不能作为诊断微浸润性癌的唯一标准，而应考虑癌的面积，更可靠的是测量癌的体积。一些浸润深度为 3～5 mm 的癌，如果做连续切块和切片，可观察到癌向两侧浸润，可达 10～20 mm，甚至更大。1988 年国际妇产科学联盟(FIGO)提出的宫颈癌临床分期中Ⅰa 期相当于微浸润性癌。

选择浸润深度≤5 mm，横向扩展≤7 mm 是基于这种肿瘤的体积≤350 mm^3；因假定癌的第三度空间(未测量)不超过侧面直径的 50%(即 5 mm×7 mm×10.5 mm＝368 mm^3)。要测量微小癌的体积需做连续切片才能测出癌的 3 个最大径。有人认为 SGO 的标准(浸润≤3 mm，无血管浸润)较 FIGO 的标准好，因按 SGO 标准的微浸润性癌复发和淋巴结转移率极低(＜1%)。Burghardt(1991)报道 85 例 FIGOⅠA 期的宫颈随诊 5 年以上，其中 5 例复发，5 例中 3 例最终死于宫颈癌。

需要指出的是，微浸润性癌的诊断需锥切标本经规范取材后才能确立，而宫颈活检材料并不能明确诊断。确立微浸润性癌的意义是对需要保留生育功能的患者，可以通过腹腔镜取前哨淋巴结进一步明确分期后，采取保守治疗。

病理形态：癌的浸润灶可来自表面的 CIN 上皮或原位癌，也可来自累及腺体的 CIN 上皮或原位癌。浸润的深度从所发生浸润的上皮基底膜向下测量。若同时源自黏膜表面上皮与受累的腺体，则从黏膜表面上皮基底膜测量。

浸润方式分两型：第一型为“发芽”或“喷枪”，即不规则浸润式，开始浸润时癌细胞形成小毛刺、小芽或舌状伸向间质(图 4-7)，随后一个或多个浸润癌灶在间质内像树根样生长分支、交叉，形成网状或融合的浸润癌灶；这种浸润式的肿瘤易有血管癌栓形成，易发生转移，局部容易再发。另外一型为推进式浸润，表现为膨大推压的下缘和重叠、融合的累腺，失去宫颈的管泡状腺体轮廓和 CIN 上皮的栅栏状极向，有的膨胀的上皮巢呈假腺样，中央有坏死；这型浸润方式预后不良的概率仅为 3%。

明确诊断有微浸润对治疗很重要，但有时鉴别一个真正的间质浸润灶和增生的上皮脚很困难，特别是单凭活检材料。老的概念是诊断浸润的指标是根据基底膜是否有破坏，但以后发现，无论是特殊染色还是电镜观察均证实基底膜的完整与否并不是鉴别浸润的可靠指标，因为增殖的基底细胞和炎细胞均可破坏基底膜。在良性的上皮脚周围基底膜可消失，而在癌的浸润灶边缘可有完整的基底膜或基底膜再出现。

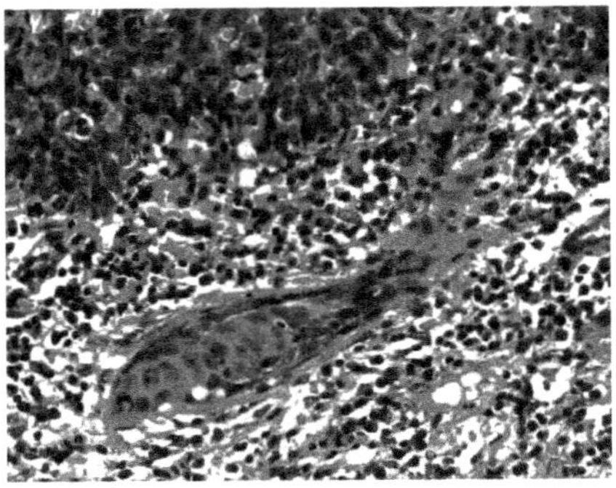

图 4-7　宫颈微小浸润癌(HE)

间质反应是鉴别浸润的一个重要指标。在浸润灶周围的间质纤维组织显得疏松，纤维收缩断裂和间质的基质改变，由于基质改变，在 HE 染色的切片上显示一定程度的嗜碱性。间质中有不等量的圆形细胞浸润。如癌细胞发生变性坏死则可出现多核巨细胞的反应。在非癌性浸润灶周围亦可有明显的炎细胞反应，但无间质的改变。

除间质改变外，浸润灶内的癌细胞的形态和排列有重要参考价值，如浸润灶周围无栅栏状排列的基底细胞，浸润灶内的癌细胞一般都分化较好，胞质增多嗜酸性，细胞核空泡状，常有明显的核仁。这种现象的解释是，当基底细胞分化时，基底膜消失，基底膜消失后，基底细胞暴露在一个陌生的环境中，该环境阻碍基底细胞增殖而使之分化，所以处于没有基底膜包绕的浸润灶的癌细胞分化一般较好。

(二)浸润性鳞癌

浸润性宫颈鳞癌简称宫颈鳞癌，是女性器官中最常见的恶性肿瘤，绝大多数为中老年妇女，平均年龄在 40 岁以上。根据以前的统计，宫颈癌中 90%～95% 为鳞癌，其余为腺癌。现在看来这个统计数字有必要纠正。从目前的诊断来看，鳞癌仅占 70%，腺癌占 20%，腺鳞癌占 8%～10%，腺癌的发病率增高除近年来腺癌的发生确实增多外，还由于在常规染色中增加了黏液染色(主要为 AB/PAS)。应用黏液染色后，20%～30%在 HE 染色的切片中为鳞癌的组织实际上为分化差的腺癌或腺鳞癌。这一重新分类不仅纠正了癌的诊断、组织发生和不同类型宫颈癌的比例，更重要的是指出了预后；因黏液阳性的低分化腺癌和腺鳞癌恶性度高，其预后要比纯鳞癌差得多，而且这种隐蔽的黏液分泌性癌常发生在40岁以下的年轻妇女，是年轻妇女预后差和转移快的宫颈癌的重要组成部分。由于上述情况，鳞癌的定义不再仅仅是肿瘤像复层鳞状上皮，而应该明确为鳞癌是指一种癌，该癌具鳞状上皮分化，即角化和（或）有细胞间桥，而无腺体分化或黏液分泌。后两点很重要，根据这两点就可除外分化差的腺癌和腺鳞癌。

病理形态：大多数宫颈癌从鳞状上皮和柱状上皮交界处的移行带发生，来自该处表面上皮或累腺的CIN上皮或原位癌。35岁以下的妇女其移行带位于宫颈外口，而35岁以上者倾向于回缩颈管内，因此大多数老年人的癌位于宫颈管内。宫颈鳞癌的大体形态有3种。①外生型：这种癌一般来自宫颈外口，向外生长成息肉、乳头或菜花状肿物。肿瘤体积较大，但浸润宫颈组织浅，可侵犯阴道。这种外生性癌较少侵犯宫颈旁组织，故预后相对较好。②内生型：这种癌来自颈管或从外口长出后向颈管内生长。浸润宫颈深部组织，使宫颈增大成桶状或浸透宫颈达宫颈旁组。这种癌预后较差。③溃疡型：上述两型合并感染坏死后可形成溃疡。特别是内生型，溃疡可很深，有时整个宫颈及阴道穹窿部组织可溃烂而完全消失。

光镜下：主要分为3型：①非角化型；②角化型；③小细胞型。这3型鳞癌中小细胞型预后最差，此型形态有时似基底细胞癌，但比皮肤基底细胞癌分化差，异型性较明显。宫颈小细胞型鳞癌还需注意与小细胞神经内分泌癌鉴别，后者发病较年轻（平均年龄36岁），具有高度侵袭性，形态似原发于肺的小细胞癌，活检组织常容易有人为的挤压退变，免疫组化有明确神经内分泌表达；小细胞型鳞癌则呈巢状分布，细胞结构及其与周围间质界限均清楚，免疫组化P63阳性而神经内分泌表达阴性。还有一种特殊亚型的浸润性鳞癌被称作CIN3样癌，很像横切的CIN3累腺，以几乎融合的膨胀性球形隐窝和中心有核碎片为特点。

此外，鳞癌细胞巢内细胞发生棘层溶解可形成假腺样结构。它与腺癌的区别在于无黏液分泌，以及有显示早期棘层溶解的细胞巢存在。癌巢周围间质可有不等量的淋巴细胞、浆细胞或嗜酸性粒细胞浸润。有大量淋巴细胞或嗜酸性粒细胞浸润者预后较好。

扩散与转移：宫颈鳞癌可直接扩散到宫体、阴道、子宫旁组织、卵巢，以及盆腔器官如下部输尿管、膀胱、直肠及阔韧带等。晚期肿瘤浸润并互相融合粘连，形成冷冻样团块，称为冷冻骨盆。

宫颈鳞癌的转移常通过淋巴道，转移可起始于直接扩散之前，但大多发生在有不同程度的直接扩散中。淋巴道转移中常按以下途径转移：子宫旁淋巴结，然后经髂内、髂外、闭孔、腹下及骶部等淋巴结，也可达腹股沟、髂总、主动脉旁及主动脉淋巴结等。有的病例不按常规途径，而是跳跃式转移。

宫颈鳞癌很少发生血行转移，少数病例可发生肺（约 9%）及骨（约 4%）的血行转移。

三、宫颈腺上皮内肿瘤

宫颈腺上皮内肿瘤的初始发生部位也在移行区，并常伴有鳞状上皮病变（约 50%）。40%～50%的宫颈腺癌和腺原位癌为 HPV18，10%～20%为 HPV16。

理论上，宫颈腺体恶变过程如鳞状上皮一样，腺上皮的非典型性增生-原位癌-浸润癌也可能是一个连续过程，即从宫颈腺体上皮内肿瘤发展为浸润性癌的过程。但宫颈腺癌的癌前病变远不如鳞癌的癌前病变那样已被肯定并得到公认，由于缺乏充分的随访研究，宫颈腺体的非典型增生目前尚无统一明确的形态学诊断标准。模糊的标准是腺体细胞的拥挤和异型程度均低于 AIS。也有学者用免疫组化 p16、Ki-67、ER 等协助诊断。

病理形态：原位腺癌（adenocarcinoma *in situ*，AIS）远较原位鳞癌少见，病变多数位于宫颈移行区的近端即近宫体侧，沿颈管蔓延；可深达 5 mm，沿颈管扩展 0.5～25 mm，平均 12 mm；约 15%为多灶性。

组织形态学定义是具有恶性细胞特征，但保留正常腺体的位置和结构；可有腺腔内小乳头。病变的宫颈内膜表面上皮扁平，或呈绒毛状或呈乳头状，其下的腺体保留原有轮廓，但可有分支、出芽、背靠背或筛状，腺体的外形轮廓平滑规则，有时与原有的隐窝上皮延续；周围为正常的纤维平滑肌间质，无纤维组织反应。病变的腺上皮细胞为柱状，呈假复层排列（正常宫颈腺上皮细胞核位基底部，单层排列），核增大、深染、不规则，核分裂常在腺腔缘，而且位于基底部的凋亡小体明显增多。与原位鳞癌一样，活检标本只能做可疑原位癌的诊断，必须通过子宫全切或宫颈锥切标本充分取材、全面检查后，方能做宫颈腺体原位癌的明确诊断。

实际工作中要严格掌握标准，既不要将早期的分化好的浸润癌误诊为原位癌，也不要将非肿瘤性腺体增生误诊为癌。下列几点可作为宫颈腺体原位癌与浸润性腺癌的组织学诊断指标：①腺体的轮廓平滑，局限于原有的小叶结构内，相似于乳腺原位癌；②增生腺体位于内膜内，深度不超过原有的内膜厚度；③与正常腺上皮同存在于一个腺体结构单位内，即同一基底膜内，二者界限截然，无移行；④增生的腺小叶体积增大，可有明显细胞异型性，但一般无筛状或表面乳头状结构，或位置浅表；⑤无明显间质反应（包括水肿、炎症细胞浸润及纤维化等）。以上几点中最主要的是小叶增生扩大，有明显异型性，但保留原有结构且位置浅表，无明确的促纤维反应和密集拥挤无隐窝结构的小腺管。

宫颈腺体原位癌组织学可分为4型：宫颈腺型（图4-8）、子宫内膜型、肠型（图4-9）及杂类（如浆液性、透明细胞性和腺鳞癌等），这些不同组织学类型的原位腺癌在形态上各有特点，其临床意义尚有待于进一步探讨。原位腺癌的治疗原则和预后同原位鳞癌。

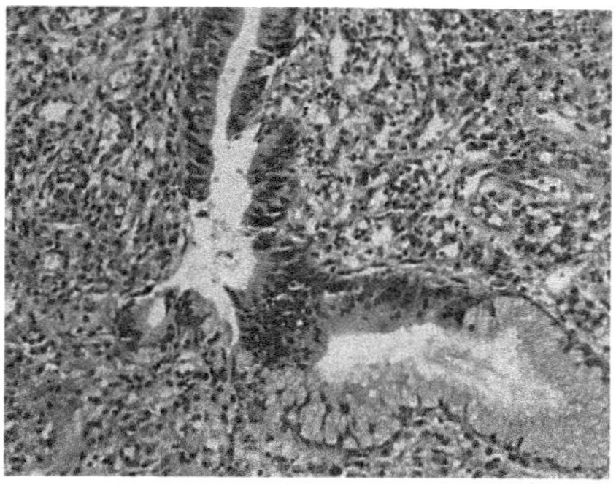

图4-8　宫颈原位腺癌

与正常腺上皮同存在于一个腺体结构单位内，即同一基底膜内，二者界限截然（HE）

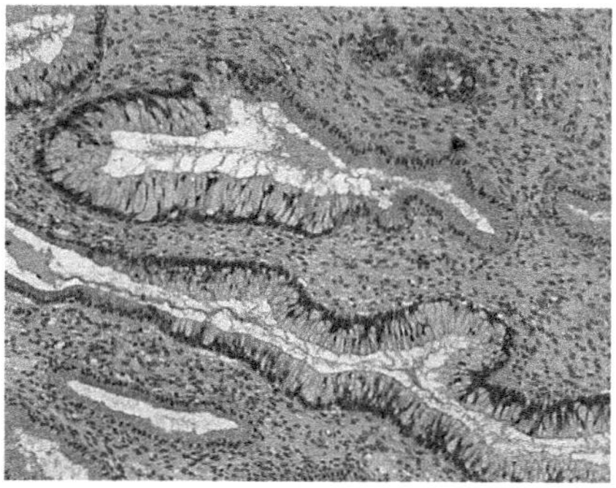

图4-9　宫颈肠型原位腺癌

与正常腺上皮同存在于一个腺体结构单位内，肿瘤细胞异型性不突出（HE）

四、宫颈腺癌

宫颈腺癌也分为微浸润性癌及浸润性癌。

（一）微浸润性腺癌

微浸润性腺癌又称早期浸润性腺癌，其定义、预后均与早期浸润性鳞癌趋于一致，但由于管泡状的宫颈腺体结构特点，其浸润深度的测量方法目前尚未达成共识，WHO 分类中也未明确列出微浸润性腺癌的分型。

病理形态：按浸润的生长方式将早期浸润的腺癌分为 3 型。①插入型：癌细胞形成毛刺、小芽或舌状从原位腺癌伸向间质，浸润的细胞胞质呈丰富嗜酸性，核仁空泡状，在间质延伸形成腺体，常伴有间质反应（图 4-10）。②膨胀型：原位腺癌样腺体膨大，结构复杂的乳头、筛状、迷宫或实性，通常无间质反应；以超过周围正常腺体 1 mm 深度为标准。③外生型：表面乳头状生长，呈繁复的分支状而不是原位腺癌的简单乳头，基底部或有或无间质浸润。这些浸润方式常混合存在或以一种方式为主，分化好的如绒毛管状癌多为膨胀或外生图像生长。

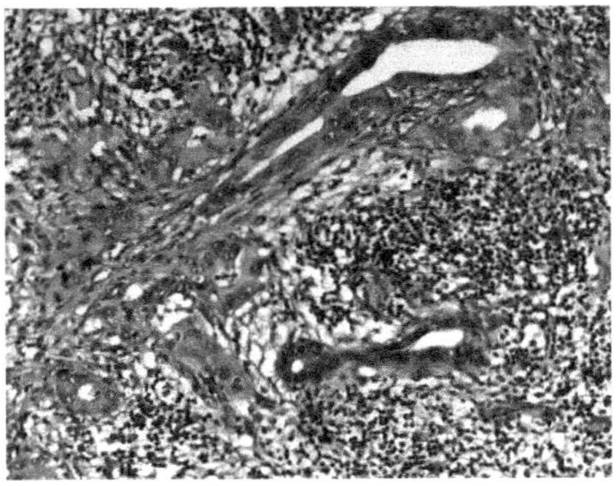

图 4-10　宫颈微浸润性腺癌

癌细胞形成小毛刺、小芽伸向间质并形成新的小腺体（HE）

还有学者总结形态学上浸润的指征为：①间质内有明确恶性细胞特点的单个细胞或不完整的腺体碎片；②周围有间质反应的恶性腺体；③腺体结构复杂、分支或融合的小腺体；④腺腔内无间质的恶性上皮呈筛状结构充填，伴有周围间质反应；⑤位于正常腺体深层以远。

偶然情况下，个别深部腺体受到原位腺癌累及，与浸润的鉴别会很困难。也有学者用免疫组化 CEA、p16、ER、Ki-67 和 SMA 协助判断，其中 SMA 在腺体周围的细丝状表达提示浸润时的促纤维反应。即使运用这些综合的方法，实际工作中 10%～15%的病例明确微浸润的深度仍然很困难，可以用肿瘤的厚度取代。病变累及活检组织的边缘，或病变表面有溃疡形成时最好不诊断微浸润，因其完整的病变和浸润的实际深度无法评估。

（二）浸润性腺癌

较少见，只占宫颈所有上皮性恶性肿瘤的 5%。临床主要症状是宫颈出血（>75%）。

大体：可呈结节、息肉状或形成溃疡等，约 15%的病例在大体上无明显异常，或仅有宫颈肥厚，稍粗糙等变化。

光镜：宫颈腺癌的组织学类型是多种多样的，它可以呈现相似于 Müllerian 上皮的各型腺癌。组织学分型主要为黏液腺上皮型，部分为子宫内膜样型、透明细胞腺癌或浆液性癌等，还有少量罕见的特殊类型，如腺样囊性癌、腺样基底细胞癌和微囊性腺癌等。

1.黏液性癌

组织学上分为宫颈内膜型和肠型等，大多为高分化及中分化的宫颈内膜型黏液性癌；早期病变常伴有 AIS。高分化者如分泌多量黏液可呈黏液性癌结构（图 4-11），中分化者细胞和腺管的异型性明显增加，黏液分泌减少；低分化腺癌的癌细胞形成实性巢、索或片块，很少形成腺管，这种癌只能用黏液染色和（或）免疫组化来确定其性质，宫颈内膜腺癌除黏液阳性外，CEA 和 p16 为阳性。发生于宫颈的肠型腺癌罕见，其特点是腺癌上皮内有明确的杯状细胞，甚至可见具刷毛缘的吸收细胞、亲银和嗜银细胞及 Paneth 细胞；有时也表现为胶样癌或印戒细胞癌，此时需特别注意除外转移性。

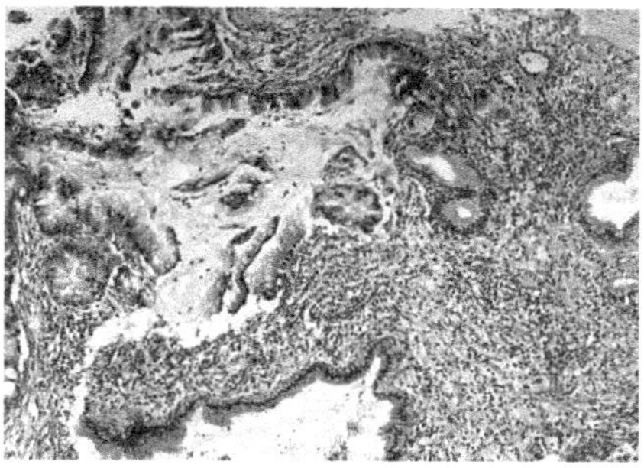

图 4-11 宫颈高分化黏液性癌(HE)

鉴别诊断：典型的宫颈黏液性癌诊断并不困难。主要注意与转移到宫颈的腺癌和宫颈腺体的良性增生病变鉴别。

2.微偏离腺癌

微偏离腺癌又称恶性腺瘤，发生率占宫颈腺癌的 1%～1.3%。很少合并 HPV 感染，其癌前病变尚不明确。组织学上多为宫颈内膜型，少数为子宫内膜型。大约 11%伴有 Peutz-Jeghers 综合征，有的伴有卵巢黏液性肿瘤。临床可表现为水样或黏液样阴道流液，长期不断，有时量很大；偶有少量流血，反复检查找不到原因；也有的并无临床症状。窥镜检查宫颈外观正常，表面光滑或肥大，呈桶状而无明确肿块；触诊质地较硬、肥大。细胞学检查或小的活检不易确诊，症状可拖延多年。大活检或楔形切除一般都能找到浸润的、比正常宫颈内膜相对异型的腺体，通常没有浸润的间质反应（图 4-12）；有时这种腺体呈小囊状，又称微囊性腺癌（图 4-13）。可用 CEA、p16 和 α-SMA 帮助诊断，腺癌为 CEA 阳性和 p16 核和（或）胞质阳性，癌腺管周围间质 α-SMA 阳性。

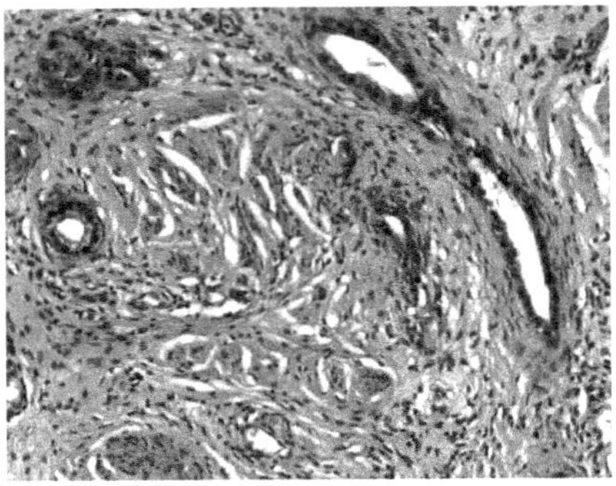

图 4-12　宫颈微偏离腺癌

浸润的小腺体，周围并无间质反应（HE）

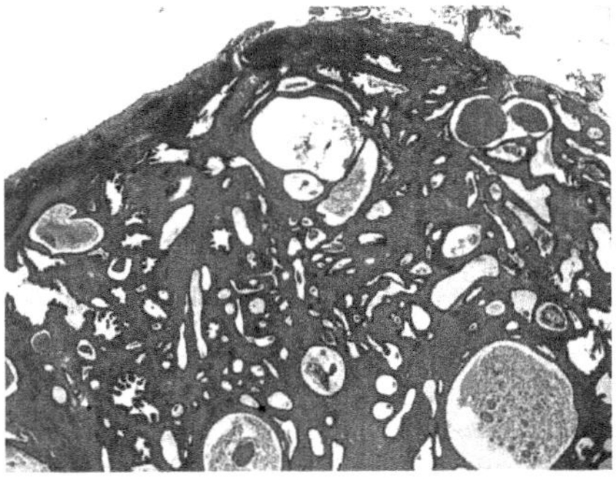

图 4-13　宫颈微囊性腺癌

患者 47 岁，宫颈肥大、质硬，触血阳性；低倍镜下浸润的腺体呈微囊性结构，分化好，无间质反应，很像良性病变（HE）

以往由于早期确诊困难，临床多为晚期病变，故预后差；近年随着诊断率的提高，预后有所改善。Hirai（1998）报道的 6 例，临床均有典型的水样或血性阴道分泌物，虽然这 6 例活检均阴性，但细胞学阳性，仍行子宫切除证实为宫颈恶性腺瘤；由于诊断早，6 例治疗后均存活。目前认为这类肿瘤的预后比普通腺癌好，死亡的病例通常经过漫长的过程才确诊的病例。

3.宫颈子宫内膜样腺癌

形态与分化好的子宫内膜腺癌同，有时伴有 AIS。活检和刮宫材料鉴别宫颈子宫内膜样腺癌和子宫内膜腺癌较困难，存在 AIS 病变和识别宫颈型间质可提示为宫颈癌；宫颈间质 CD34 阳性，CD10 阴性，而内膜间质则反之。Ansari-Lari 等（2004）认为用 p16 免疫组化和检测 HPV DNA 可鉴别二者，因多数宫颈腺癌含高危性 HPV-DNA，而子宫内膜腺癌很少合并 HPV 感染。

4.绒毛腺管状腺癌

绒毛腺管状腺癌为丛状外生、界限清楚的低度恶性肿物，多见于 20～30 岁妇女，通常不发生转移；年轻妇女可以行保守的手术治疗。镜下特点是由长的指状乳头结构膨胀性生长，被覆在乳头表面的上皮显中度异型性，核分裂少。重要的是，肿瘤细胞核异型的程度不能超过中度，腺体的轮廓必须是平滑的，即没有筛状结构和高级别癌成分（图 4-14）。肿瘤有时侵入宫颈管壁浅层，通常是经锥切最后证实。需要强调的是，若肿瘤合并有其他腺癌成分则可能影响预后。因此，只有对完整切除的病变做充分取材观察后，才能最终确定此诊断。

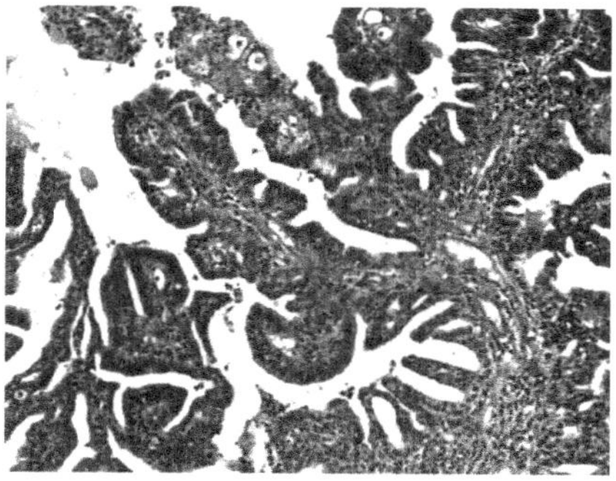

图 4-14　绒毛腺管状腺癌

宫颈绒毛腺管状腺癌的乳头结构，细胞分化好（HE）

5.透明细胞癌

透明细胞癌与子宫内膜、卵巢和阴道的透明细胞癌形态相同，有时伴有阴道透明细胞癌，均为苗勒管来源。部分患者有应用二乙基己烯雌酚史。

镜下肿瘤细胞形成腺样、管状、囊性、实性、乳头状（图 4-15）多种图像，或混合存在或以某种图像为主。

妊娠时宫颈上皮可有明显 Arias-Stella（A-S）反应。细胞核增大、胞质透明，但以下几点可与宫颈透明细胞腺癌鉴别：①妊娠发生的 A-S 反应，虽然核可增大、深染，但无核分裂活性，更无病理核分裂；②腺体较规则，无明显囊性扩张，也无实性条索状增生；③无癌性纤维性间质反应；④无深部组织的浸润等。

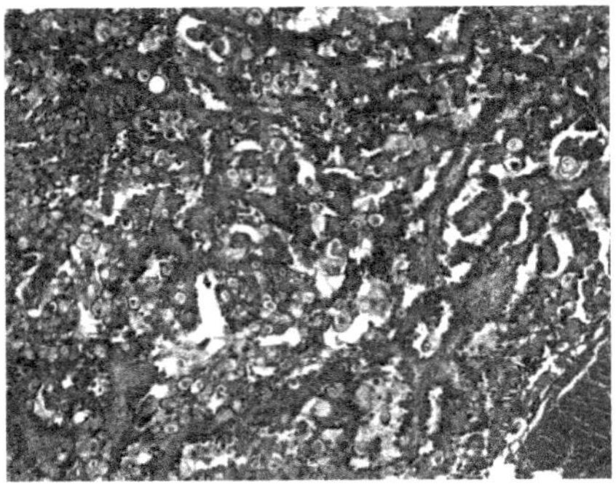

图 4-15　透明细胞癌

患者 22 岁，阴道出血半年，检查发现宫颈肿物，取活检为分化较好的、腺样囊管状和少量乳头状结构的宫颈透明细胞癌（HE）

6.浆液性癌

少见，年龄 21～70 岁。临床症状为不规则阴道出血、宫颈细胞学异常、阴道水样分泌物等。宫颈有息肉或外翻性肿物，或有溃疡或变硬。镜下形态与卵巢、子宫内膜、输卵管和腹膜发生的浆液性癌相同。瘤细胞形成复杂的乳头状结构和细胞簇，乳头核心和间质浸润处有大量急、慢性炎细胞浸润。

7.中肾管腺癌

位于宫颈侧壁，来自增生的中肾管残留物。镜下结构呈囊管状、网状、乳头、实性、梭形或索状混合，有时很像低级别上皮-间质混合性肿瘤。肿瘤周边有时能找到含嗜酸性物质的小管簇（图 4-16）。免疫组化 CK7、EMA、波形蛋白、CD10、Calretinin 阳性，CEA、CK20、ER、PR 阴性。与中肾管增生的鉴别是浸润性生长，与一般透明细胞癌或黏液性癌的不同之处是中肾管腺癌的透明细胞内不含糖原亦不含黏液。预后可能好于普通腺癌。

（三）腺癌的少见组织亚型

腺癌的少见组织亚型主要包括腺鳞癌、神经内分泌癌、类癌、非典型类癌或混合型癌、腺样囊性癌和黏液表皮样癌等。

1.腺鳞癌

癌组织内有明确的腺癌和鳞癌成分称为腺鳞癌。不同病例的腺癌和鳞癌成分的比例可不同，两种成分的分化从高到低。低分化的腺鳞癌中另有一种亚型，称为毛玻璃样细胞癌。

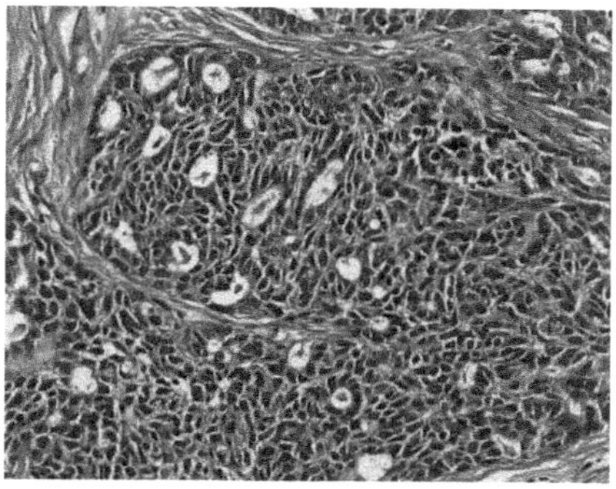

图 4-16 宫颈中肾管腺癌

患者 48 岁，体检发现宫颈肌瘤 1 年，明显增大 5 个月手术切除；术中见宫颈光滑，宫颈管内膜下见一 5 cm×4.5 cm×4 cm 灰黄色类圆形肿物，界限较清楚，质地中等，子宫及双附件未见特殊；图示肿瘤周边的中肾管样小管结构（HE）

2.神经内分泌癌

形态上，宫颈神经内分泌肿瘤包括从分化好的类癌到分化差的像支气管燕麦细胞癌样的小细胞癌或大细胞神经内分泌癌。小细胞神经内分泌癌的癌细胞小，胞质少，核分裂多见（图 4-17），常伴有坏死和瘤栓。由于一般不侵犯表面上皮，所以细胞学检查常为阴性。神经内分泌癌常伴鳞状或腺样分化，有研究证实二者为单克隆性（比例不超过 5%，比例大则称为混合癌）。

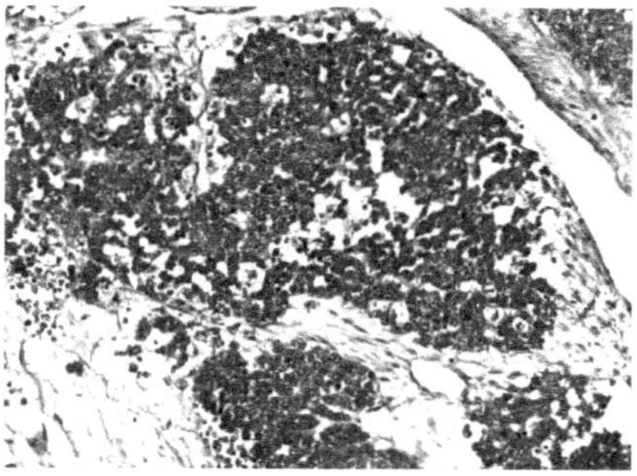

图 4-17 宫颈小细胞癌

患者 26 岁，已婚未育（HE）

诊断时需与分化差的非角化小细胞鳞癌鉴别，后者多见于年长的妇女，肿瘤有时也可伴有神经内分泌分化，但瘤细胞呈巢状而不是弥漫分布，细胞的结构及细胞巢与间质之间的界限清楚，免疫组化高分子角蛋白 CK5/6、34$\beta_1$2 和 P63 阳性。小细胞癌可分泌多种激素，如促肾上腺皮质激素、生长抑素和 5-HT 等，但临床无激素引起的症状，免疫组化显示 CD56、chromogranin A、NSE、突触小泡蛋白等阳性(图 4-18),p16 通常阳性,但细胞角蛋白可以阴性。电镜下可找到神经分泌颗粒。真性的所谓小细胞未分化癌则应该是既无鳞状又无腺体和神经内分泌分化的癌。

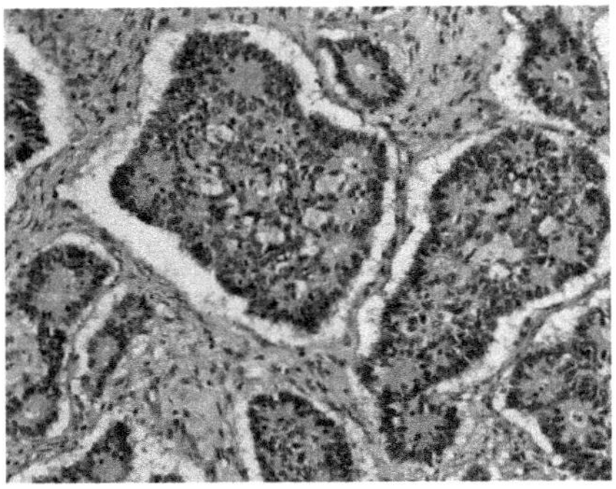

图 4-18　宫颈类癌

患者 44 岁,临床为宫颈浸润性癌,镜下为典型的类癌(HE)

3.腺样囊性癌

多见于老年妇女,与腺样基底细胞癌不同的是常形成宫颈肿块。形态与涎腺的腺样囊性癌相同,由大小一致的基底细胞样细胞排列成片块、实性巢或相互吻合的条索,核分裂多见;细胞巢常呈筛状,筛腔内含黏液样物;巢索周围有基底膜样嗜酸性玻璃样物围绕。癌巢周有明显的间质反应。肿瘤常混有鳞癌或腺癌成分。此癌常局部复发或发生远处转移,临床恶性度高,预后差。

第二节　子宫体肿瘤

一、子宫内膜上皮内肿瘤

近年有学者提出用子宫内膜上皮内肿瘤(endometrial intraepithelial neoplasia,EIN)取代子宫内膜增生,这一命名目前虽然尚未被世界卫生组织采纳,但已出现在北美妇科病理专著中。EIN 是Ⅰ型子宫内膜癌的癌前病变,具有非浸润性肿瘤基因改变,病因主要是在高雌激素状态下抑癌基因(*PTEN*)突变。

以往子宫内膜增生的形态学诊断以细胞核的异型性为分类基础,即有异型性的增生为不典型增生,无异型性的增生为单纯增生和复合增生;前者为肿瘤性增生。但在实际工作中，细胞核异型性的标准不易掌握，诊断的重复率较差；更主要的是，有些没有异型性的增生也可发展或伴有癌，甚至有的已经浸润肌层的高分化子宫内膜癌异型性并不明显。回顾性研究发现，这些发展为癌的增生虽然形态上异型性不明显，但已有肿瘤性的基因改变。EIN 命名是继宫颈 CIN 的概念衍生而来，被定义为子宫内膜单克隆增生的肿瘤性病变，有发展为癌的可能性。

(一)形态学诊断标准

腺体密集，与间质的比例增高(图 4-19)；腺体密集区域的细胞与周围背景腺体不同或明显异常；病变区的最大直径>1 mm(>10 个腺体)。以上 3 点均具备可以确诊，仅具备 2 点或 1 点可在诊断时建议 3 个月或 6 个月后刮宫随诊。EIN 可伴有各型化生使形态不典型。

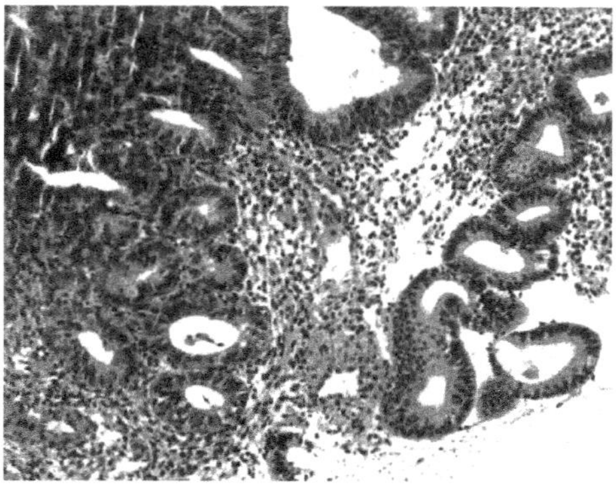

图 4-19　子宫内膜上皮内肿瘤

EIN 病变区(左)腺体密集，间质减少(HE)

(二)鉴别诊断

主要是与良性病变和癌鉴别。

(1)反应性改变：常由感染、近期妊娠或机械损失引起。形态表现为上皮堆积、出芽、无极向，常有炎细胞，是上皮的修复性变化。

(2)持续雌激素作用：特点是散在的小囊和分支腺体，通常弥漫分布，也有时呈小簇分布，但小簇内腺体的细胞与背景腺体一致。

(3)息肉：息肉内腺体不规则，可能伴有间质比例减少，但没有细胞形态的不一致。

(4)子宫内膜癌：EIN 一般不形成筛状或实性上皮区域，有以下任一结构时需考虑癌：①迷宫样腺体或丰富的外生乳头，间质几乎缺失；②复杂的，或表面有二级乳头的叶状结构;③伴筛状结构的大腺管;④镶嵌的多角形腺体,之间仅有细丝样间质。

(5)宫颈内膜癌:刮宫物含少量宫颈内膜癌,特别是侵入子宫内膜的宫颈腺癌可以很像 EIN。

二、子宫内膜癌

子宫内膜癌是指具有浸润肌层和远处扩散的潜能的、原发于子宫内膜的上皮性肿瘤。从病因学上分两大类:绝大多数(80%~85%)为雌激素依赖的、预后较好的子宫内膜样腺癌,又常被称作普通型子宫内膜样癌;少数(10%~15%)为非雌激素依赖的、侵袭性较强的癌,又称特殊亚型癌。形态学上,前者具有不同程度的子宫内膜样分化,后者则表现为与其他苗勒管组织(卵管、宫颈及阴道上段)相类似的上皮分化。

除上述两大类子宫内膜癌之外,近年研究的较多的是 Lynch 综合征相关子宫内膜癌。已知 Lynch 综合征由 *MMR* 基因突变引起,杂合子突变可引发相关癌。罹患此综合征的女性病例中,发生子宫内膜癌的概率高于结肠癌。患者多为绝经前妇女,虽然多为高分化Ⅰ型癌,但缺乏对雌激素的依赖关系,而且临床也找不到相关的诱因。病理特点是肿瘤的异质性明显且常伴有较多淋巴细胞,肌层浸润的概率高可能与分化的异质性相关;子宫下段是其好发部位;少数为Ⅱ型癌,主要是透明细胞癌等。

日常病理的诊断工作直接关系到临床的手术范围、术后治疗和对预后的估计。对术前刮宫确诊为低分化或高危亚型的子宫内膜癌,无论是否合并肌层浸润,治疗上均直接采用正规的临床分期手术。为突出肿瘤生物学行为特点以指导临床治疗,近年有学者提出"高、低级别内膜癌"的分类方案。综合组织结构、细胞形态和基因改变特点,绝大多数的子宫内膜样癌和黏液性癌属于"低级别子宫内膜癌";对于激素依赖不明确的内膜癌亚型(包括浆液性癌、透明细胞癌、低分化子宫内膜样癌、未分化癌及癌肉瘤和混合或杂合癌),则统称为"高级别子宫内膜癌"。

所谓子宫内膜上皮内癌(endometrial intraepithelial carcinoma,EIC),又称子宫表层癌,是指早期的Ⅱ型子宫内膜癌的早期表现形式。与前述 EIN 不同,EIC 是非雌激素依赖型(Ⅱ型)子宫内膜癌的早期病变,其前驱病变是腺体异型增生。EIC 的生物学意义及临床治疗均等同于浸润性子宫内膜浆液性癌而不是上皮内癌,因为这种病例部分可以累及宫颈,约 2/3 的病例伴有子宫外转移,可能是肿瘤细胞脱落向下或经输卵管种植。对于绝经后老年妇女，刮宫仅发现少量异型腺体时需要注意勿疏漏诊断。大体上，内膜可以增厚或很薄，常呈息肉或斑块状；有时呈多灶性病变，也可伴同类型的宫颈(25%)、输卵管腔、卵巢表面和腹膜病变。镜下，在萎缩或静止的子宫内膜背景中，局部表面上皮和上皮下的腺体衬以恶性肿瘤细胞，没有间质浸润的证据，而且与正常组织界限截然(图 4-20)；瘤细胞的形态同浆液性癌，常形成小乳头或鞋钉样；细胞核增大，核染色质粗或空泡状核，核仁增大嗜酸，核分裂多见；免疫组化 p53 和 Ki-67 均高表达。伴有浸润性病灶且直径<1.0 cm 时为微小浆液性癌。

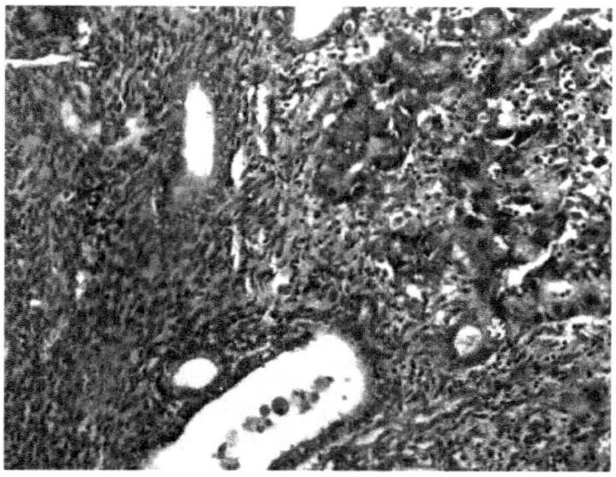

图 4-20　子宫内膜上皮内癌

图右上为高度异型的腺体(HE)

应再次强调指出的是，EIC 有无明确的内膜间质或肌层浸润与肿瘤发生扩散转移并不一定相关，即使是子宫没有见到肌层浸润，也可伴有腹腔或生殖道其他部位的转移性浆液性癌。这种子宫外扩散的机制尚不清楚，可能与卵巢浆液性肿瘤所合并腹膜病变的“局部效应”机制相同，也有学者观察到肿瘤途经输卵管播散转移的现象。有学者会诊的 1 例局限于内膜内的微小浆液性癌病例也在输卵管腔内有少量瘤组织(图 4-21)，并同时伴随有卵巢皮质和淋巴结的转移。证实临床ⅠA 期的微小子宫浆液性癌可合并子宫外扩散，只有经过规范的手术分期核实为ⅠA 期的患者无须化疗，其 5 年生存率可达 95%。

(一)大体所见

按肿瘤生长方式，主要表现为局限型和弥漫型。

局限型病变局限在一个区域，多位于宫底和宫角附近，后壁比前壁多见。肿瘤形成局部的斑块、息肉或结节，有时呈多发性。早期病变可因刮宫使病灶消失，切除的标本应注意在宫角处取材，寻找病变。晚期病变常呈结节状，伴有肌层浸润。

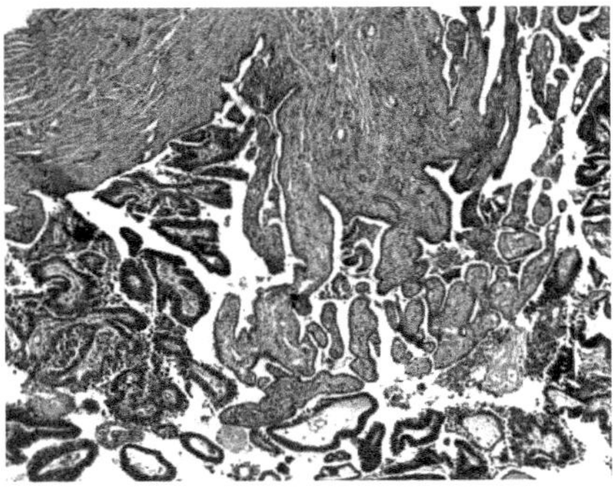

图 4-21　子宫内膜微小浆液性癌

输卵管腔内(左中下及右下)可见播散的肿瘤组织(HE)

弥漫型较多见。肿瘤累及大部分或全部子宫内膜,呈多发息肉或绒毛状,充填宫腔。瘤组织糟脆,灰白色,缺少光泽,晚期常伴有出血、坏死或溃疡形成。肿瘤可浸润肌层或向下蔓延累及宫颈,甚至突出于宫颈外口。

肿瘤的肌层浸润,有时在子宫壁形成不规则的灰白色区域,肉眼即可看出;有时则呈弥漫性增厚,甚至增厚不明显,肉眼难以辨认;也有时肿瘤呈扩张性生长,压迫肌层变薄,但并不侵入肌层。

(二)组织学分型

组织形态学上,子宫内膜样腺癌常伴有其他变异成分或鳞状上皮分化而形成各种亚型,这些组织学上的伴随特征对预后一般无直接影响。少数子宫内膜癌表现为非子宫内膜的其他苗勒管上皮分化,这些类型的内膜癌多数侵袭性较强,复发率可高达60%以上,认识这些特殊类型的子宫内膜癌对诊断和指导临床治疗很有必要。

1.子宫内膜样腺癌

由子宫内膜样腺体构成。肿瘤分化好时可能与EIN混淆,分化差则与肉瘤或未分化癌难鉴别。

病理形态:特征性的图像是腺管或绒毛腺管状结构,衬覆的是复层柱状上皮;分化好时与EIN的鉴别是间质的消失和复杂的腺体结构改变,包括融合、筛状和绒毛腺管状等。伴有突出上述腺体结构改变的种种上皮化生-增生-癌时则形成各种亚型癌,包括鳞化型、绒毛腺管型、分泌型、纤毛细胞型等,这些亚型癌并无特殊的生物学意义,其分化程度仍按腺体结构和细胞分级。分化好的癌多数(70%)局限于内膜内或伴随浅表肌层浸润,分化差的子宫内膜样腺癌很少见。

子宫内膜样腺癌常伴有种种不同分化而形成不同的亚型,常见的有以下几种。

(1)子宫内膜样腺癌伴鳞状上皮分化:较常见,发生率约为25%。肿瘤的鳞状上皮分化与腺体的分化程度相平行,即分化好的腺癌伴有良性的鳞状上皮化生;分化差的腺体则伴有鳞癌;中分化的腺体伴有鳞状上皮分化时,其鳞状上皮分化常具有一定的异型性。

子宫内膜样腺癌的鳞状上皮化生可以表现为成熟型或不成熟型。成熟型具有典型的鳞状上皮特点,如角化、细胞间桥、清楚的细胞轮廓和嗜酸性胞质;不成熟型表现为由短梭形细胞构成的细胞巢,细胞核较小,形态一致,胞质较丰富,略嗜酸性,没有明确的角化或细胞间桥。化生的鳞状上皮可有轻度异型性或坏死,也有时仅表现为成团的角化及周围异物巨细胞反应。伴有鳞状上皮化生的子宫内膜样腺癌一般分化较好,有时需注意与复合增生鉴别。不成熟型鳞化容易与腺癌的实性结构混淆,而引起不恰当的病理分级。化生的鳞状上皮有轻度异型性时,应注意与腺鳞癌区别,一般将位于腺腔内、不浸润间质、有一定异型性但分化较好的鳞状上皮归属于良性化生。

少数子宫内膜样腺癌具有腺癌和鳞癌两种成分,称为"腺鳞癌"。两种成分可以彼此分隔或混合出现,各占比例不同,但都有明确的恶性形态学特征和间质浸润。诊断时应注意除外宫颈腺鳞癌或宫颈鳞癌伴有子宫内膜样腺癌的可能性。

(2)乳头状子宫内膜样腺癌:较常见,又称绒毛腺管状子宫内膜样腺癌或高分化乳头状腺癌。形态上很像结肠的绒毛腺管状腺瘤,有时绒毛表面可见小簇胞质嗜酸性的出芽,细胞分化好,不要误认为浆液性癌。

(3)分泌型子宫内膜样腺癌:除了具有高分化内膜癌的细胞和结构特点以外,肿瘤细胞还有明显的分泌性改变,腺上皮形成一致的核上或核下空泡。这种分泌性改变多发生在绝经期前或用孕激素治疗的高分化子宫内膜样腺癌,其分泌状态受到机体激素环境的影响;但也发生在绝经后或无孕激素治疗的患者中。

(4)纤毛型子宫内膜样腺癌:除了具有高分化内膜癌的细胞和结构特点以外,肿瘤细胞还可以有明显纤毛。

2.黏液性癌

普通子宫内膜样癌常伴有灶性黏液样上皮分化,当这种分化的肿瘤成分所占比例大于50%时,则分类为黏液性癌。

病理形态:组织学图像同宫颈或卵巢的黏液性癌。

鉴别诊断:应注意与原发性宫颈内膜的腺癌区分,因二者的手术范围不同。

刮宫诊断时采取分段刮宫方法，注意观察肿瘤周围的正常组织和肿瘤间质的分化方向，是否混合有更典型的内膜分化图像等常可提示发病部位；此外，免疫组化 CEA、CK、波形蛋白、ER、PR 和组织化学 AB，PAS 染色也能有所帮助。子宫内膜黏液性癌还需注意与黏液化生鉴别，特别是刮宫物的诊断。前者虽然常常分化较好，但无论是腺体结构还是细胞核，仍具有恶性特点；黏液化生一般不具有复杂的腺体结构。对不能肯定的病例，若为绝经后妇女，可切除子宫以除外黏液性癌。所谓微腺体型黏液性癌是此型癌的少见亚型，多发生在子宫下段，在刮宫物诊断时容易被忽略或误诊为宫颈小腺体增生，若在刮宫的内膜中混有较多的小黏液腺体需引起警惕(图 4-22)，以免漏诊。另外，子宫内膜腺体常伴有黏液上皮化生或增生，增生的腺体结构较复杂时，可视为不典型增生或分化好的癌，对于不需保留生育的妇女有时不得不切除子宫后再确诊。

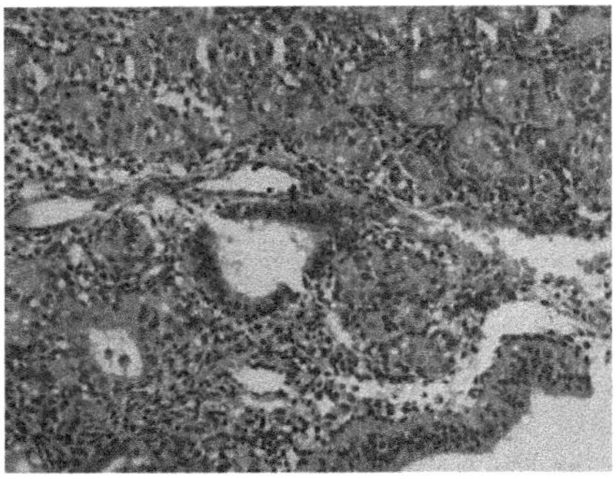

图 4-22　子宫内膜小腺体癌

患者 54 岁，因"阴道不规则出血"刮宫确诊，之后切除子宫发现肿瘤已浸润肌层(HE)

3.浆液性癌

浆液性癌又称浆液性乳头状癌，发生率大约占内膜癌的 10%，属Ⅱ型内膜癌，侵袭性强。对于绝经后妇女活检诊断为重度不典型增生、低分化子宫内膜样癌，但临床并无高雌激素状态的诱因，或高分化子宫内膜样癌子宫切除术后 2 年内复发的患者，要警惕此型癌的可能性。

病理形态：病变的子宫有时外观正常，甚至萎缩；内膜并不增厚或仅呈息肉状，瘤组织的肌层浸润和子宫外播散肉眼亦不明显，需要仔细观察并广泛取材，以免不恰当的分期。

镜下以高度异型的细胞、大而突出的核仁和细胞出芽为特征，通常形成复杂的乳头结构，有时可见砂粒体；形态很像卵巢或输卵管的高级别浆液性癌，与之不同的是免疫组化 WT1 多为阴性或弱阳性。所谓“腺样结构的浆液性癌”亚型，是指肿瘤的结构与细胞分级差异显著，即腺体的结构变化不明显，没有复杂的分支、乳头、筛状或融合的腺体结构，只是保留了原有浆液性癌的腺体轮廓不规则、裂隙样，腺腔缘不平滑的结构特点，有时可见腔内小乳头或脱落的肿瘤细胞，几乎不见筛状结构，多取材切片有时能找到典型的乳头结构；而细胞的异型性突出，胞质明显嗜酸性，有突出的红色核仁，核分裂多见。肿瘤细胞核 p53 弥漫强阳性。还有报道伴有绒癌分化的浆液性癌，肿瘤迅速扩散致死。

肿瘤具有侵袭淋巴管的倾向(图 4-23)，70%～87%的病例诊断时已有肌层的浸润或淋巴管内瘤栓，临床Ⅰ期的病例中，50%手术时已有盆、腹腔的播散。甚至少数早期病例，病变仅限于内膜内，镜下仅在内膜或息肉的部分表面上皮和表皮下腺体有恶性转化，手术切除的子宫标本并没找到明确的肌层浸润，但有时却同时已有或手术后数年发现有盆腔的浆液性癌，从而导致患者复发死亡。其发生的机制可能是肿瘤经输卵管播散，也可能与卵巢浆液性肿瘤所合并腹膜病变的机制相同。

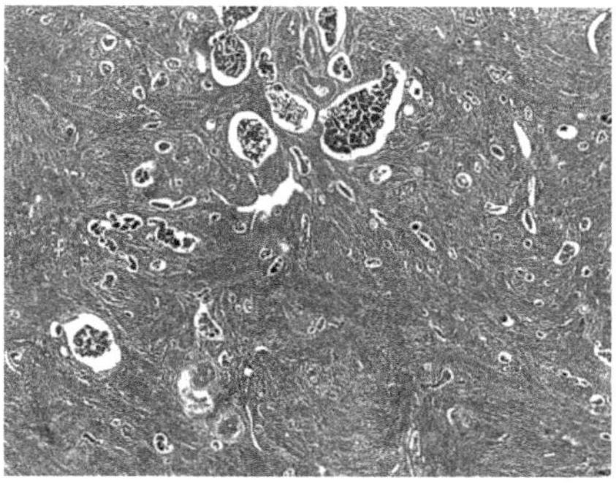

图 4-23　子宫壁内浆液性癌的淋巴管浸润(HE)

鉴别诊断：在形态上首先应与绒毛腺管状子宫内膜样腺癌区别，因二者预后不同。虽然同样具有乳头状结构，前者与卵巢的浆液性乳头状癌相似，乳头较短粗，被覆的立方或矮柱状复层上皮异型性明显，细胞核大而圆，常有突出的嗜酸性核仁，部分病例可见砂粒体；乳头表面成簇的上皮细胞“出芽”和散在及成团的游离细胞具有特征性；当密集的乳头融合成片时，可以使得上皮索之间形成裂隙状或微囊的蜂窝状结构。免疫组化 p53 弥漫强阳性表达的概率为 57.7%，阴性者占 30.3%。与结肠的绒毛腺管状腺瘤相似，子宫内膜样癌的乳头结构细长平滑，呈绒毛状(图 4-24)，表面被覆的复层柱状上皮分化较好；免疫组化 p53 呈阴性表达。两种乳头结构的鉴别对指导临床手术范围有重要意义。有研究者于

1994 年报道了 9 例浆液性癌和 10 例绒毛腺管状子宫内膜样癌的临床病理对照分析显示：虽然两组术前均为临床Ⅰ期病例，但前者术后病理证实肌层浸润达 8/9 例，侵及宫颈 4/9 例，部分(6/9 例)甚至播散至卵巢、输卵管、盆壁、大网膜、淋巴结及肝内；而后者无一例发现子宫外播散，仅有 3 例浅肌层和 1 例深肌层浸润；说明浆液性癌的侵袭性强。

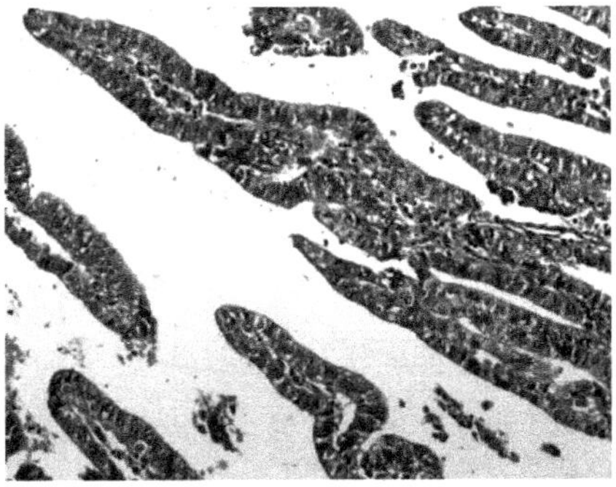

图 4-24　子宫绒毛腺管状癌的细长平滑乳头(HE)

虽然上述两种乳头各有特点，但也可混合存在或二者有移行。在与普通型子宫内膜样癌混合存在时，其所占比例 25%以上者，生物学行为同纯浆液性癌；故而提出，在刮宫物中若发现浆液性癌成分，即使仅呈灶性，亦应在诊断中做出说明。很少见的是两种乳头有移行，按两种成分比例，可称作中分化乳头状癌或浆液性癌。

浆液性癌还需要与分化差的子宫内膜样癌鉴别，形态上浆液性癌主要是乳头、微乳头、齿状的管腔轮廓结构和突出的细胞核异型性、多形性，而内膜样癌常伴有各型化生。免疫组化 p53 细胞核弥漫(＞75%)强阳性或全无、IMP3＞50%胞质阳性和 p16 弥漫强阳性，ER/PR 丢失有助于浆液性癌的诊断；子宫内膜样癌则可呈现斑片状、强弱表达不一。

刮宫标本中，浆液性癌还需注意与良性的合体细胞乳头状化生鉴别，后者一般发生在子宫内膜表面上皮或开口于表面上皮的上皮下腺体，成簇的细胞性乳头常伴有炎细胞浸润和不同程度的退行性变，胞质嗜酸性，不具有恶性细胞的细胞核特征。与分化差的(G3)子宫内膜癌的区别是后者细胞核异型性通常不均质分布且相互有移行，仅是部分区域核异型性突出，而且伴有不同的化生；浆液性癌的异型细胞是均质分布，即使与内膜样癌并存，二者也界限截然。此外，透明细胞癌的组织学图像与浆液性癌有重叠，两者的乳头结构相似；若同时混有管状-囊性图像、明显的透明细胞和鞋钉样细胞或突出的淋巴细胞浸润提示为透明细胞癌。另一个需要注意的是与经典内膜样癌合并时，尤其是在活检材料中，有时病变仅以腺管为主、无典型乳头状结构（腺管型浆液性癌，图 4-25～图 4-26），应认真观察细胞核的形态特点，避免漏诊。

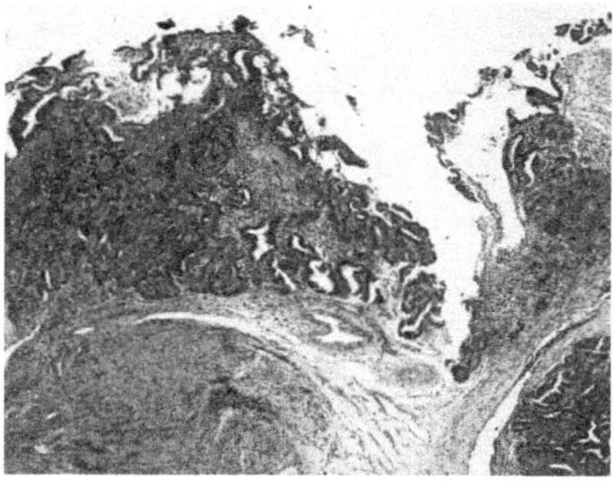

图 4-25　浆液性癌

示切宫仅见少许宫腔残留癌及（右下）局部浅表肌层浸润，乳头结构不明显（HE）

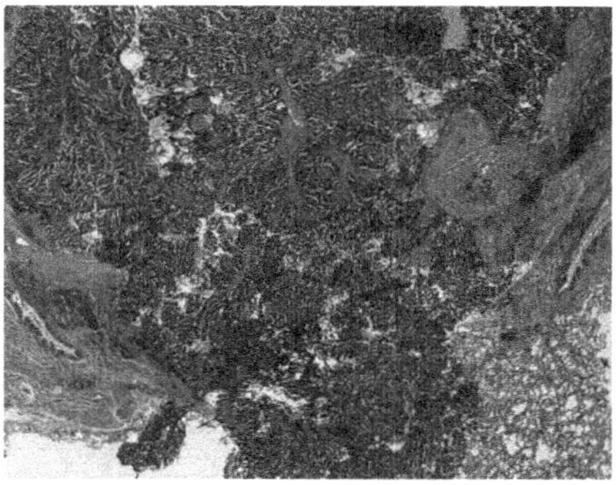

图 4-26　浆液性癌

镜下为典型的浆液性癌，图下方左、右分别为肿瘤周肺支气管及肺泡结构（HE）

虽然浆液性癌仅占子宫内膜Ⅰ期癌的 10%，但Ⅰ期复发率为 50%且多在切除子宫后的 2 年内。其治疗原则是进行规范的肿瘤分期手术和术后化疗，尽管化疗的疗效并不肯定。也有学者认为可以对分期手术后明确为肿瘤<1 cm、没有肌层或血管浸润的微小癌进行单纯性手术治疗，他们认为对于这种早期病例应特别注意充分取材核实病理分期，临床密切随诊。

4.透明细胞癌

透明细胞癌是另一种Ⅱ型子宫内膜癌，肿瘤侵袭性强，有盆腔复发的倾向。与子宫浆液性癌类似的是，即使没有深肌层浸润也可伴有子宫外扩散。

病理形态：以富于糖原、胞质透明或嗜酸性的、高度异型的细胞和 hobnail 细胞所形成的片状、管状、迷宫样和乳头状图像，以及胞质内的嗜酸性透明小体为特征，偶见砂粒体；与卵巢或宫颈的透明细胞癌相同。约 1/4 病例可伴有鳞状上皮化生或与其他类型的子宫内膜癌同时存在。与子宫内膜腺体 A-S 反应或富于糖原的子宫内膜样癌的鳞化不同，透明细胞癌的片状结构细胞异型性更明显，免疫组化 ER、PR 阴性，Ki-67 增殖指数高；而 A-S 反应的子宫内膜腺体虽然异型性突出，但通常 ER 阳性且 Ki-67 增殖指数低。

一般认为虽然此型癌的预后较差，5 年存活率为 33.9%～42.3%，但局限于子宫的透明细胞癌一般要好于同期的浆液性癌。限于内膜内的肿瘤与同期的子宫内膜样腺癌相似，5 年存活率约为 90%，而深肌层浸润的病例仅为 10%。但也有研究显示，40%以上临床限于子宫的透明细胞癌已有子宫外播散，与浆液性癌相似，甚至没有深肌层浸润的肿瘤也可伴有子宫外扩散，提出将伴有 p53 过度表达的此癌视同浆液性癌。

有个案报道透明细胞癌可以直接来自子宫腺肌症，该患者为一位日本妇女，73 岁，肿瘤结节位于肌层内，术前刮宫和术后证实内膜均为阴性；镜下瘤组织与肌层内的腺肌症有移行。

5.混合型腺癌

混合型腺癌是指Ⅰ型和Ⅱ型内膜癌混合存在，混合成分的比例至少占 10%。诊断报告中要注明比例，一般认为Ⅱ型内膜癌的比例占 25%，甚至仅为 10%以上就提示临床预后不良。

6.鳞状细胞癌

鳞状细胞癌罕见，大约有 70 例报道。见于老年妇女，临床伴有宫颈狭窄和宫腔积脓。目前认为，肿瘤的发生可能与种种原因造成的腺上皮的鳞化有关，或直接来源于柱状上皮与基底膜之间的储备细胞，是非雌激素依赖的内膜癌。

镜下形态需有典型的细胞间桥和（或）角化，并充分取材除外腺体成分。诊断时应注意除外宫颈鳞癌、不典型绒癌和内膜样腺癌伴有广泛鳞化。

除疣状癌外，多数临床预后较差；放射治疗、化疗均不敏感。临床Ⅰ期病例 40%在 3 年内死亡。但也有研究认为其预后与经典的内膜癌相似。

7.移行细胞癌

罕见，约有 20 例报道。当移行细胞分化的比例占 90%以上时称内膜移行细胞癌，否则称混合型癌。大体呈乳头或息肉状。镜下多为 2～3 级的移行细胞癌

(图 4-27)，免疫组化 CK7 阳性，CK20 阴性。

这型肿瘤对放射治疗敏感，临床Ⅱ期以上的病例预后好于同期内膜癌。

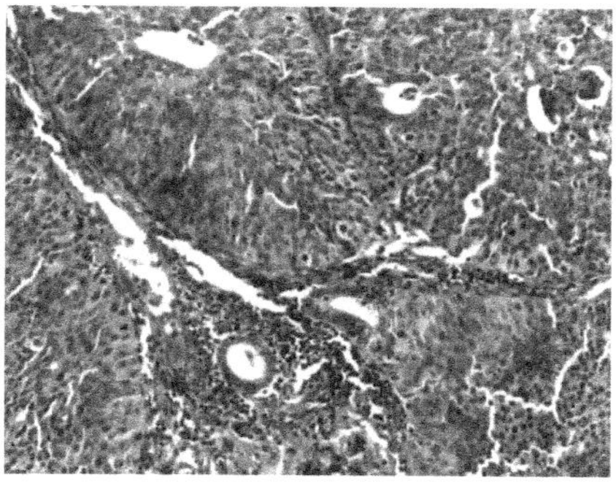

图 4-27　**子宫内膜移行细胞癌**(HE)

8.小细胞癌

子宫内膜的神经内分泌癌包括小细胞型和大细胞型，罕见，发生率不足内膜癌的 1%。形态同宫颈和肺的小细胞癌(图 4-28)，免疫组化神经内分泌标记阳性。肿瘤预后差，Campo 等(1992)收集的 9 例中，6 例 1 年内死于肿瘤广泛转移。

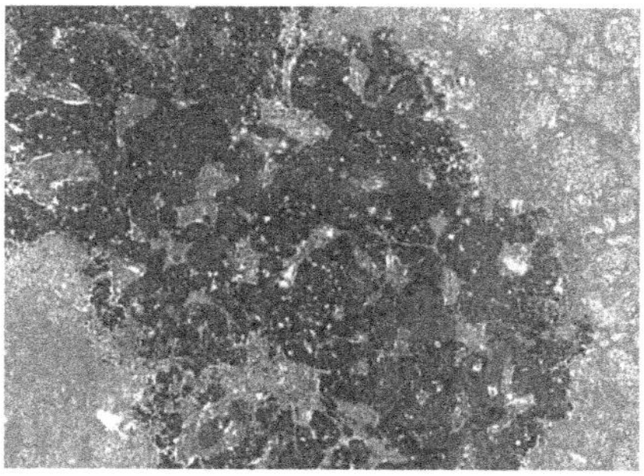

图 4-28　**子宫内膜小细胞癌**

患者 60 岁，绝经后出血，刮宫；患者根治性手术后 1 年复发(HE)

9.未分化癌

未分化癌指缺乏明确鳞状或腺体分化和神经内分泌标记的内膜癌，包括小细胞癌、大细胞癌、多形性癌等，有的伴有横纹肌样分化；发生率约占子宫内膜样癌的 9%，多见于 Lynch 综合征患者。肿瘤可与 1～2 级的子宫内膜样癌合并存在，也可有少量(<10%)神经内分泌分化。免疫组化检查仅有灶性 CK 或 EMA 表达。因为肿瘤的侵袭性强于高级别子宫内膜样癌，不要漏诊。

三、子宫内膜转移性癌

子宫内膜的转移癌少见，主要来自宫颈、乳腺和消化道(图 4-29)，输卵管、卵巢癌转移到内膜罕见(图4-30),通常是在刮宫物或细胞学图片中有小簇孤立的瘤细胞,容易被忽视;还有罕见的转移瘤包括黑色素瘤、肾癌和肺癌。镜下特点主要是肿瘤细胞在正常腺体之间浸润。

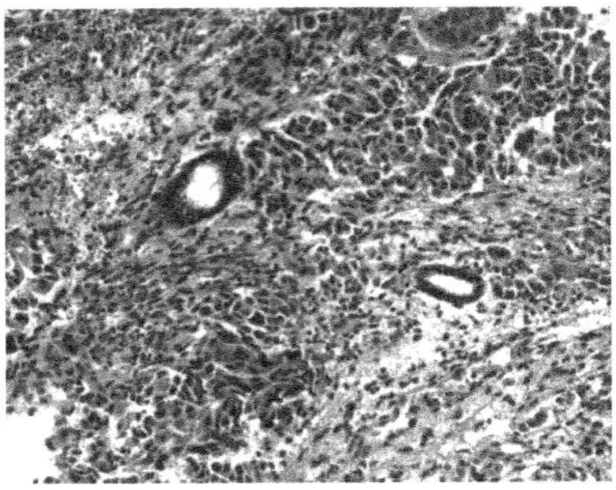

图4-29 子宫内膜转移性乳腺癌

患者71岁,乳腺癌术后12年,因临床血尿就诊;检查输尿管被肿瘤包绕,同时发现子宫弥漫增大,内膜厚1.0 cm;此图为刮宫物,发现萎缩的子宫内膜腺体周围有乳腺癌转移(HE)

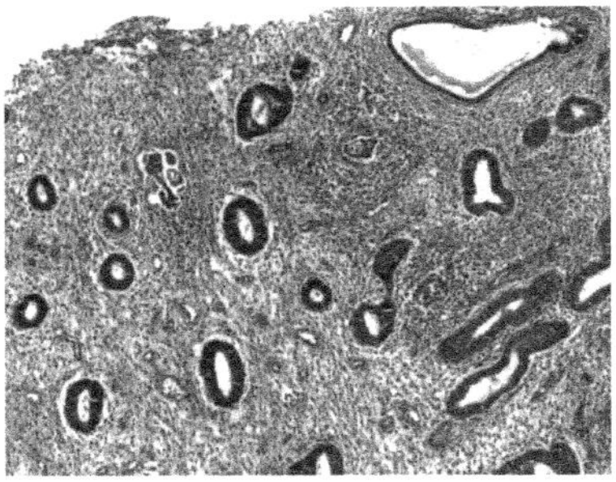

图4-30 子宫内膜转移性输卵管癌

患者48岁,卵管低分化浆液性癌手术切除的子宫,内膜内可见瘤栓(HE)

四、子宫体间叶性肿瘤

(一)平滑肌肿瘤

按组织学图像和生长方式分为普通(经典)组织图像、特殊组织图像和特殊生长方式三大类,各类中均含有良性、恶性潜能不确定和恶性的肿瘤。

典型子宫平滑肌肿瘤的诊断并不困难,但有少数则很难划分良恶性,即使是工作多年的病理医师有时也很难做出鉴别。这些少数肿瘤有的是临床良性,但在形态上具有某些恶性指标,或大体上边界不清楚,或镜下核分裂增多,或核异型性明显;有的是临床恶性,但又具备某些形态上良性指标,如大体形态似良性,或镜下核分裂并不多；也有的肿瘤平滑肌的分化并不明显，需要与间质性肿瘤鉴别。大体上，多数肉瘤的边缘呈浸润性生长，但也有的肌瘤边缘并不规则，甚至向周围肌壁伸延；多数肉瘤质地柔软细腻，有出血、坏死，但也有的肌瘤质软匀细，编织状结构不突出，也有的伴退变、出血、坏死或囊性变。对这些不典型的平滑肌肿瘤的诊断现代病理技术尚无肯定的作用，主要是结合大体充分取材和相应的镜下指标，以及肿瘤的生长方式和患者对生育的要求综合考虑。

镜下观察首先要明确肿瘤是否为平滑肌性分化。有些平滑肌肿瘤可似上皮样或内膜间质样，多取材常能找到与典型平滑肌的移行，免疫组化 Caldesmon、结蛋白弥漫阳性表达可证实平滑肌分化。平滑肌细胞可以缺少典型的嗜酸性、纤维样胞质，形态上很像内膜间质细胞，尤其是有浸润性边缘和（或）血管内生长时，需注意与富细胞性平滑肌瘤、血管内平滑肌瘤和内膜间质结节、低度间质肉瘤的区别。富细胞性平滑肌瘤中有较大的厚壁血管，肿瘤细胞核梭形，成束排列，局部边缘与肌壁有移行，常有较大的人为裂隙（图 4-31）；而间质分化则有网状、丛状薄壁血管，瘤细胞核卵圆、散在分布、结蛋白阴性，有时可见泡沫细胞。应强调结蛋白弥漫强阳性才能证实为平滑肌肿瘤，典型的内膜间质肿瘤可有灶性明确的平滑肌分化或平滑肌肿瘤有内膜间质肿瘤分化，这种混合性肿瘤若有浸润性边缘（图 4-32），则诊断为内膜间质肉瘤。

1.经典平滑肌肿瘤

经典平滑肌肿瘤是最常见的，或称梭形细胞子宫平滑肌肿瘤，诊断标准目前采用组织结构和细胞改变的多项综合指标。其他恶性特点还有浸润性生长、最大径＞10 cm、有明显的坏死、手术时已发现有子宫外蔓延，以及多见于绝经后妇女等，一般很少见于 40 岁以下妇女。肌肉瘤的恶性程度高于癌肉瘤，对于绝经后妇女的初始治疗是全宫和双附件切除。由于肿瘤很少累及卵巢，而且也没有证据显示附件的切除对疗效有影响，对于绝经前的早期患者可以保留卵巢。59 例临床早期平滑肌肉瘤 3 年生存率为 31%，复发的部位多在肺（41%）或盆腔（14%），时间多发生在 2 年以内。

（1）低度恶性组又称不典型平滑肌瘤，可分 3 种情况。①具有低复发率的不典型平滑肌瘤：肿瘤弥漫中、重度异型性，但核分裂＜10/10HPFs，无瘤细胞凝固性坏死；Bell 的 46 例这组病例中仅 1 例术后 2 年盆腔复发，再次手术后带瘤存活 60 个月。②缺少经验的不典型平滑肌瘤：肿瘤核分裂 10～20/10HPFs，有灶性或多灶性中、重度异型性，但无瘤细胞凝固性坏死。Bell 的 5 例这组病例切除子宫后随诊 31～94 个月（平均 59 个月）均无复发，但由于病例数太少，不能估价预后。③低度恶性潜能的平滑肌肿瘤:肿瘤有明确的瘤细胞凝固性坏死,但无异型性,核分裂<10/10HPFs。Bell 的 4 例这组病例中 1 例为临床恶性。

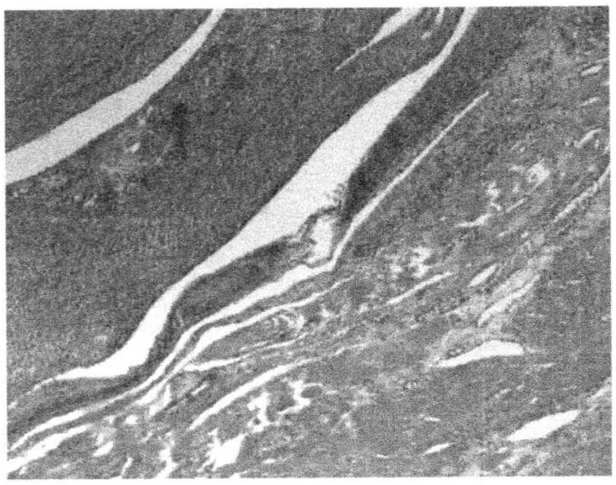

图 4-31　平滑肌肿瘤

富细胞性平滑肌瘤细胞核梭形,成束排列,常有较大的人为裂隙(HE)

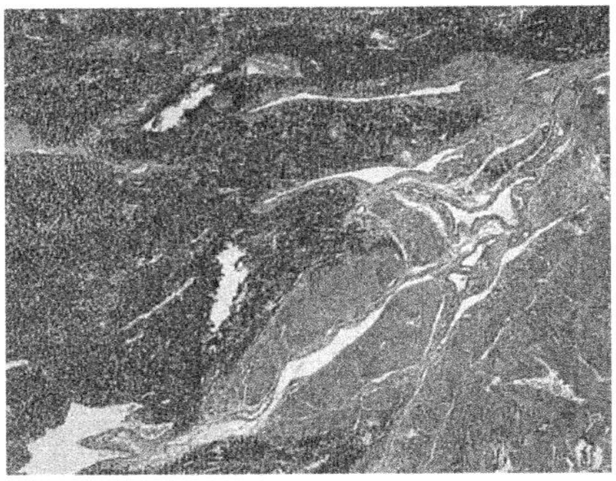

图 4-32　肿瘤边缘的浸润性生长(HE)

(2)不能确定恶性潜能的平滑肌肿瘤:随着认识的深入,这类肿瘤的诊断率会越来越低。总观 Bell 与 Kempson 的 213 例和我们的 42 例诊断困难的平滑肌肿瘤中没有 1 例属于子宫平滑肌瘤。这组肿瘤包括以下几种情况:①肿瘤异型性轻微,核分裂数低,但组织分化不明确;②梭形细胞核异型性突出但核分裂数低,或瘤细胞凝固性坏死形态不典型,不能肯定;③核异型性明显,但核分裂数由于制片或组固定等因素不能明确计数。另外,肿瘤的边缘应注意观察和取材,几乎所有的平滑肌肉瘤都呈浸润性生长,如果一个镜下不典型的平滑肌瘤也呈浸润性生长,则应归类为子宫平滑肌瘤。所谓浸润性生长是指瘤组织插入周围肌层达3 mm以上,或将正常平滑肌包裹成游离的结节。

2.上皮样平滑肌肿瘤

肿瘤细胞形态以上皮样为主,当胞质丰富嗜酸性时常被称作平滑肌母细胞瘤，当胞质透明时又被称作透明细胞平滑肌瘤，实际上，这两种细胞常以某种为主而同时存在。

病理形态：大体上，多数为单发，直径6～7 cm；切面与典型肌瘤相似，但有些则界限不清楚，灰黄色，质地较细软，缺乏编织状结构，有的有出血、坏死。丛状平滑肌细胞肿瘤的特征是网状分支的条索状生长方式，也属于上皮样平滑肌肿瘤。所谓丛状微小瘤通常是体积小(＜1 cm)，仅镜下可见；多在肌层内呈多发性，或在内膜-肌层交界处偶然被发现。上皮样肌肉瘤通常为典型的肉瘤大体特征。

光镜：这类肿瘤的细胞形态为圆形或多角形而不是梭形，核较大而圆，位于中央；细胞成簇或索状分布(图4-33)，常能找到与梭形平滑肌细胞的移行现象；有时细胞核靠近核膜侧，很像印戒状细胞。肿瘤常有玻璃样变而不是坏死(图4-34)。免疫组化和电镜：可证实其为肌源性。纯上皮样平滑肌肿瘤罕见，多数伴随有典型的梭形细胞平滑肌瘤；因此遇见这种肿瘤应多做切片检查，常能在肿瘤的其他部位找出典型的平滑肌灶。上皮样平滑肌肿瘤还可伴有奇形怪状核、静脉内生长或脂肪成分。

由于对这类少见肿瘤的经验有限，很难对其临床过程和生物学行为明确估价。临床恶性的肿瘤占12%～40%，估价预后也用综合指标。与梭形细胞者相似，临床恶性的肿瘤常细胞密集，核异型性，核分裂增多，多有瘤细胞坏死。但核分裂数指标较低，通常(3～4)/10HPFs；异型性有时仅为灶性；因此对这种少见肿瘤常需广泛取材诊断。子宫的恶性上皮样平滑肌肿瘤的临床病程较典型平滑肌肉瘤缓和，文献报道的有转移的病例虽然术后复发，但仍可带瘤存活数年至十余年。Prayson等(1997年)报道的18例中有2例伴奇形怪状核细胞，随诊135、203个月均无复发；另2例上皮样静脉内平滑肌瘤病异型性不明显，核分裂(1～3)/10HPFs，无瘤细胞凝固性坏死，分别随诊64个月和5个月也未见复发；后者需注意不要与上皮样平滑肌肉瘤侵入血管混淆。Kurman和Norris(1976)曾总结26例上皮样平滑肌肿瘤，提出临床预后较好的肿瘤通常呈膨胀性生长，胞质透明，有广泛玻璃样变而无坏死；但由于临床恶性的病例仅3例，并未能提出可信的恶性指标。

鉴别诊断应包括子宫原发或转移性癌、原发或转移性恶性黑色素瘤(无色素型)、胎盘床滋养细胞肿瘤或上皮样滋养细胞肿瘤。前者多能找到典型的腺管或鳞状分化，后两者均有特异的免疫组化表达，以及滋养细胞在肌束间的浸润性生长等。另外，多发性微小丛状瘤还需与分化好的内膜间质肉瘤鉴别。虽然后者也可伴丛状生长图像，但瘤细胞卵圆形，胞质少，免疫组化结蛋白阴性，并侵入血管内生长。

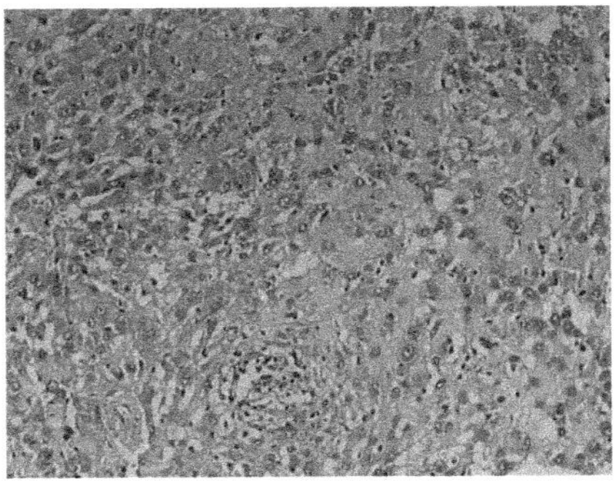

图 4-33　**上皮样平滑肌肿瘤细胞**

为圆形或多角形而不是梭形，核较大而圆，位于中央；细胞成簇或索状分布（HE）

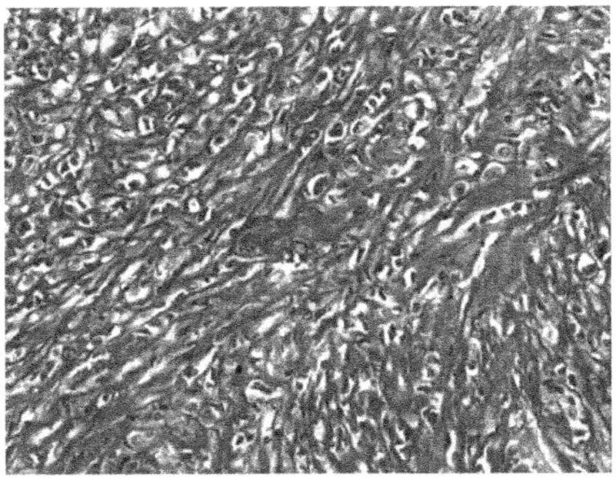

图 4-34　**上皮样平滑肌肿瘤伴有玻璃样变**

不确定恶性潜能的上皮样平滑肌肿瘤的诊断是以具有下列两项者为标准：①肿瘤体积＞6 cm；②核分裂＞4/10HPFs；③中、重度细胞异型性；④瘤细胞凝固性坏死。只有那些体积小、界限清楚、无坏死、无核异型性和无核分裂的纯上皮样平滑肌肿瘤才能考虑为良性。

3.多形性平滑肌瘤

少数平滑肌瘤以较多或很多奇形怪状的、多分叶或多核的、深染的细胞核，有时核内可见嗜酸性假包涵体的瘤巨细胞为特征，又被称作不典型或共质体肌瘤。多见于生育年龄妇女，绝经后妇女少见。在 Downes 和 Hart(1997)的 24 例材料中平均年龄 40.7 岁。

病理形态：病理特点是肿瘤的大体形态与镜下形成巨大反差，即大体同普通肌瘤，质硬、编织状，边界清楚；但镜下肌瘤中有较多奇形怪状核的瘤巨细胞，呈灶性、多灶性甚至弥漫分布。

大体：肿瘤通常较小，多数（83%）<5.5 cm，约 2/3 同时伴有典型肌瘤；切面与典型的肌瘤相似，肿瘤边界清楚，无血管内生长；富细胞的肿瘤质地较软，略呈棕黄色；少数可有出血、水肿和缺血性坏死。

光镜：高度异型的细胞很像肌肉瘤（图 4-35），并且可有不正常核分裂；病变呈灶性、多灶性或弥漫分布。与肉瘤不同的是核分裂少，无凝固性坏死。肿瘤通常富于细胞并伴有透明变性；有的肿瘤内可见血管内膜纤维素样变性，有人推测可能与奇形怪状核的形成有关，但尚有待于进一步证实。重要的是诊断时别把透明变性区域视为肿瘤性坏死，把退变固缩的细胞核视为核分裂而造成误诊。

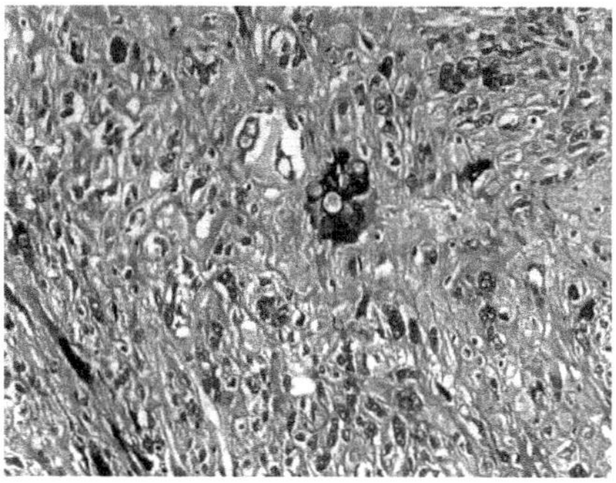

图 4-35 多形性平滑肌瘤

患者 40 岁，子宫后壁外突性肿物，直径约 6 cm，边界清楚，切面浅粉色，编织状，质韧；镜下瘤细胞高度异型性（HE）

Downes 和 Hart（1997）的 24 例材料中，核分裂多数为（2～5）/10HPFs，1 例高达 7/10HPFs，3 例无核分裂，3 例有个别异常核分裂；1 例有透明坏死，但均无瘤细胞凝固性坏死；20 例切除子宫和 4 例剔除肌瘤后随诊平均 11 年（≥5 年占 83%，≥10 年占 58%）均无复发，保留子宫的 4 例中 1 例妊娠并生育。在 Bell（1994）研究的 43 例随诊 2 年以上的这类病例中，有 1 例（2%）临床恶性，认为应命名为“具有低度复发率的非典型平滑肌瘤”。还有学者收集 51 例材料，30 例弥漫性异型性，21 例多灶性异型性；其中 12 例伴缺血性坏死；核分裂均<1/10HPFs。肿瘤边界清楚，平均直径 6.8 cm（0.7～14 cm）。患者平均年龄 42.5 岁（21～72 岁）；平均随诊 42 个月。切除子宫治疗的 34 例中，32 例无复发；1 例术后 87.5 个月腹膜后复发，1 例死于其他疾病。肌瘤剔除治疗的 17 例中，2 例术后切宫发现残留肿瘤，1 例因残留病变再次剔除肌瘤。这些材料证实肿瘤的复发率低（<2%），剔除治疗后应随诊除外局部残留病变复发。诊断肉瘤的标

准是同时伴有核分裂＞10/10HPFs 或瘤细胞凝固性坏死，若核分裂＞5/10HPFs，但有不正常核分裂或浸润性边缘，最好归属交界性肿瘤。目前的治疗是保守的手术即可以保留生育，对于已经完成生育的或病理形态不典型的患者最好切除子宫以进一步明确肿瘤的边界清楚。

4.黏液性平滑肌肉瘤

病理形态：肿瘤富于黏液，半透明状（奥辛蓝或胶性铁阳性），细胞成分少。瘤细胞呈星网状、双极的或裸核，胞质很少；在细胞较丰富的区域寻找到成束的、有嗜酸性胞质的、典型梭形平滑肌细胞具有诊断意义。

黏液性肌瘤的体积较小，边界清楚，镜下常有典型的平滑肌瘤区域，细胞小而一致，无核分裂及异型性。

黏液性平滑肌肉瘤由 King 等（1982）首先报道并命名；肿瘤切面呈胶冻状，肉眼上似乎境界较清楚，但镜下为成片弱嗜碱或嗜酸的黏液中有散布的星网状瘤细胞，很像软组织黏液样恶性纤维组织细胞瘤；有核异型，核分裂（0～2）/10HPFs。肿瘤常含有少量非黏液区，核异型和核分裂较明显，有梭形平滑肌肿瘤的细胞和结构特点。瘤组织呈岛状、舌状侵入肌壁（图 4-36）或肌层血管内。一个黏液性平滑肌肿瘤若具有明确异型性、坏死、浸润性生长或有核分裂这几项任何一指标时均应考虑恶性。

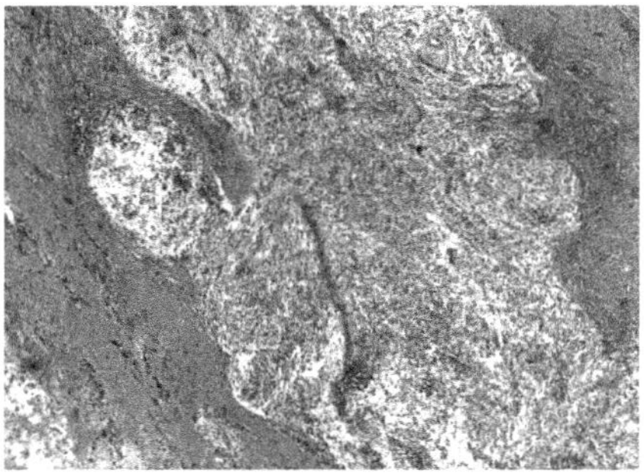

图 4-36　子宫黏液性平滑肌肉瘤的镜下

很像黏液样恶性纤维组织细胞瘤，浸润性生长（HE）

鉴别诊断：形态上需与平滑肌瘤较常见的水样变性、较少见（3%～13%）的黏液样变性和黏液样子宫内膜间质肿瘤鉴别。前者在水肿的结缔组织中有索状、丛状的平滑肌细胞和管壁增厚及玻璃样变的大小血管，而不是星网状幼稚间叶细胞，细胞形态温和（图 4-37），水样变性特染奥辛蓝或胶性铁阴性，当其延伸入周围肌壁时不要误认为黏液性平滑肌肉瘤的浸润。平滑肌瘤的黏液变性多为局部黏液样物中有瘤细胞稀疏其间，缺乏幼稚的间叶和浸润性生长。与黏液样子宫内膜间质肿瘤的鉴别主要是后者仍保留有特征性的小血管网和免疫组化 Caldesmon 阴性。

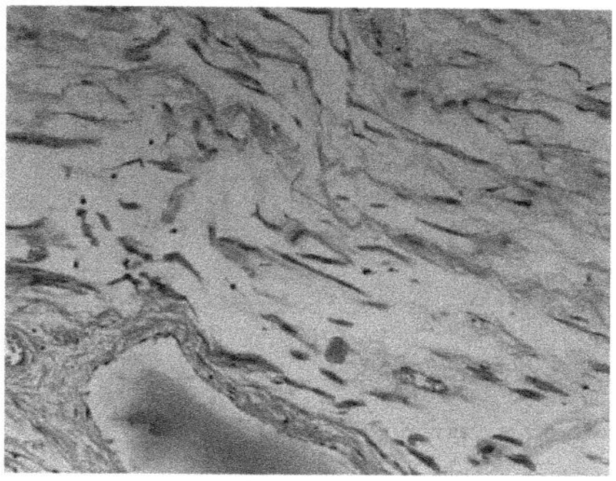

图 4-37　子宫平滑肌瘤水样变性(HE)

5.明显血管内生长的间叶肿瘤

明显血管内生长的间叶肿瘤主要包括静脉内平滑肌瘤病、低度子宫内膜间质肉瘤和罕见的血管内腺肌瘤病苗勒管腺纤维瘤等。非肿瘤性病变如腺肌症和经期内膜组织也可偶见于血管内。

病理形态：组织学上呈多发的圆形、多角形或匐行的瘤组织在肌层内由血管腔形成的裂隙包绕，腔隙衬有内皮细胞，肿瘤局部可与血管壁相连。须注意勿将切片的人为裂隙、肌瘤结节周的水样变性和肿瘤压迫的周围血管错认为在血管内生长。肿瘤分化程度的评估标准与非血管内生长者相同。

(1)静脉内平滑肌瘤病：以多发性、组织学良性的平滑肌瘤却具有类似恶性肿瘤生长方式即在肌层或宫旁静脉内生长为特征，有远期复发倾向。肿瘤组织可能来源于子宫的静脉血管壁平滑肌细胞或子宫平滑肌瘤向静脉内生长，细胞遗传学研究推测肿瘤是来源于有某些特殊的基因改变从而使之具有静脉内生长能力的平滑肌细胞。

大体上，子宫不规则增大，常伴有多发性肌瘤结节；肿瘤的边界不清楚，在肌壁或宫旁血管内可见索状、结节状肿物。镜下为普通平滑肌瘤，也可以有各种亚型；一个特点是边缘常有向静脉内突出的倾向(图 4-38)。除了血管内生长外，肿瘤还可弥漫增生与受累的血管肌壁融合，并常见玻璃样变和水肿；有时肿瘤形成丰富的厚壁血管和不规则扩张的管腔，呈血管瘤或血管畸形样图像；平滑肌瘤的各种亚型图像均可在静脉内平滑肌瘤病出现。当血管内生长的瘤组织微小仅限于子宫内时称“平滑肌瘤伴血管浸润”为宜。肿瘤可沿盆腔静脉蔓延到达下腔静脉和心脏，有时转移至肺可称作“良性转移性平滑肌瘤或低度平滑肌肉瘤”。与平滑肌肉瘤侵入血管的区别是用最严格的核分裂标准。若核分裂＞5/10HPFs，尽管无坏死和异型性也属恶性潜能未确定的肿瘤；若同时有明确的异型性或坏死则直接诊断肉瘤。与淋巴管内平滑肌瘤病区别是后者属于“PEComa”家族，免疫组化 HMB45 阳性。

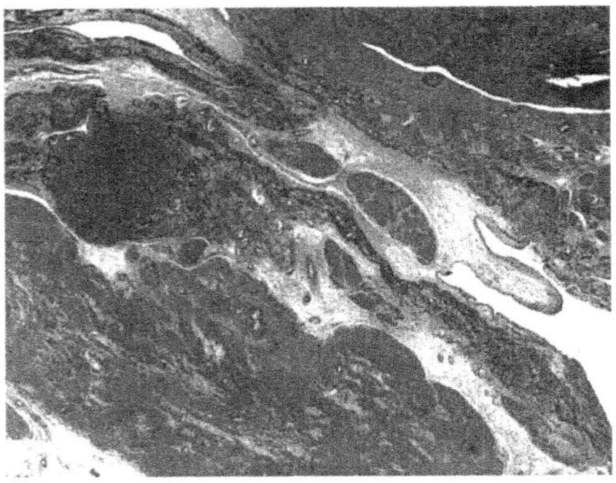

图 4-38　子宫静脉内平滑肌瘤病

患者 39 岁，发现肌瘤伴尿频 2 个月；术中见子宫后壁近宫底处肌层内肌瘤，直径 7 cm；镜下在肿瘤（右上）周围可见受累的不规则血管（HE）

（2）低度子宫内膜间质肉瘤：侵入血管的肿瘤组织与静脉内平滑肌瘤病不同，瘤细胞呈一致的卵圆形，胞质少，弥漫分布而不成束；还有特征性螺旋动脉样血管，免疫组化一般没有肌源性表达。对分化不十分明确的病例，由于静脉内平滑肌瘤病相对少见，最好归入低度子宫内膜间质肉瘤。

（3）苗勒腺纤维瘤：也可偶见在静脉内生长，但肿瘤有明确的腺管结构。少数腺肌症可累及局部血管，但周围肌层有典型腺肌症改变。

6.其他罕见平滑肌肿瘤

少数平滑肌肿瘤可含异源性成分，如脂肪、骨骼肌、软骨或骨等。平滑肌肿瘤还可含丰富的淋巴细胞、嗜酸性粒细胞、造血细胞、组织细胞或破骨样巨细胞。有的平滑肌肉瘤中有黄色瘤细胞。

（二）子宫内膜间质肿瘤

少见。绝大多数来源于子宫，极少数可在子宫外原发，可能来自异位的子宫内膜。这类肿瘤分类为子宫内膜间质结节和子宫内膜间质肉瘤，前者仅占不足1/4；后者又再分为低级别和高级别，或称子宫内膜间质肉瘤和未分化子宫内膜肉瘤。

1.子宫内膜间质结节

临床上75%为绝经前妇女,平均年龄47岁。临床主要表现为阴道出血,约10%的患者无症状而因其他原因切除子宫时偶然发现。

大体:间质结节呈膨胀性生长,通常体积较小,4～5 cm,但也可达15 cm;肿瘤可位于内膜也可在肌层,呈息肉或界限清楚的结节状;切面棕黄色,实性,偶见多发性或囊性;边缘也可略不规整,是挤压而不是侵入肌层;很少累及宫颈。

光镜:形态似增殖期子宫内膜间质。有时细胞可呈上皮样或性索样排列,极少数可有蜕膜样变、成簇泡沫细胞、微囊结构或小灶性坏死钙化,大约10%有小灶性平滑肌分化。

鉴别诊断:间质肉瘤与间质结节的区别是边缘浸润性生长,这在刮宫物诊断时是不能区别的。确立诊断需要切除子宫,在肿瘤周边与肌层交界处充分取材证实(图4-39)。对希望保留生育的妇女可经宫腔镜局部切除肿瘤,但要剔除少量肿瘤周围的内膜或肌壁组织,证实诊断无误并切除干净。

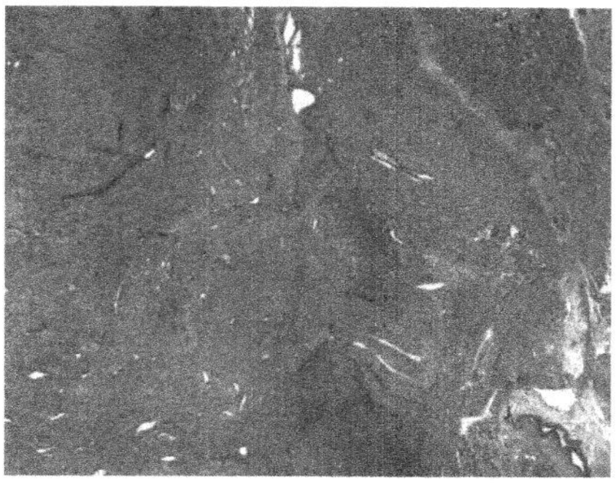

图4-39　子宫低级别内膜间质肉瘤

患者54岁,肌层内淡黄色质中结节,直径5 cm;镜下肿瘤边缘浸润(HE)

2.子宫内膜间质肉瘤

发生率占子宫肉瘤的20%,但发病年龄早于其他子宫恶性肿瘤,50%以上为绝经前妇女,少数见于年轻或未婚的妇女。有的患者有接受过放射治疗或因乳腺癌用他莫昔芬的病史。临床主要表现为阴道出血,少数是在检查时发现肿物已从宫颈口脱出,极少数就诊时已有腹腔或肺转移。

病理形态:间质肉瘤的特点是浸润性生长,大体上表现为3个主要方式:①肌层弥漫增厚,没有明确的瘤块。②棕-橘黄色、质软的瘤结节。③也是最常见的,在肌壁内多数融合成团、界限不清的条索和小结节;分化较差时呈柔软细腻的息肉状突入并充满宫腔,常有出血、坏死。

低级别子宫内膜间质肉瘤比高级别子宫肉瘤多见，二者的鉴别很重要。前者病程缓和，对孕激素治疗敏感，临床Ⅰ期患者 5 年、10 年生存率为 98%、89%，肿瘤扩散后积极治疗仍可较长期存活；而后者侵袭性较强，对激素治疗无反应，多数病例 2～3 年后复发死亡。

形态上，低级别子宫内膜间质肉瘤的特点是保留子宫内膜间质细胞的分化和特征性的小血管（图 4-40），瘤细胞分化好，类似于增殖期的内膜间质，形态一致，没有明显异型性、坏死，核分裂较少，肿瘤呈指状插入浸润周围肌壁和进入血管内（图 4-41）；而高级别子宫肉瘤不具有这些内膜间质细胞的特点，细胞的异型性突出，呈巢状、弥漫浸润性生长，取代和破坏周围肌壁，常有出血、坏死；尽管后者的核分裂数通常较高，但核分裂计数对二者的鉴别并无决定性意义。

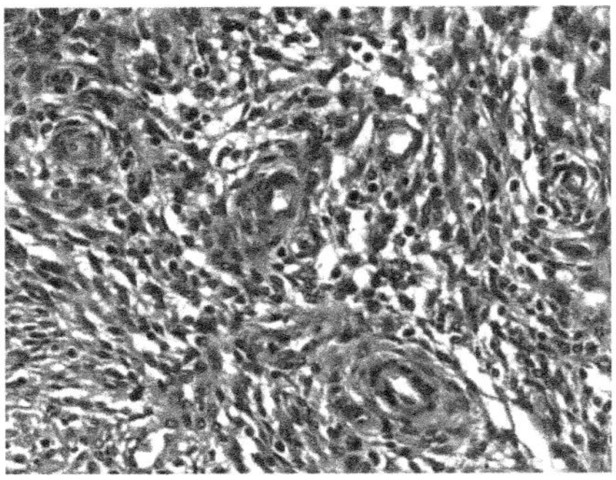

图 4-40　低级别子宫内膜间质肉瘤(1)
保留子宫内膜间质细胞分化和特征性小血管（HE）

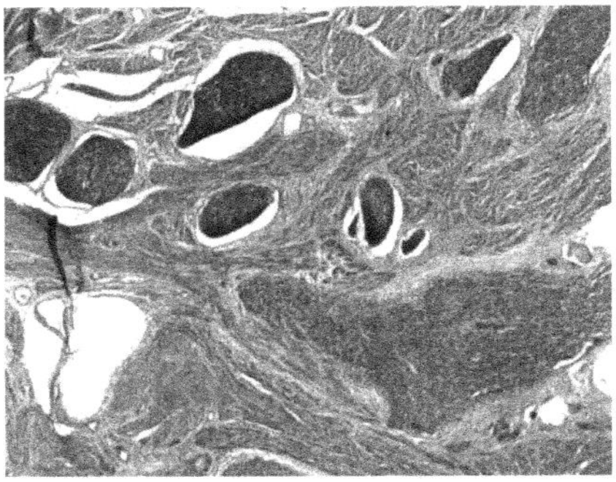

图 4-41　低级别子宫内膜间质肉瘤(2)
呈“指状”插入周围肌壁和血管内（HE）

具有子宫内膜间质分化的肿瘤细胞无论在光镜、电镜还是免疫组化水平上均与增殖期子宫内膜相似，也同时具有多种分化潜能；当后者成为肿瘤的主要图像时，常给诊断造成困难。这些低级别的肉瘤可以呈纤维黏液样图像，有时含透明粉染的骨样胶原基质（图 4-42），这种基质丰富成片时很像玻璃样变的肌瘤；少数子宫内膜间质肉瘤含有灶性泡沫细胞、蜕膜样变、透明细胞变、横纹肌样或平滑肌分化；还可有灶性或广泛的上皮或性索样分化，形成梁索状和小管状，甚至乳头状结构（图 4-43），免疫组化呈上皮-肌样表达，如 actin、CD99、Inhibin、keratin 均可呈阳性表达。有的肿瘤伴广泛平滑肌或肌成纤维细胞分化，免疫组化 CD10 可以呈阴性表达，与平滑肌或纤维肉瘤的鉴别是后者异型性更突出，并常有出血、坏死和弥漫浸润，而前者分化好，周围呈“指状”浸润性生长。无论是子宫内膜间质结节，还是高级别或低级别的子宫内膜间质肿瘤，都可以伴有上述各种分化，多取材通常能找到典型的内膜间质痕迹，对肿瘤有诊断意义。有时肿瘤内还可偶见子宫内膜样腺体，甚至有异型性；当腺体增多、管腔扩张、腺管周围出现密集的“间质细胞套”时则称“腺肉瘤”；若异型的腺体成分明显增多时则称“癌肉瘤”。

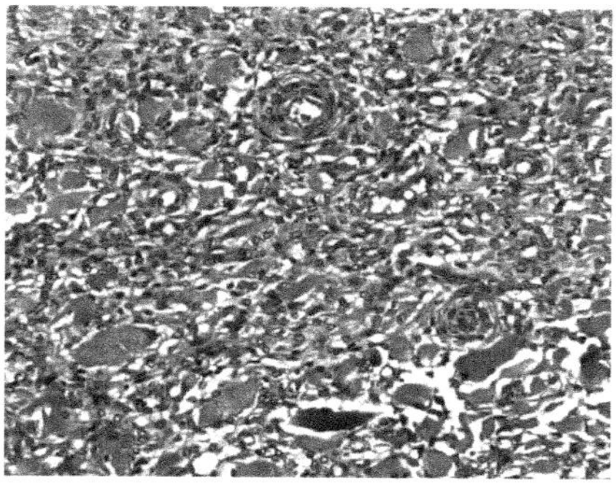

图 4-42　低级别子宫内膜间质肉瘤含少量骨样胶原基质(HE)

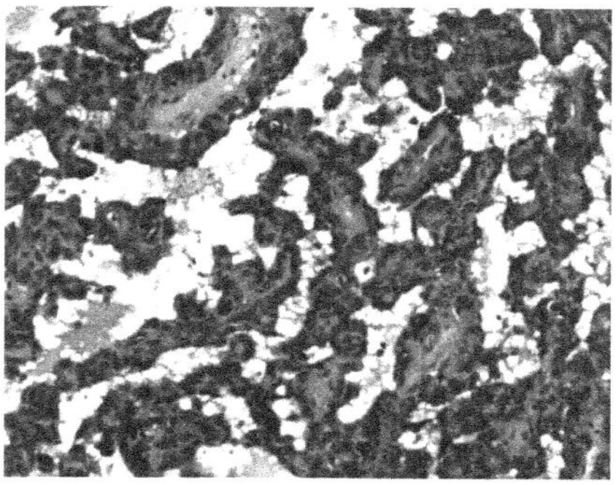

图 4-43　子宫内膜间质肿瘤呈乳头状分化(HE)

鉴别诊断还应注意有些腺肌症可以累及脉管内，特别是绝经后的妇女，腺体成分很少，镜下很像分化好的子宫内膜间质肉瘤，但肉眼没有明确的肿块，多取材切片通常能找到萎缩的腺体。转移性小细胞肿瘤如淋巴瘤、白血病、乳腺小叶癌等也可累及子宫，这些肿瘤呈更弥漫性浸润，细胞异型性更明显，而没有小螺旋动脉结构，不难与子宫内膜间质肉瘤区别；而与未分化的子宫间质肉瘤的鉴别常需特异的免疫组化标记协助确诊。

(三)子宫内膜间质-平滑肌肿瘤

很少见，以往又称间质肌瘤。诊断要求两种成分的比例均占 30％以上，因为这两种肿瘤可有少量相互分化。

组织学特点包括：①似典型平滑肌瘤样的成束的平滑肌纤维；②中心玻璃样变的小结节(图 4-44)；③巢、片状内膜间质与平滑肌成分，二者可有移行或界限截然。

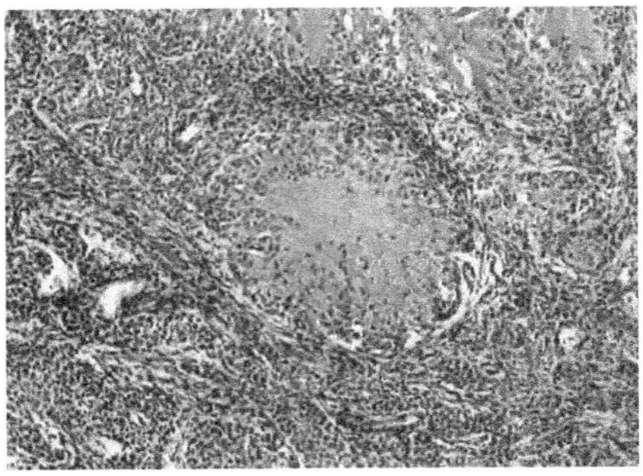

图 4-44 子宫内膜间质-平滑肌肿瘤(HE)

Oliva 等(1998)报道的 15 例这类肿瘤病例中,7 例患者随诊 1 年以上,6 例临床良性,1 例浸润性生长的肿瘤术后 4 年复发为典型的间质肉瘤。而在 Schammel 等(1999)的 38 例病例报道中,16 例为浸润性生长,其中 3 例术中见子宫外扩散和(或)术后复发,其复发瘤的成分为平滑肌、间质或仍为二者混合分化。目前多数学者认为,为了更好指导临床治疗,应将浸润性生长的肿瘤命名为子宫间质肉瘤伴平滑肌分化。

(四)其他子宫间叶性肿瘤

其中相对常见的是腺瘤样瘤,通常是切除子宫时偶然发现,位于子宫浆膜或肌层内,很像平滑肌瘤,多数体积较小,偶有巨大或囊性的病例报道(图 4-45);镜下为小腺样排列的间皮细胞和增生的平滑肌。

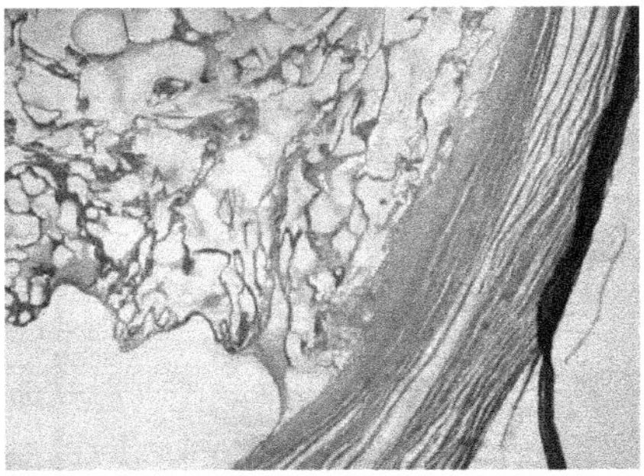

图 4-45 子宫囊性腺瘤样瘤的囊性区域(HE)

原始神经外胚叶肿瘤(primitive neuroectodermal tumor,PNET)虽然罕见于女性生殖系统,但需要注意与分化差的内膜癌或肉瘤鉴别。在女性生殖系统,子宫的 PNET 发生概率次于卵巢,目前大约有 39 例报道。这些患者多数年长(>50 岁),<20 岁者仅 4 例;临床多数表现为阴道出血,通常手术时已>Ⅰ期,多数患者诊断后 5 年内死亡。形态上表现为原始型或伴有不同程度神经外胚层分化如纤维样背景或 rosettelike 结构；部分病例伴随内膜癌、肉瘤、癌肉瘤或腺肉瘤成分。与子宫内膜癌的区别是免疫组化缺乏弥漫性上皮表达（CAM 5.2、EMA、AE1/AE3）而神经外胚层分化表达（Nestin、NF、SYN、NeuN、CD99）阳性2项以上。多数病例缺乏 EWSR1 重排，提示可能本质上有别于经典的外周型PNET。

横纹肌肉瘤包括发生在青年的胚胎型横纹肌肉瘤、发生在中老年的多形性横纹肌肉瘤和少数腺泡状横纹肌肉瘤。这些肉瘤亦像中胚叶混合瘤那样形成大的息肉状肿物充满宫腔，并常突至宫颈口外和侵犯肌层，偶尔可限于肌层。年轻妇女宫颈的横纹肌肉瘤的预后比婴幼儿阴道葡萄状横纹肌肉瘤好。妊娠妇女宫颈、阴道和外阴可长一种息肉，内含奇形怪状的细胞形（如横纹肌母细胞），这种息肉称为葡萄状假肉瘤。它与真正的葡萄状横纹肌肉瘤的区别是假肉瘤细胞成熟，无新生层，无横纹肌母细胞。

子宫肉瘤还有软组织腺泡状肉瘤、恶性纤维组织细胞瘤、恶性横纹肌样肿瘤和血管肉瘤等。横纹肌样肿瘤的形态与肾内所见相同，瘤细胞为圆形或卵圆形，核位于细胞中央或偏于一侧；胞质丰富嗜酸性，胞质内有玻璃样小球；电镜下这种小球内含漩涡状中间微丝。免疫组化显示波形蛋白和低分子量 Cytokeratin 阳性。瘤细胞粗看像肌母细胞，所以最初称为横纹肌肉瘤样肿瘤，但瘤细胞无横纹，免疫组化显示横纹肌的标记如 myoglobin 和 muscle actin 均阴性。子宫或宫颈原发性血管肉瘤极罕见，至今文献上仅 13 例报道；患者年龄 17～75 岁，但大部分为绝经期或绝经后妇女。临床症状为严重的阴道出血、贫血、消瘦和盆腔包块，子宫增大，肿瘤 5～29 cm 平均 13 cm；免疫组化 CD31、CD34、F8 均（+），SMA 和结蛋白（－），有上皮样病变处 CK（+），临床预后差，多数在 1 年内死亡。

此外，恶性纤维组织细胞瘤、脂肪肉瘤、骨及软骨肉瘤和外周原始神经外胚层肿瘤等，均有个案报道。

五、子宫体上皮-间叶混合性肿瘤

子宫体上皮-间叶混合性肿瘤含上皮和间叶两种成分，分类为腺纤维瘤、腺肉瘤、癌纤维瘤和恶性中胚叶混合瘤；后者又称苗勒癌肉瘤，近年的研究认为是一种特殊类型的子宫内膜癌，又称作肉瘤样癌或化生性癌。大体上，几乎所有子宫上皮-间叶混合性肿瘤都是在宫腔形成息肉样的肿块，苗勒腺纤维瘤和腺肉瘤通常实性、光泽，含裂隙和囊腔；恶性苗勒混合瘤（malignant mixed Müllerian tumor，MMMT）则质脆、出血、坏死，有时含砂粒或半透明区域，切片为骨或软骨成分，常浸润性生长。这类肿瘤可以混合存在，有时刮宫材料并不能表达肿瘤的全貌，需切除子宫充分取材后确诊。子宫癌纤维瘤仅有个例报道。

(一)苗勒腺纤维瘤和腺肉瘤

腺肉瘤多见于绝经后妇女，但有约 1/3 可发生于绝经前妇女(包括青少年)。最常见的症状为阴道出血伴下腹部疼痛，子宫增大。

大体：肿瘤最常见的部位是宫底，也可发生在子宫下段或宫颈，少数可以发生在卵巢、输卵管、阴道或盆底腹膜。发生在子宫的病变呈广基息肉状肿物充塞宫腔，并可突至宫颈口外；分化好的肿瘤只限于内膜而不累及肌层。肿瘤切面实性，部分呈海绵样，白色至棕褐色，有大小不等充满水样或黏液样物质的囊腔。腺肉瘤约 1/4 可侵入肌层，腺纤维瘤仅有侵入肌层和血管的个例报道。

光镜：腺纤维瘤与腺肉瘤的区别，注意观察间质成分的特点和后者分化的多样性；特别强调的一个特点是，腺肉瘤的良性或增生的腺体成分，结构上呈裂隙状，很像乳腺的叶状肿瘤；也可呈乳头状突入管腔，或呈大小不等的囊状结构，约 10%的腺肉瘤的腺体成分可不规则分支。腺肉瘤特征性的腺体周围的“套袖状间质”图像有时可能并不明显，而表现为腺体周围的水肿带，使得细胞成分反而减少。

鉴别诊断：腺纤维瘤与腺肉瘤的鉴别主要是后者腺体周围的“袖套样”结构(图 4-46)，目前以核分裂 2/10HPFs 为界，但也有的临床恶性的肿瘤仅有细胞异型性而核分裂并不明显，很容易被忽略为良性，免疫组化 Ki-67 常环腺管周围呈表达有助于识别。由于腺肉瘤的典型肉瘤区域可以仅呈灶性分布，诊断腺纤维瘤时必须充分取材后才能除外恶性。

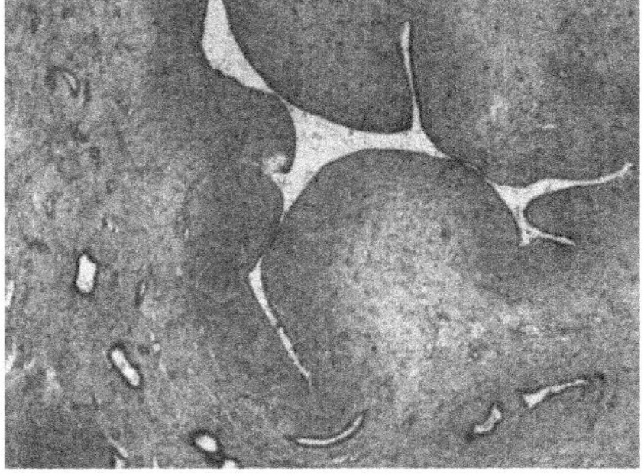

图 4-46　子宫腺肉瘤的裂隙状腺体及其“袖套样”的富细胞性间质(HE)

腺肉瘤需与子宫内膜样息肉相鉴别。良性的息肉有时可见间质细胞较丰富或有异型性；但任何子宫息肉，若伴有突出密集膨胀的间质成分伴核分裂、不规则分支裂隙样腺体结构及其周围的间质“袖套”或形成有叶状图像的突入腺腔内间质乳头，则应诊断腺肉瘤。

腺肉瘤与MMMT的鉴别也很重要。MMMT的上皮成分细胞和结构的异型性均很明显，弥漫分布，常伴鳞化；其肉瘤成分的分化也较腺肉瘤更差。腺肉瘤的腺体为良性或有增生，没有或偶见突出的上皮异型性；其肉瘤成分通常分化较好。另外，MMMT的间质成分通常与上皮有移行，因其本质是化生性癌。

腺肉瘤还需与子宫内膜间质肉瘤和子宫未分化肉瘤鉴别。后二者浸润内膜时，少量残留的腺体很像混合性苗勒肿瘤，但腺体仅在肿瘤的周边分布，腺管周围也没有密集的肿瘤细胞套。

（二）非典型息肉样腺肌纤维瘤（atypical polypoid adenomyofibroma，APA）

非典型息肉样腺肌纤维瘤又称非典型息肉样腺肌瘤或腺肌瘤样息肉，由Marur(1981)首先报道并命名，是一种少见的子宫局灶性息肉样病变。目前认为其发病因素与Ⅰ型子宫内膜癌相似。多见于生育年龄妇女，平均年龄39岁，偶见于Turner综合征服用雌激素治疗的患者。

大体：呈孤立的息肉样，常位于宫底或子宫下段，也可见于宫颈。

镜下：以混合双向存在的腺体和间质增生为特征，间质成分包括平滑肌、纤维组织和子宫内膜间质。上皮和间质成分所占的比例从宽带状富细胞的肌成纤维细胞的间质中仅见散在成簇的腺体到密集繁复分支的腺体之间仅存纤细的纤维肌束。腺体的结构与复合增生相似，同时有细胞的异型性（图4-47），几乎都伴随明显的成熟或不成熟的鳞化；间质成分actin和（或）结蛋白阳性。

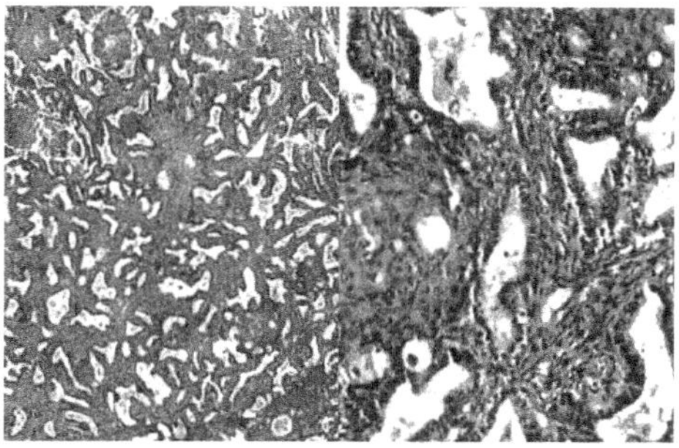

图4-47 非典型息肉样腺肌纤维瘤

（左）非典型子宫息肉样腺肌纤维瘤的双向成分（HE）；
（右）高倍镜下腺上皮有异型性（HE）

在Longacre等研究的55例临床病理材料中，25例腺体结构高度复杂，形态类似于分化好的癌，其中4例经保守治疗后妊娠并正常生育，12例切宫后2例发现有浅肌层浸润。而腺体结构低度复杂的27例中，21例切宫后均未见肌层受累，从而提出将具有高度复杂的腺体结构、占病变的面积达30%以上的APA称作“有低度恶性潜能的非典型息肉样腺肌纤维瘤”，以提示病变有局部侵袭性和复发的可能性。但临床病程进展缓和，经随诊（平均25.2个月）所有病例均健在；虽然治疗不彻底可病变持续或复发，目前尚未见发展为深肌层或子宫外病变的报道。对希望保留生育的妇女可以保守治疗和随诊观察。

鉴别诊断：本病在切除子宫的标本诊断并不困难，但在刮宫物中，由于组织中有较多肌纤维成分，应注意不要误诊为肌层浸润性癌。鉴别的要点是，与子宫壁细长的平滑肌束不同，本病的肌成纤维细胞为短梭形，排列紊乱无序，细胞核较活跃，胞质较少且嗜酸性不如正常平滑肌明显。另外，宫颈内膜腺癌也含丰富的纤维间质，在伴有子宫内膜样分化时可以很像APA，但一般不伴有明显鳞化。

（三）恶性苗勒混合瘤

发生率约占子宫恶性肿瘤的5%。目前世界卫生组织将其命名为子宫癌肉瘤，但由于肿瘤可有异源性成分，习惯上仍称恶性苗勒混合瘤。预后主要与肿瘤的分期相关。尽管MMMT传统上归类于子宫肉瘤，其本质是化生性高级别癌。肿瘤的上皮和间叶成分均有Cytokeratin和波形蛋白表达，免疫表型证实二者为同克隆来源；而且发病因素和转移的方式也与子宫内膜癌相似，通常是经过淋巴道转移至淋巴结而不像子宫肉瘤血行播散。因此，是肿瘤上皮的分化程度决定着其生物学行为，若肿瘤含高度恶性的癌，如浆液性或透明细胞性癌，则转移率较高；而与肉瘤的分化及其是否合并有异源性成分无直接关系，尽管大多数MMMTs的癌性和肉瘤性成分均分化较差。

病理形态：肿瘤由内膜长出，常形成广基息肉状肿物突入充满宫腔，并可伸至宫颈口外。偶尔可多中心性，形成2个或多个外生性肿瘤突入宫腔。肿瘤表面光滑或有糜烂和溃疡，质软，切面鱼肉状，有出血、坏死和囊性变。如有骨和软骨成分则该处质硬或沙砾感。肿瘤不同程度地侵犯肌层，1/3以上可侵入深肌层，并可累及宫颈。

光镜：为混合分布的恶性上皮和间叶成分（图4-48）。癌性成分多为子宫内膜样或浆液性分化，但也有黏液性、透明细胞、鳞状分化或混合性；肉瘤性成分多为梭形细胞，异源性分化包括横纹肌肉瘤、软骨肉瘤、骨肉瘤或脂肪肉瘤。免疫组化表达：上皮成分CK、EMA弥漫强阳性和程度不等的波形蛋白阳性；间叶成分波形蛋白弥漫阳性，有时伴MSA、SMA阳性和灶性CK、EMA阳性。

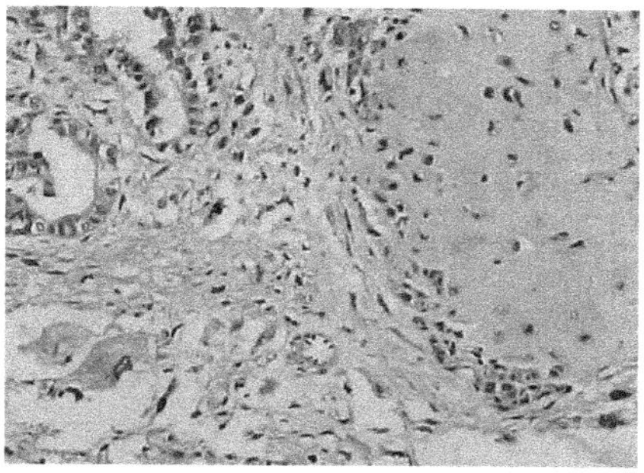

图 4-48　子宫癌肉瘤中的腺癌和软骨肉瘤成分(HE)

第三节　输卵管肿瘤

一、良性肿瘤及瘤样病变

(一)Walthard 细胞巢

在输卵管浆膜面可见单发,偶为多发的小结节状病变,有时临床误诊为转移性瘤结节。结节由扁平到立方样复层细胞构成,有时似复层上皮巢(图 4-49)。一般无角化及明显细胞间桥分化。有时上皮巢中有柱状上皮被覆腺腔样结构,似 Brenner 上皮巢。

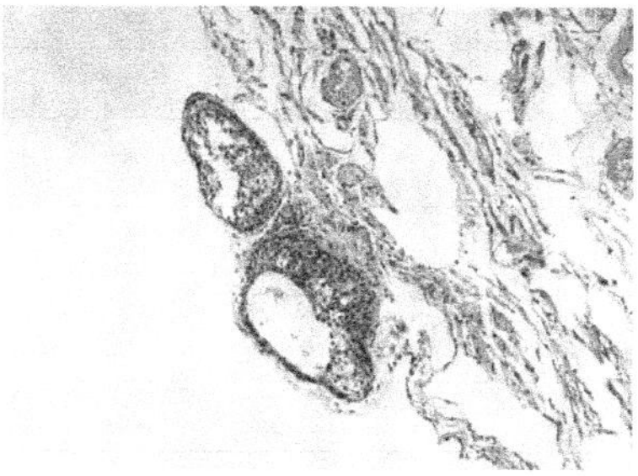

图 4-49　输卵管浆膜的 Walthard 细胞巢(HE)

(二)峡部结节状输卵管炎

这是一型特殊的慢性输卵管炎,临床可伴有不孕或异位妊娠。常为双侧性病变,在子宫角输卵管峡部有界限清楚的结节状肿瘤样病变形成。光镜下间质纤维肌组织增生,肌纤维组织之间为小囊状扩张腺样增生上皮。炎症常不明显,似腺肌瘤结节。要注意与子宫角中肾管残件增生鉴别，后者与输卵管无关，无明显肌纤维组织增生，腺体无明显小囊状扩张。

（三）结节状蜕膜反应

常在其他原因摘除输卵管时偶然发现，由异位蜕膜形成结节状病变，可见于输卵管黏膜或浆膜。这种蜕膜结节可由于妊娠异位或药物引起。

（四）异位组织

异位的子宫内膜可位于输卵管黏膜或肌层内、浆膜或系膜内（图4-50）。罕见的颗粒细胞小结节异位在黏膜皱襞的上皮下，可以是2个结节，容易误认为转移性肿瘤，被认为可能与排卵有关。

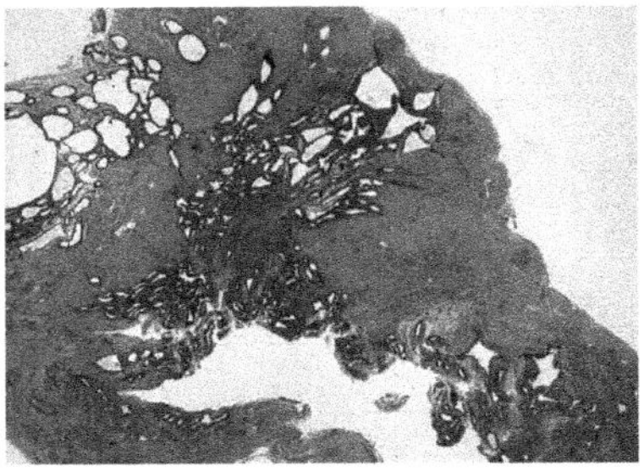

图4-50 **输卵管子宫内膜异位灶(HE)**

在系膜内异位者常有平滑肌增生，形成卵管样结构或腺肌瘤样结节。也可继发出血或出血、坏死结节，或胆固醇性肉芽肿。卵管系膜还可有肾上腺异位。

（五）化生性乳头状肿瘤

化生性乳头状肿瘤不常见，典型的病变是产后做绝育术时偶然发现，也可见于妊娠妇女；病变体积小，通常不形成明确的肿物。镜下病变体积小，仅累及部分输卵管皱襞，很像浆液性交界瘤，特点是乳头被覆细胞的胞质嗜酸性，有异型性和细胞出芽，但核分裂少见。偶尔为黏液上皮，分化很好；有时伴有间质细胞蜕膜样变。与输卵管早期癌的区别是体积小，无管壁浸润，细胞异型性轻微，并与妊娠有关。病变的性质是化生性还是肿瘤性不清楚，但迄今为止已报道的少数病例随诊结果均为良性。

（六）腺瘤样瘤

腺瘤样瘤是良性间皮源性肿瘤，多见于输卵管和子宫角的浆膜面。大体为界限清楚的实性小结节，少数为多发性，偶见大者或囊性者。镜下肿瘤细胞呈假腺样、隧道样或血管瘤样，被覆单层的矮立方或低柱状上皮，核分裂罕见。间质由增生和玻璃样变的纤维、平滑肌构成。肿瘤可以呈浸润性生长，不要误诊为癌。免疫组化和电镜证实为间皮细胞肿瘤。

(七)乳头状瘤、囊腺瘤和囊腺纤维瘤

多数为浆液性上皮，发生率远较卵巢少见，这些病变也可见于阔韧带。

(八)平滑肌瘤

很少见，与子宫平滑肌瘤相似。

二、输卵管上皮交界瘤

输卵管的交界瘤少见，组织类型和形态学诊断标准同卵巢。有报道输卵管还可发生交界性腺纤维瘤，影像学上很像输卵管妊娠，组织类型以子宫内膜样上皮为主。

曾有1例病例是宫内孕47天合并输卵管肿物，因临床怀疑肿瘤破裂而急诊手术，术中见输卵管远端肿物6 cm×4.5 cm×4 cm大小，并有水样液体和乳头状物从输卵管伞端溢出，肿瘤并无破裂。镜下形态同卵巢的浆液性交界瘤(图4-51)。

三、输卵管癌

输卵管原发癌少见，发生率在宫颈癌、宫体癌、卵巢癌、外阴癌和阴道癌之后，居末位。但是输卵管伞端的癌，甚至上皮内癌或交界性病变，在病变早期就可以播散至盆腔，导致腹膜癌和卵巢癌而输卵管并不形成包块，这些被忽略的输卵管癌被认为是其发生率低的主要原因。

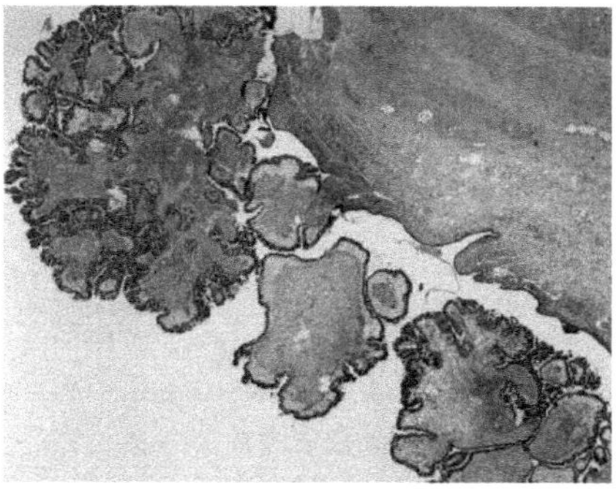

图4-51　输卵管上皮交界瘤(HE)

能够在输卵管形成肿物的卵管癌，临床绝大部分患者为绝经后妇女，主要表现为下腹痛、阴道分泌物增多或流血及盆腔可触性包块。这3种症状卵巢肿瘤也可以出现，故输卵管癌很少(约5%)能术前诊断。

病理形态：肿瘤大多是单侧性，也可双侧，多发生在输卵管远侧 1/3 处(壶腹部)。输卵管膨大增粗、扩张或结节状，也有些仅轻度变粗；伞端闭锁并可与周围粘连，早期很像慢性卵管炎、积水或积脓。打开输卵管，癌组织呈灰白色实性或小囊性结节，或呈绒毛、息肉状充填管腔，有出血及坏死呈混浊的脓样液体，或形成溃疡性肿物侵蚀管壁。晚期可侵出管壁或从伞端突出。

光镜：所有卵巢癌的组织学类型均可在输卵管发生，其中以浆液性最常见(图 4-52、图 4-53)，其次为子宫内膜样、移行细胞癌或未分化癌等，黏液性和透明细胞癌很少见。少数也可见其他如鳞癌、腺鳞癌、淋巴上皮样癌等。这些多样的组织类型反映了苗勒上皮的多向分化潜能。

关于输卵管上皮内癌，有学者提出严谨的形态学与免疫组化结合的诊断方案。形态学指标包括细胞核增大(＞2 倍，与周围正常黏膜无纤毛细胞比较)和(或)变圆；明显多形性；染色质异常(增粗或空泡核伴核仁突出)；≥1 核分裂(正常或不正常)；上皮复层(＞2 层)；细胞核模铸；凋亡小体。这些形态学指标具备 2 项以上，并在数量上＞10 个无纤毛细胞，且免疫组化 p53 阳性＞75%，同时 Ki-67 指数＞10%者就可以诊断为上皮内癌。

四、上皮-间叶混合型肿瘤

(一)输卵管腺肉瘤

很少见，形态学诊断标准同子宫腺肉瘤(图 4-54、图 4-55)。

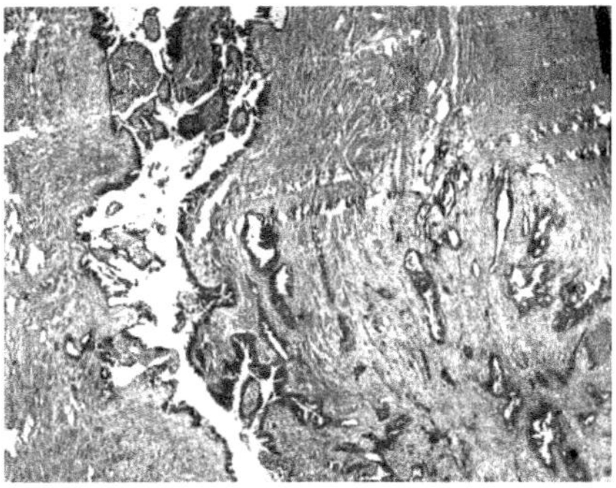

图 4-52　输卵管癌浸润卵管壁(HE)

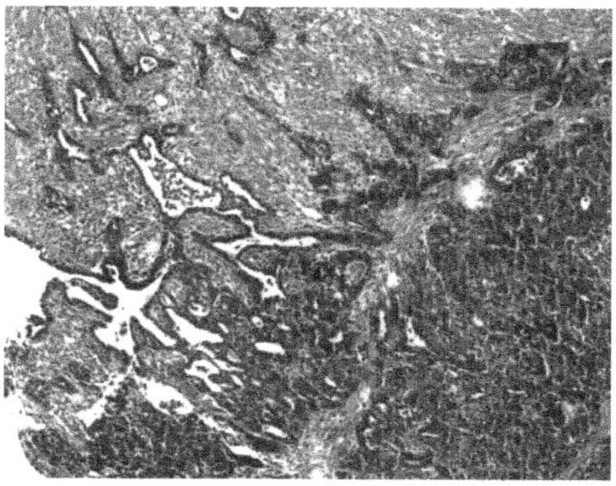

图 4-53 输卵管低分化浆液性癌伴未分化癌

48 岁,肿瘤广泛浸润双卵巢、子宫壁全层达内膜、宫颈外膜及腹膜(HE)

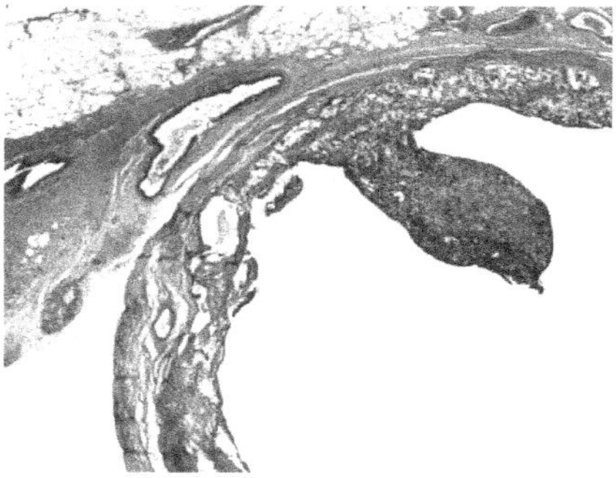

图 4-54 输卵管腺肉瘤

患者 43 岁,术中见卵巢-输卵管粘连,镜下卵管壁可见异位的子宫内膜(左上),同时见输卵管皱襞的间质细胞密集和个别小腺管(HE)

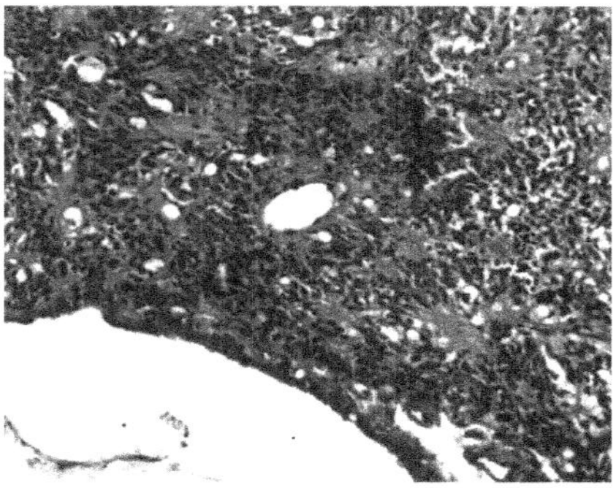

图 4-55 卵管皱襞高倍可见上皮下的间质肉瘤成分(HE)

(二)输卵管恶性混合瘤

输卵管恶性混合瘤或称癌肉瘤,很少发生在输卵管。患者多为绝经后妇女,表现为腹部不适或阴道出血。形态学诊断标准见子宫。

五、其他少见肿瘤

主要为生殖细胞肿瘤、软组织肿瘤、恶性淋巴瘤/白血病和转移性肿瘤。文献报道的输卵管原发的生殖细胞肿瘤以囊性畸胎瘤为主，少数为未成熟畸胎瘤或单胚层畸胎瘤(如类癌或卵巢甲状腺肿)，偶有与卵黄囊瘤混合存在的病例报道。输卵管的转移性肿瘤大约89%来自卵巢，其次为子宫内膜，也有来自消化道、乳腺和盆腔外包括胆囊的个例报道。

Wolffian管来源的肿瘤(tumors of Wolffian origin，FATWO)罕见，来源于阔韧带输卵管系膜残留的中肾管上皮。这些残留的小管被厚厚的肌层包绕，可以形成囊肿或肿瘤，往往是偶然被发现。大体上肿瘤通常单侧性，大小不等的团块，质地较韧，悬挂于阔韧带或输卵管系膜；切面淡黄色，实性，可有微囊。镜下很像宫颈的中肾管瘤，形成实性、弥漫梭形或密集的小梁、小管状结构，彼此交错存在；小管中常有PAS阳性的嗜酸性物质。免疫组化CK及波形蛋白阳性，EMA阴性，提示中肾管来源。由于FATWO的Inhibin(+)，Calretinin(+)，免疫组化表达不能与性索-间质肿瘤鉴别。FATWO多为良性，但由于有术后复发和预后不良的报道，应视为低度恶性，术后密切随诊。

第二篇　治疗学

第五章 肿瘤的内科治疗

第一节 局部化学治疗

肿瘤局部化学治疗(化疗)的目的,是将药物直接灌注到肿瘤所在区域,以增加该部位与抗肿瘤药物接触的机会,同时减少全身的毒性反应。临床应用时,具体选择何种形式的局部化疗,取决于肿瘤所处部位的特殊性和局部肿瘤正常组织血液供应的差异性。

一、腔内化疗

腔内化疗是指胸、腹膜腔、心包腔内化疗。一般选用可重复使用、局部化疗刺激较小、抗瘤活性好、腔内注药后曲线下面积(AUC)明显比其血浆 AUC 高的药物。

(一)胸腔内化疗

治疗恶性胸腔积液可通过闭合胸腔或在腔内直接杀灭肿瘤而达到目的。目前主要选择:①非抗肿瘤药物如四环素、米帕林、滑石粉、细菌制剂,其作用是导致局部纤维化,胸膜腔闭合;②抗肿瘤药物,如博来霉素每次 40～60 mg,还可选择顺铂、卡铂、丝裂霉素、多柔比星和氮芥等,这类药物既可引起局部纤维化,又可杀灭肿瘤,但其杀死腔内肿瘤的作用比粘连更重要。目前临床应用最多的药物是顺铂和博来霉素等。

(二)腹腔内化疗

腹腔内化疗一般选择 AUC 比值高、刺激性小的药物,以免引起腹痛和肠粘连。为了使药物更均匀分布,需先将药物溶解于较大量的溶液中(如 1 400 mL/m^2),再注入腹腔。卵巢癌可选顺铂、卡铂、依托泊苷(etoposide,VP-16)、米托蒽醌和紫杉醇等，并且可以进行腔内联合化疗，如顺铂＋VP-16 等。目前尚不能确定联合化疗比单药好。腹腔内化疗最适合卵巢癌术后残留病灶小或全身化疗获完全缓解但有复发危险的患者；恶性间皮瘤疗效次之，消化道肿瘤疗效较差。

近年，亦有提出在腹腔内注射抗癌药的同时，通过静脉给予解毒药，中和血中抗癌药，以减少全身毒副反应，即所谓双途径化疗，如腹腔内或胸腔内给予顺铂，静脉给予硫代硫酸钠。但这些解毒药可能从血液循环中进入腹腔，或通过毛细血管进入肿瘤组织而影响局部疗效。

（三）心包内化疗

恶性心包积液可用心包穿刺、手术心包开窗、心包硬化剂、全身化疗和放射治疗。心包内化疗可选用顺铂、卡铂、氟尿嘧啶（5-fluorouracil，5-FU）、博来霉素、塞替哌和 IL-2 等。

二、鞘内化疗

鞘内化疗的药物可通过腰椎穿刺或 Ommaya Reservoir（一种埋在皮下的药泵）给药。鞘管与侧脑室相连，经长时间灌注将抗癌药物带到脑脊液中。这种方法给药，药物分布均匀，有效率高，复发率低。另外，常规腰椎穿刺注射药物的患者，如果连续平卧一段时间，可明显改善药物分布。目前鞘内用药仍以甲氨蝶呤（methotrexate，MTX）、Ara-C 和皮质激素为主，尚有报告应用塞替哌。

MTX 鞘内注射后，脑脊液浓度达 1～20 μm，维持＞0.1 μm 的浓度达48 小时，并且腰骶部消除比脑室慢，浓度比侧脑室高 4～5 倍。部分患者鞘内注射后可出现急性蛛网膜下腔炎，假性脑膜炎，恶心、呕吐，脑脊液淋巴细胞增多，此外还可引起轻瘫、截瘫、脑神经损害、共济失调等。

Ara-C 亦是常用药物，鞘内注射剂量在 30～100 mg/m^2，每周 1～2 次，侧脑室每次 30 mg Ara-C 注入，脑脊液浓度达 2 mmol，半衰期 3.4 小时，由于脑脊液内胞嘧啶脱氨酶活性低，因此脑脊液 Ara-C 半衰期明显比血浆中长。鞘内注射脂质体 Ara-C 后 Ara-C 缓慢释放，与普通 Ara-C 比较峰浓度降低，维持时间延长，临床上可每 2 周给药一次。Ara-C 鞘内注射的毒性反应与 MTX 相似，但发生率明显为少。

MTX、Ara-C 和皮质激素多为联合应用治疗中枢神经系统白血病或肿瘤侵犯，亦可与局部放射治疗结合应用。如治疗儿童前 B 细胞性急性白血病伴单独中枢神经系统复发患者，联合方案几乎可使 100％患者中枢神经系统转为正常。该组合对预防儿童急性淋巴细胞白血病（acute lymphocyte leukemia，ALL）或高度恶性淋巴瘤的中脑侵犯非常重要。随机对照研究表明，对于标危和中危儿童ALL多次应用MTX＋Ara-C＋皮质激素作联合鞘内预防，可避免全颅放射治疗，并可延长生存期。鞘内联合化疗和放射治疗治疗脑膜白血病，有效率为40%～60%，但复发常见，中位生存期1～5个月。然而，鞘内注射上述药物单独治疗其他肿瘤中枢神经系统受累则效果欠佳，常与放射治疗同时应用。

三、动脉内化疗

为了提高抗癌药物在肿瘤局部有效浓度，可用动脉内给药化疗。药代动力学研究表明，动脉内药物的灌注术，药物首先进入靶器官，使靶器官的药物分布量不受血流分布的影响，同时靶器官的首过效应使其成为全身药物分布最多的部位。而且动脉内给药时，减少靶器官的血流量能进一步提高其药物接受量。实验表明，采用球囊导管阻塞和可降解微球阻塞的方法减少靶器官血流量，使靶器官的局部药物浓度在较长时间内保持较身体其他部位高13～15倍。另外，抗癌药物通过与载体的结合，更有选择性地进入肿瘤组织，是提高疗效的另一个方式。如以脂质体为载体，是目前广泛采用的一种形式；碘化油-抗癌药物混悬液或乳化剂是临床上最常用的给药方法。脂质体在水中形成微球，将药物包埋其中，通过改变脂质体的生物物理性质，使微球易进入肿瘤细胞，并且被细胞内溶酶体释放的酶作用，而使药物释出，从而延长肿瘤药物的作用时间。此外，抗癌药物还可以与单克隆抗体结合，用导管直接注入肿瘤部位，有可能进一步提高抗癌药物的选择性杀伤作用。

动脉内化疗对一些实质性器官的肿瘤确比静脉给药优越，能达到提高疗效和减少不良反应的效果。原发性肝癌由于确诊时大部分已晚期，无法手术切除，而且全身化疗效果欠佳，目前常采用经导管肝动脉栓塞化疗和经导管碘油化疗药物栓塞术（transcatheter oily，TOCE）治疗，使晚期复发性肝癌的治疗有了明显的进步。有报告用TOCE治疗125例晚期肝癌，2年生存率32.8%（41/125），其中巨块型、结节型和弥漫型分别为75.0%、39.0%和0。在头颈癌放射治疗期间，每周动脉灌注顺铂150 mg/m^2，共4次，同时静脉用硫代硫酸钠解毒，治疗60例不能手术的Ⅲ和Ⅳ期头颈癌，结果4年无病生存率为29%、总生存率50%，局部复发的比例明显下降。此外还在肾癌、盆腔肿瘤、肢体骨及软组织肿瘤、头颈癌和脑瘤等方面也取得一定的进展。相信随着介入诊疗技术、器材及相关学科的发展和完善，介入治疗在肿瘤治疗中会起到越来越重要的作用。

第二节 靶向药物治疗

选择性导向药物治疗肿瘤能克服常规治疗的弱点，明显增强抗肿瘤活性，减少正常组织的毒性。靶向治疗已经有很长的历史。1895 年，Hericourt 和 Richet 报道用人类的肿瘤免疫动物并用其血清治疗患者，有一定的效果和不良反应。另一种是依靠肿瘤组织器官的特异性，如 20 世纪 40 年代用 ^{131}I 治疗甲状腺癌。至 20 世纪 90 年代，随着对分子生物学和遗传学技术的发展，人们已经认识到肿瘤基因突变的产物或肿瘤伴随的特异蛋白可以作为肿瘤治疗的特异靶点，并成功开发出肿瘤特异代谢位点的药物——STI571 治疗慢性髓细胞性白血病(chronic myelogenous levkemia，CML)。这一成功具有里程碑的意义，此后随着肿瘤分子机制研究的深入，很多靶向药物被开发并成功用于多种肿瘤的治疗。目前分子靶向治疗已经取得了很多重要的进展，并成为抗肿瘤药物开发的最重要的研究方向。

一、抗体

抗体有复杂的抗原结合区和潜在的巨大的结构多样性，它们对恶性细胞的特异蛋白或碳水化合物有高度的亲和力。IgG 是最普遍用于肿瘤治疗的抗体，通过改造抗体的特异性位点、大小及连接放射物质或化学物质能提高抗体的治疗效果。尽管早期对抗体的作用机制并不是很了解，但已经将其应用于肿瘤的临床治疗，因其抗肿瘤的效果有限且不良反应较大而不被重视。近年来，通过分子免疫学和分子生物学的发展，已经发现抗体的抗肿瘤作用主要是通过直接激活抗体依赖的细胞毒作用，激活补体途径、抗独特型效果或通过与细胞膜受体结合启动膜介导的生长控制作用。目前，已经有多个抗体正式批准进入肿瘤临床应用。初步临床结果表明，无论单独应用或联合治疗，其效果仍有限，仅少数获得完全有效，部分有效率达 20%～40%。治疗失败的原因是多方面的，但最主要的是肿瘤抗原表达的异质性，抗体的异源性及抗体转运生理障碍，后者即“肿瘤内介质高压”，可阻碍大分子的渗入。目前，正在研究之中的基因工程抗体包括：①嵌合抗体和人源化单克隆抗体；②重构型抗体；③单链抗体；④单区抗体；⑤抗体库等。这些基因工程抗体的应用，将对肿瘤被动免疫治疗和导向治疗的发展产生重大的推动作用。

（一）抗 c-erbB2

Herceptin 是一种人源抗体，被发现能直接对抗 c-erbB2 生长因子受体，下调 c-erbB2 引起的细胞内信号从而引起细胞凋亡，属抗体依赖的细胞毒性作用。Herceptin 已经批准用于 Her-2 过表达的早期乳腺癌的辅助治疗，以及晚期乳腺癌患者的姑息治疗。对于早期乳腺癌来说，herceptin 治疗后 3 年内无病生存率的绝对获益为 12%，使患者死亡的危险降低 33%。对化疗失败的乳腺癌患者，单用 herceptin 仍有 11%的疗效，合用化疗能提高有效率并延长生存期。2009 年 herceptin被美国食品药品监督管理局（Food and Drug Administration，FDA）批准与化疗联合用于晚期胃癌的姑息治疗。其在其他肿瘤治疗中的应用价值也正在进一步研究中。

（二）西妥昔单抗

西妥昔单抗是第一个针对 EGFR 的人鼠嵌合单克隆抗体，其通过与 EGFR 的细胞外结构域高度结合，从而竞争性抑制 EGFR 配体的功能。临床前研究表明，西妥昔单抗可与化疗和放射治疗联合应用，产生协同作用，且有助于逆转肿瘤细胞对顺铂的耐药性。其抗肿瘤疗效已在包括非小细胞肺癌、肠癌、头颈部鳞癌等肿瘤中获数项Ⅲ期临床试验结果的证实，且患者的耐受性良好。美国 FDA 于 2004 年批准其用于转移性结直肠癌，2006 年 2 月被批准与放射治疗联合治疗局部晚期不可切除的头颈部鳞癌，亦可单药治疗化疗耐药的转移性疾病。Ⅲ期临床试验显示在化疗的基础上联合西妥昔单抗可以进一步提高晚期非小细胞肺癌生存期。

（三）帕曲珠单抗

帕尼单抗是一种用 XenoMouse 技术生产的完全人源 IgG_2 抗 EGFR 的单抗，无鼠源蛋白，于 2006 年被 FDA 批准上市，与 5-FU、奥沙利铂和伊立替康合用或在化疗后用于治疗 EGFR 阳性的转移性直结肠癌。帕尼单抗的作用机制是通过阻断表皮生长因子和转化生长因子-α，与肿瘤细胞上的 EGFR 结合，诱导 EGFR 的内化，进而消除 EGFR 介导的细胞效应。它对 EGFR 有着很高的亲和力和特异性，呈剂量依赖的药代动力学过程，其 IC-50 显著低于西妥珠单抗。本药无须负荷剂量或预防用药，即使是高剂量完全人源化的帕尼单抗也没有出现变态反应性不良反应和人抗人抗体。帕尼单抗单药治疗既往治疗失败的转移性结直肠癌，可以降低 46%的肿瘤进展风险，部分有效率达到 8%。皮疹是最常见的不良反应，但是皮疹的发生率与帕尼单抗的剂量有关。

(四)抗 CD20 抗体

Rituximab 是一种针对 CD20 抗原的人鼠嵌合型单克隆抗体，是第一个被 FDA 批准用于临床治疗的单抗。CD20 存在于 95%以上的 B 细胞非霍奇金淋巴瘤中。Rituximab 进入人体后可与 CD20 特异性结合导致 B 细胞溶解，从而抑制 B 细胞增殖，诱导成熟 B 细胞凋亡，但不影响原始 B 细胞。它能通过介导抗体依赖的细胞毒性、补体依赖的细胞毒性作用，以及与 CD20 分子结合引起的直接效应，抑制细胞生长、改变细胞周期及以凋亡等方式杀死淋巴瘤细胞。1997 年，FDA 批准 rituximab 用于治疗 CD20 阳性的惰性及侵袭性 B 细胞非霍奇金淋巴瘤。单药治疗初治滤泡性非霍奇金淋巴瘤(follicular lymphoma，FL)有效率达 73%，治疗复发的 FL 患者总有效率为 48%，其中完全有效率 6%。疾病复发时间为 13 个月，平均有效时间为 11.8 个月。在欧洲的一项针对 399 例 60～80 岁侵袭性 B 细胞淋巴瘤患者的Ⅲ期随机治疗试验中，与单用 CHOP(环磷酰胺＋多柔比星＋长春新碱＋泼尼松)化疗相比，rituximab 与 CHOP 联用的有效率、完全缓解率、无事件生存、总生存均显著增加，且能克服 Bcl-2 导致的耐药。

将 CD20 抗体联接上同位素(如^{131}I-抗-CD20 抗体 bexxar，^{90}Y 标记的 CD20 单抗 zevalin)可以明显增加 CD20 单克隆抗体的疗效，目前 bexxar 和 zevalin 已经上市。Zevalin 于 2002 年被 FDA 批准用于治疗难治和复发非霍奇金淋巴瘤的治疗。与其他放射性同位素相比，^{90}Y 释放的是纯 β 射线，具有更强的射线能量；临床试验结果显示对侵袭性非霍奇金淋巴瘤的有效率为 67%，对低度恶性非霍奇金淋巴瘤的有效率为 82%。对利妥昔单抗耐药的非霍奇金淋巴瘤，使用 zevalin 治疗仍然有效。对滤泡性非霍奇金淋巴瘤经利妥昔单抗治疗失败后给予 zevalin 有效率达 70%左右。Bexxar 于 2003 年被 FDA 批准用于治疗复发性和难治性滤泡性和低分化、变异性非霍奇金淋巴瘤。复发性低度恶性或转化性低度恶性的非霍奇金淋巴瘤患者，总有效率为 65%，30%的患者获得完全有效。对利妥昔单抗无效或在利妥昔单抗治疗后复发的患者，再用 bexxar 治疗也有 68%的有效率，平均疾病缓解时间是 14.7 个月。

(五)抗 CD52 单克隆抗体阿仑单抗

阿仑单抗是重组的人源化抗 CD52 单抗，其作用靶点是细胞表面的糖蛋白 CD52。该抗原 CD52 表达于正常及恶性的 B 细胞、T 细胞、NK 细胞、单核细胞，以及巨噬细胞；但在造血干细胞及成熟的浆细胞均无表达。大部分淋巴细胞白血病幼稚细胞表达 CD52，阿仑单抗的抗肿瘤活性有赖于多种免疫机制，包括依赖抗体的细胞介导细胞毒性和补体介导的细胞溶解。2001 年 5 月 7 日被美国 FDA 批准用于复发的或顽固性慢性 B 细胞白血病。FDA 于 2007 年 9 月 20 日批准其用于 B 细胞慢性淋巴细胞白血病的一线治疗。

单独使用阿仑单抗治疗进展期慢性淋巴细胞白血病且对化疗耐药或复发的患者的有效率为 33%～53%,中位有效持续时间为 8.7～15.4 个月。阿仑单抗对预后差的慢性淋巴细胞白血病,如有染色体 11q 缺失(11q－)、17p 缺失(17p－)及 p53 突变有较好的疗效,如果这些结果为进一步的前瞻性试验结果所证实,可以考虑作为预后不良的慢性淋巴细胞白血病患者的一线治疗药物。另外,阿仑单抗作为福达拉滨治疗后的巩固治疗可以明显改善疗效,部分患者可以达到分子缓解,无疾病进展生存时间明显延长。阿仑单抗单药对于部分难治 ALL 也有一定疗效,一些研究试验的结果推荐在 $CD52^+$ ALL 的巩固化疗时如怀疑仍有微小残留病变,可以应用阿仑单抗每次 30 mg,3 次每周,共 4 周,皮下注射。阿仑单抗与化疗联合也被用于复发耐药的外周 T 细胞淋巴瘤。但是由于该药免疫抑制作用严重、毒性较大,其临床应用受到限制。

此外一些针对其他细胞表面的分化抗原如 CD33 的单抗隆抗体也已经上市,还有其他一些对乳腺癌、大肠癌、头颈癌、白血病、卵巢癌、黑色素瘤和其他恶性肿瘤较有前途的抗体也正在进行临床试验。

二、酪氨酸激酶的抑制剂

酪氨酸激酶催化酪氨酸的磷酸化过程,从而激活特殊蛋白底物而起作用。这些蛋白的磷酸化导致激活信号传导途径,控制细胞的生长、分化和死亡。人类恶性肿瘤已经发现有几种酪氨酸激酶的表达,包括 CML 中的 Bcr-Abl 酪氨酸激酶、恶性胶质瘤中的血小板衍化生长因子受体酪氨酸激酶和 GIST 中 c-Kit(CD117)酪氨酸激酶等等。Ciba-Gergy 公司(现为 Novartis 公司)的科学家通过化学物筛选发现 2-苯氨基嘧啶化合物能抑制多种酪氨酸激酶的活性,但特异性差且强度有限。通过反复试验终于合成了类似物格列卫(imatinib mesylate,STI571)。格列卫能明显抑制以上几种酪氨酸激酶的磷酸化过程。

90%以上 CML 患者可检出 Philadelpia 染色体(9;22 染色体易位),易位的结果 9 号染色体上的原癌基因 *ABL* 与 *BCR* 基因共同位于 22 号染色体上并表达 Bcr-Abl 蛋白,为酪氨酸激酶。CML 的慢性阶段主要依靠 Bcr-Abl 蛋白的酪氨酸激酶作用。格列卫能明显抑制其活性而减少白血病细胞,同时恢复正常骨髓的造血作用。Ⅱ期临床试验的结果表明,每天口服 400 mg,95%的患者达到临床完全缓解，其中41%为细胞遗传学缓解。主要毒性为恶心、呕吐、皮疹、水肿和轻度的骨髓抑制，多能很快恢复。FDA于2001年12月20日宣布将格列卫作为治疗CML患者的一线用药。

格列卫也能抑制c-Kit和血小板衍化生长因子受体的活性。几乎所有的胃肠道基质瘤均表达c-Kit。50%以上的胃肠道基质瘤口服格列卫治疗有效。2002年2月1日，FDA批准了格列卫的第二适应证，用于治疗不能进行手术切除的胃肠道间质肿瘤。c-Kit除在胃肠道基质瘤表达外，也表达于其他的恶性肿瘤，如神经母细胞瘤、小细胞肺癌、黑色素瘤、乳腺癌、卵巢癌和急性髓细胞白血病，血小板衍化生长因子受体也表达于胶质瘤、类癌、黑色素瘤和肉瘤，格列卫在这些肿瘤中的疗效正在研究中。

吉非替尼是第一个用于治疗非小细胞肺癌的分子靶向治疗药物，通过选择性地抑制表皮生长因子受体酪氨酸激酶的信号传导通路而发挥作用。吉非替尼可抑制肿瘤的生长、转移和血管生成、诱导肿瘤细胞的凋亡。吉非替尼在晚期非小细胞肺癌二线治疗的临床试验ISEL中，欧美人种的患者未能显示出明显的生存获益，但在亚裔、女性、不吸烟、腺癌的优势人群中可以有明显的获益，因此被推荐用于亚裔人群的晚期非小细胞肺癌的标准二线治疗。在中国，吉非替尼的适应证包括一、二线化疗失败的晚期非小细胞肺癌，EGFR基因突变的患者往往可以从治疗中获益，而其皮肤毒性反应的发生，例如痤疮样皮疹及其程度也是预测疗效的重要临床指标。

在亚裔患者中，吉非替尼也可以用于非小细胞肺癌的一线治疗。IPASS的Ⅲ期临床研究结果证实，在有EGFR基因突变的患者中，吉非替尼治疗的中位无进展生存期优于常规化疗，在无突变人群中则相反。而在晚期非小细胞肺癌维持治疗方面，WJTOG 0203研究亦取得了突破：初治采用含铂方案化疗后序贯吉非替尼治疗能显著改善中位无进展生存期，并能改善腺癌患者的中位总生存期。

厄洛替尼作用机制与吉非替尼相似，为特异性抑制EGFR胞内段酪氨酸激酶的小分子化合物，可抑制该受体传导的生长刺激信号，其作为二线或三线治疗药物，对晚期非小细胞肺癌的疗效已获Ⅱ期及Ⅲ期临床试验结果的证实。2005年被美国FDA批准用于晚期非小细胞肺癌的二线治疗，且是目前唯一被美国FDA批准的三线治疗药物。而在中国，厄罗替尼的适应证与易瑞沙相似。与吉非替尼相似，它也可以用于非小细胞肺癌一线治疗，但是需要对患者进行选择，如细支气管肺泡癌、不吸烟的患者。其与化疗联合在一线治疗中未能显示出协同作用。在维持治疗方面，2009年美国临床肿瘤学会年会和世界肺癌大会公布的 SATURN 研究证实，一线化疗结束后未发生疾病进展的患者接受厄洛替尼维持治疗可显著延长中位无进展生存期和总生存期。

三、血管生成抑制剂

肿瘤的生长、浸润和转移与血管生成有密切的关系，人们一直对以血管为靶治疗肿瘤寄予极大关注。近年来这方面的研究有了较大的进展，给肿瘤的治疗提供了新希望。

研究显示，在正常人的组织中，血管内皮细胞的倍增时间约为 1 年；而实体瘤组织中的血管内皮细胞的倍增时间仅为 4 天。近年来的研究亦发现，当转移灶的癌细胞处于无血管生成的血管前期时，其增殖速度较慢，当肿瘤血管系统在转移灶里形成并使癌灶进入血管期后，转移灶快速生长。因此，利用血管生成抑制剂特异性地抑制血管内皮细胞的增殖和活性，理论上有可能抑制肿瘤的生长和转移而不影响其他的宿主细胞。

在肿瘤生长时期，血管的生长速度是正常血管生长的 50～200 倍。血管的新生受多种细胞释放的正、负因子调节。目前，已知正调节因子十多种，主要有血管内皮生长因子（vascular endothelial growth factor，VEGF）、血小板衍生生长因子（platelet-derived growth factor，PDGF）、碱性成纤维细胞生长因子和转化生长因子等，这些因子促进血管的新生和生长。而负调节因子是抑制血管生长，包括天然和合成两大类，宿主产生的天然因子有血管抑制素、内皮抑制素、凝血栓蛋白（TSP）和生长激素抑素等；化学合成的有激素类、金属蛋白酶抑制剂、黏附分子的拮抗剂、烟曲霉素及其衍生物 TNP-470 和紫杉醇等。目前已经有多种抗血管生成的药物上市。

（一）抗血管内皮生长因子（VEGF）药物

贝伐单抗是第一个重组人源化抗 VEGF 的单克隆抗体。作用于 VEGF，阻止人体 VEGF 与受体结合。贝伐单抗不仅可以抑制肿瘤的血管生成，还可以使残存的肿瘤血管正常化，同时抑制新生的或复发的血管生成。与化疗联合可以显著地提高有效率并延长无进展生存。美国 FDA 已经批准贝伐单抗联合 PC 作为晚期非鳞癌非小细胞肺癌的一线治疗；联合 5-FU/奥沙利铂治疗转移性结直肠癌的一线治疗方案。此外它还被批准用于转移性乳腺癌和胶质母细胞瘤、转移性肾细胞癌的治疗。

（二）多靶点 Raf 激酶抑制剂

许多资料证明，Raf 激酶及其介导的 Raf/MEK/ERK 通路的过度激活将导致细胞增殖的加速，在肿瘤进展及转移过程中具有显著作用，且与诸多生长因子包括表皮生长因子、VEGF 及 PDGF 等密切相关。大部分肿瘤并非单一信号传导通路所支配，针对多靶点进行治疗可能取得更大的疗效。

1.索拉非尼

索拉非尼是首个主要针对 Raf 激酶的多靶点治疗药物，具有较广谱的抗肿瘤作用。其不但可阻断 Raf /MEK/ERK 通路所介导的信号传导，还能够抑制多种酪氨酸激酶，其中包括与促进新生血管有关的 VEGF-2、VEGF-3 与 PDGFR-β 和肿瘤生长相关的 c-Kit 和 flt-3 等蛋白。

Escudier 等将多吉美治疗晚期肾透明细胞癌的Ⅲ期临床试验（TARGET）显示，索拉非尼组和安慰剂组患者中分别有 76%和 25%的患者肿瘤缩小，中位无进展生存期分别为 24 周和 12 周，中位生存时间延长 3.4 个月（19.3 个月 *vs* 15.9 个月），基于这项研究的结果，美国 FDA 于 2005 年 12 月 20 日快速批准索拉非尼为晚期肾细胞癌的治疗药物。之后又有两项大规模、Ⅲ期随机对照研究——SHARP 和 Oriental 奠定了索拉非尼在肝细胞癌治疗中的地位，特别是 Oriental 的研究结果，使索拉非尼在中国晚期肝细胞癌患者治疗中的应用获得了循证医学依据。索拉非尼组中位总生存期长于安慰剂治疗组（8.9 个月 *vs* 5.6 个月；6.1 个月 *vs* 3.9 个月），并且在不同地区人群（北美和欧洲、亚洲-太平洋地区）和不同基线水平预后因素的患者中均有明显疗效。因此 2007 年 10 月 29 日欧洲委员会批准多吉美用于治疗肝细胞癌，美国 FDA 也批准其用于治疗原发性肝癌。目前多吉美已经被批准的适应证有治疗不能手术的晚期肾细胞癌、肝细胞癌、转移性黑色素瘤、非小细胞肺癌。

2.舒尼替尼

舒尼替尼靶向血管内皮细胞生长因子受体-2（VEGFR-2）、c-Kit、PDGFR-β 及 FLT3。C-Kit 受体的活性结构常在胃肠间质瘤中表达，胃肠间质瘤常因为 c-Kit、PDGFR-A 激酶区的特异性突变而产生对伊马替尼的耐药。舒尼替尼可以抑制 c-Kit 的酪氨酸激酶。Ⅲ期临床试验证实，舒尼替尼能够大大延长已对伊马替尼治疗耐药或不能耐受的胃肠间质瘤患者的肿瘤进展时间（6.3 个月 vs 安慰剂组的 1.5 个月），并降低 50%的死亡风险。舒尼替尼与 α-干扰素随机对照治疗一线晚期肾细胞癌的Ⅲ期临床试验显示，客观缓解率舒尼替尼组 46%，而对照组仅 12%；生存期延长 1 倍（28.1 个月 *vs* 14.1 个月）。因此 2006 年 FDA 批准舒尼替尼作为肾细胞癌及伊马替尼耐药的进展期胃肠间质瘤的治疗药物。舒尼替尼在多种肿瘤如黑色素瘤、非小细胞肺癌、乳腺癌、白血病、淋巴瘤等的临床试验也正在进行中。

3.范得他尼

范得他尼是一种合成的苯胺喹唑啉化合物，为口服的小分子络氨酸激酶抑制剂、EGFR、VEGFR 和 *RET* 酪氨酸激酶，还可选择性抑制其他的酪氨酸激酶及丝氨酸/苏氨酸激酶。*RET* 可促进肿瘤细胞生长和存活，40%的散发性和100%的遗传性甲状腺髓样癌有 *RET* 的过表达。2006 年 2 月，FDA 快速通道审批了阿斯利康公司开发的髓质型甲状腺癌治疗药物范得他尼，适应证为滤泡型、髓质型、未分化型，以及局部复发或转移的乳突型甲状腺癌。临床前期试验显示其对胃癌、肝细胞性肝癌、非小细胞肺癌等的增殖、转移有抑制作用。范得他尼联合紫杉醇或健择能更为显著地抑制肿瘤生长，以及对放射治疗增敏的作用。范得他尼治疗非小细胞肺癌的临床研究显示，在二线或三线治疗时，其疗效似乎优于吉非替尼，与化疗联合的抗肿瘤作用更强，毒副反应轻微。其在乳腺癌、多发性骨髓瘤等多种肿瘤的临床试验也正在进行中。

4.拉帕替尼

拉帕替尼是葛兰素史克公司研发的一种新型的小分子靶向双重酪氨酸激酶抑制剂，于 2007 年被 FDA 批准上市。拉帕替尼是可逆的酪氨酸激酶抑制剂，其作用的机制为抑制细胞内的 EGFR 和 Her-2 的 ATP 位点，阻止两者的磷酸化和激活，以及同源和异源二聚体形成而抑制其活性。与 herceptin 相比，它是小分子化合物，更容易通过血-脑屏障，其同时阻断 ErbB1 和 ErbB2 的机制可能进一步增加疗效和抗瘤谱。目前批准的适应证是与卡培他滨联合用于治疗晚期 Her-2 阳性乳癌患者，以及对曲妥珠单抗耐药的 Her-2 阳性乳癌患者。拉帕替尼用于乳腺癌辅助治疗的国际多中心Ⅲ期临床试验正在进行中。

5.达沙替尼

第二代络氨酸激酶抑制剂达沙替尼是一个噻唑咪唑羧酰胺类药物，可抑制 Bcr-Abl、SRC 家族（SRC、LCK、YES、FYN）、c-Kit、EPHA2 和 PDGFRS 等激酶。在体外，本品对多种不同的伊马替尼敏感或耐药的白血病细胞株有活性，可抑制 Bcr-Abl 来表达的 CML 和 ALL 细胞株的生长。ZvD 胸部肿瘤防治工作组体外研究显示其抑制 Bdr-Abl 的强度为伊马替尼的 325 倍，尼洛替尼的16 倍。对几乎所有伊马替尼耐药性突变的细胞均具有抑制作用。达沙替尼较短的半衰期（<4 小时）及更强的活性使其对于 Bcr-Abl 产生间歇抑制，从而引起细胞凋亡。

2006 年达沙替尼被美国 FDA 批准用于治疗伊马替尼耐药或不耐受的 CML

及 Ph 染色体阳性的 CML，以及费城染色体阳性急性淋巴细胞白血病（Ph＋ALL）成年患者。ZvD 胸部肿瘤防治工作组其剂量为 70 mg，口服，2 次/日。慢性期 CML 患者的显著细胞遗传学缓解率（McyR）为 45％。完全缓解率为 33％；急变期 CML 患者的显著血液学缓解率（MaHR）为 59％；髓细胞急变期、淋巴细胞急变期及 Ph^{+} ALL 患者的 MaHR 率分别为 32％、31％和 42％。

之后的随机对照研究显示，与 70 mg 口服，每天 2 次的剂量相比，每天 100 mg、每天 1 次的剂量疗效相似，但是胸腔积液、血小板下降等毒性明显降低。DASISIONⅢ期对照临床试验显示，在初诊的费城染色体阳性的 CML 患者中，每天 100 mg 的达沙替尼与伊马替尼 *vs* 疗效更佳。最少随访 12 个月后，用达沙替尼较高于用伊马替尼证实的完全细胞遗传学反应率为（77％ *vs* 66％，$P=0.007$），完全细胞遗传学反应率一样（83％ *vs* 72％，$P=0.001$）。重要分子学反应率是用达沙替尼较高于用伊马替尼（46％ *vs* 28％，$P<0.000\ 1$），和用达沙替尼在较短时间达到反应（$P<0.000\ 1$）。5 例正在接受达沙替尼患者（1.9％）和 9 例正在接受伊马替尼患者（3.5％）发生进展至 CML 的加速或母细胞期。两种治疗的安全性谱形相似。因此 2010 年 10 月 FDA 批准其用于初治费城染色体阳性慢性期 CML 的一线治疗。

Src 激酶家族（Src family kinases，SFKs）具有促进肿瘤增殖的作用，并且在非小细胞肺癌中表达比较普遍。M.D Anderson 癌症中心的 Faye 等开展了一项Ⅱ期临床研究以了解 SFK 抑制剂达沙替尼对晚期非小细胞肺癌患者的作用。该研究总共入组 34 例患者，中位治疗时间是 1.36 个月（0.16～17.2 个月），ZvD 胸部肿瘤防治工作组结果显示，疾病控制率为 43％，其中 1 例患者达到部分缓解，11 例在 PET 代谢水平上显示有效。中位无进展生存期 1.36 个月，中位总生存期 11.4 个月。最主要的并发症包括疲劳和呼吸困难。治疗前存在胸腔积液者也会出现积液增多。今后临床研究重点将放在寻找适合达沙替尼的亚组人群并进一步了解达沙替尼作用的靶基因的拷贝数及突变状况与疗效的相关性。

四、细胞分化诱导剂

恶性肿瘤细胞由于基因调控异常，导致成熟分化阻碍，因此，除采用常规手术、放射和抗癌药物等治疗外，分化诱导治疗作为肿瘤新的治疗方法，也日益引起人们的兴趣并成为目前肿瘤学研究的热点之一。现阶段分化诱导剂主要有维 A 酸类、细胞因子、抗肿瘤化疗药物，以及其他一些分化诱导剂。其中研究最深入、临床疗效最确定的分化诱导剂为维 A 酸类。

维A酸类药物主要包括全反式视黄酸(all-trans retinoic acid,ATRA)、13-顺式维A酸(13-cis retinoic acid,13-CRA)和9-顺式维A酸(9-CRA)。从1986年至今全世界已应用ATRA治疗了近万名APL患者,完全有效率已达到了80%~97%,ATRA的问世使得APL的预后得到了非常显著的改善。该类化合物能够激活相应的维A酸核受体(RAR)蛋白,核受体蛋白被激活后构象发生改变,具有与基因调控区域上的特定DNA序列——维A酸应答元件(retinoic acid response elements,RARE)特异性结合的能力,从而调控特定基因的转录活性,产生调节细胞增殖、分化和细胞凋亡的生物学效应。研究表明,维A酸类化合物作用极其广泛,可调控一系列癌基因、转录调控因子、细胞增殖因子及其受体的基因、酶及细胞结构蛋白的基因表达。

此外肿瘤还常常存在表观遗传学异常,包括DNA异常甲基化、组蛋白去乙酰化异常及其所致染色质结构重塑异常,异常的表观遗传学可影响许多基因转录,包括与细胞生长、分化、凋亡、转化和肿瘤进程有关的基因。

(一)组蛋白去乙酰化酶抑制剂

组蛋白乙酰基转移酶(histoneacetylase,HAT)或组蛋白去乙酰基转移酶(histonedeacetylase,HDAC)均能与对某些造血细胞分化、发育十分关键的信号传导途径(RAS/MAPK、JAK-STAT等)和一系列影响造血细胞发育分化的转录因子相互作用。许多类型的白血病均涉及染色体易位、倒位和基因重排,其中某些染色体易位的共同特点之一就是能够招募HDAC/转录共抑制因子(CoR)复合体的转录因子与造血发育分化相关的转录因子融合,抑制后者所调控的靶基因表达,引起造血分化受阻和白血病发生。因此可以HDAC为作用靶点,设计HDAC抑制剂(histonedeacetylase inhibitor,HDACI),通过抑制HDAC活性使组蛋白乙酰化,重新激活白血病细胞中由于不适当的组蛋白去乙酰化而表达受阻的基因,并诱导其分化。第二代HDACI可显著下调Bcr-Abl蛋白的表达,诱导Bcr-Abl阳性细胞株的凋亡。

(二)DNA甲基化

DNA甲基化在DNA修复、基因稳定、分化及基因抑制方面起重要作用。在正常DNA链上,肿瘤刺激基因甲基化,肿瘤抑制基因不甲基化。在*ras*致癌途径调节下,引起甲基转移酶过度表达、肿瘤抑制基因超甲基化、肿瘤刺激基因脱甲基化,导致肿瘤产生。用甲基转移酶抑制剂或反义核苷酸探针抑制转移酶活性，使肿瘤抑制基因恢复，即去甲基化，达到治疗肿瘤的目的。如5杂氮-2′-脱氧胞嘧啶（又名5-aza-CdR）是去甲基化治疗白血病的代表性药物，5-aza-CdR治疗MDS已经显示出较好的疗效。

1979年，廖明徽等发现人尿提取物可诱导HL-60细胞向成熟分化，并与其抑制异常的甲基转移酶活性有关，他们将这种纯化的人尿制剂命名为CDA-2。CDA-2的主要成分为甲基转移酶抑制剂，在体内通过抑制甲基转移酶的活性，使DNA去甲基化，解除癌细胞对分化基因的抑制，使分化基因能够正常表达，诱导癌细胞向成熟分化。2004年7月CDA-2获得中国国家市场监督管理总局的审核通过，于2004年12月正式上市。CDA-2治疗MDS的总反应率为69.22%，2个疗程时骨髓象完全有效率为4.27%；部分有效率为18.80%。血液学改善达53.84%。

五、其他的靶治疗药物

小分子肽没有抗体复杂的结构，属小分子，能有效与细胞表面的受体结合，发挥靶点治疗作用。如^{90}钇标记的多肽与能与生长激素抑制素受体结合，治疗类癌。

大分子靶点药物的机制是大分子可通过肿瘤血管的缺口进入血液循环，但在血管少或坏死的区域，非肿瘤特异性的大分子蛋白往往被稽留在癌瘤中。这可能是脂质体蛋白质能稽留在此区域的缘故。临床试验已经证实，脂质体包裹的多柔比星比常规使用的多柔比星效果好，原因可能是脂质体包裹的多柔比星延长了在病灶的停留时间，血浆的半衰期延长。

^{131}I治疗甲状腺癌是一个很好的利用肿瘤代谢底物靶点的例子，进一步用^{131}碘苯甲基胍（^{131}I meta-iodobenzylguanidine，MIBG）治疗嗜铬细胞瘤、神经母细胞瘤和其他肿瘤也是相同的机制。

肿瘤基础研究的发展将有助于发现新的作用靶点。癌基因和抑癌基因及其产物、各种生长因子及受体、信号传导通路，法尼基蛋白转移酶、端粒及端粒酶、DNA拓扑异构酶等都是可利用的抗癌药物作用靶点。针对新靶点和新作用机制，将有助于发现一些选择性高而不良反应低的新型抗癌药物。

第三节　临床常用的抗肿瘤药物

一、分类

(一)根据细胞增殖周期分类

肿瘤细胞包括增殖期细胞群、非增殖期细胞群和无增殖能力细胞 3 类(图 5-1)。

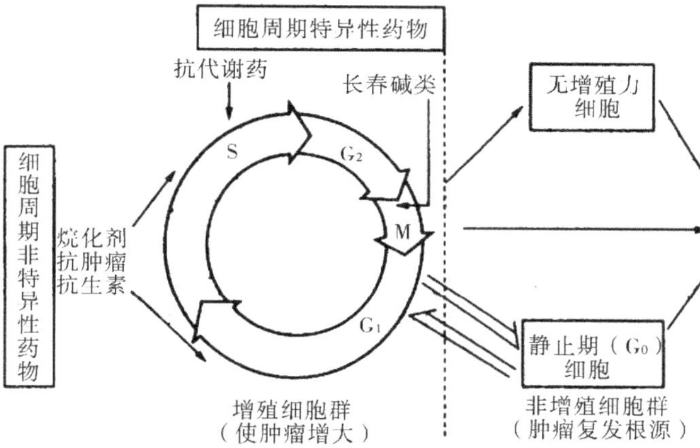

图 5-1　细胞增殖周期与抗肿瘤药分类示意图

增殖细胞按细胞分裂能力,可分为 4 期:DNA 合成前期(G_1 期)、DNA 合成期(S 期)、DNA 合成后期(G_2 期)、有丝分裂期(M 期)。增殖期细胞呈指数方式生长,代谢活跃,增殖迅速,是肿瘤组织不断增大的根源。此类肿瘤细胞对药物敏感。

非增殖期细胞主要是静止期(G_0)细胞,有增殖能力但暂不增殖,当增殖周期中对药物敏感的细胞被杀灭后,G_0 期细胞即可进入增殖期,以补充其损失,是肿瘤复发的根源。G_0 期细胞对药物不敏感。

肿瘤组织中尚有一部分无增殖能力的细胞群,不能进行分裂增殖,通过老化而死亡,在肿瘤化疗中无意义。

根据对细胞周期不同阶段的选择性作用,抗恶性肿瘤化疗药物可分为以下两类。

1.细胞周期非特异性药

细胞周期非特异性药对增殖周期各阶段细胞均有杀灭作用。如烷化剂和抗肿瘤抗生素等。

2.细胞周期特异药

细胞周期特异药仅对增殖周期中某一阶段细胞有杀灭作用。

(1)主要作用于 S 期的药物：如抗代谢类药 MTX、5-FU 等。

(2)主要作用于 M 期的药物：如长春新碱。

(二)根据药物作用机制分类

根据作用机制可将抗肿瘤药分为以下 4 类，主要抗肿瘤药作用如下(图 5-2)。

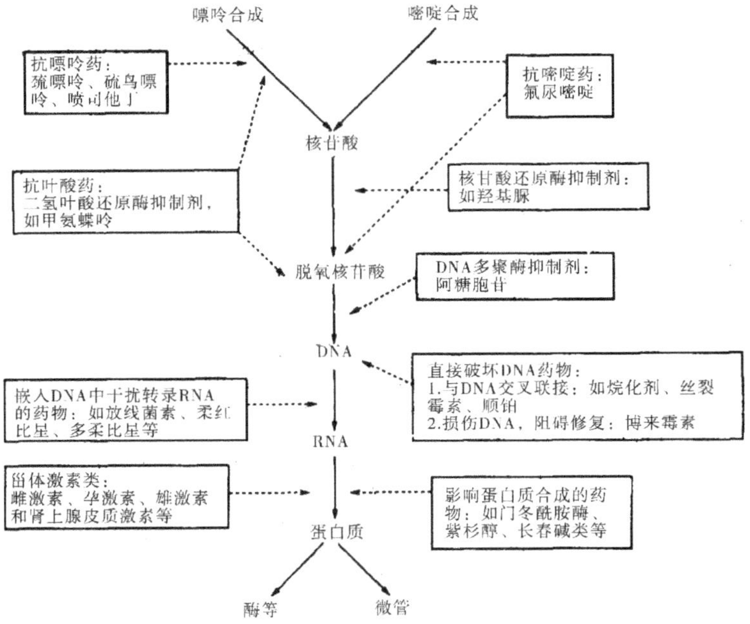

图 5-2　抗恶性肿瘤药的主要作用机制

1.干扰核酸合成的药物

这类药物的化学结构与核酸合成代谢所必需的物质如叶酸、嘌呤、嘧啶相似，起到干扰酸代谢而阻碍肿瘤细胞分裂的作用，故又称为抗代谢药。根据作用靶位的不同分为下列几种。

(1)二氢叶酸还原酶抑制剂(叶酸拮抗药)：如 MTX 等。

(2)胸苷酸合成酶抑制剂(抗嘧啶药)：如 5-FU 等。

(3)嘌呤核苷酸互变抑制剂(抗嘌呤药)：如巯嘌呤(6-MP)等。

(4)核苷酸还原酶抑制剂：如羟基脲。

(5)DNA 聚合酶抑制剂：如阿糖胞苷。

2.干扰蛋白质合成的药物

(1)微管蛋白抑制剂:如长春碱类、紫杉类和鬼臼毒素。

(2)干扰核糖体功能:如高三尖杉碱。

(3)影响氨基酸供应:如 *L*-门冬酰胺酶。

3.直接破坏 DNA 结构与功能的药物

直接破坏 DNA 结构与功能的药物如烷化剂、丝裂霉素、柔红比星等。

4.影响激素平衡的药物

影响激素平衡的药物如肾上腺皮质激素、性激素及其拮抗药。

二、常用抗恶性肿瘤药

(一)烷化剂

目前临床上常用的烷化剂主要有氮芥、环磷酰胺、塞替哌、白消安、福莫司汀等。此类药物分子中均含有 1～2 个烷基,所含烷基是活性基团,可使 DNA、RNA 及蛋白质中的亲核基团烷化,该类药物对 DNA 分子作用强,在一定条件下,DNA 碱基上的所有 N 和 O 原子都可以不同程度地被烷化,DNA 结构受到破坏,影响细胞分裂。属细胞周期非特异性药物。

1.药物作用及机制

此类药物对细胞增殖周期各时相均有细胞毒作用,而且对静止细胞 G_0 期亦有明显的杀伤作用。

(1)氮芥:最早应用于临床的烷化剂是注射液,其盐酸盐易溶于水,水溶液极不稳定。此药是一高度活泼的化合物,可与多种有机亲核基团结合,其重要的反应是与鸟嘌呤第 7 位氮呈共价键结合,产生 DNA 的双链内的交叉联结或链内不同碱基的交叉联结,从而阻碍 DNA 的复制或引起 DNA 链断裂。对 G_1 期及 M 期细胞作用最强,对其他各期以及非增殖细胞均有杀灭作用。

(2)环磷酰胺:较其他烷化剂的选择性高,体外无细胞毒作用,在体内活化后才能产生抗肿瘤作用,口服及注射均有效。抗肿瘤作用机制为无活性的环磷酰胺,在体内经肝药酶作用转化为 4-羟环磷酰胺,进一步在肿瘤组织中分解成环磷酰胺氮芥,其分子中的 β-氯乙基与 DNA 双螺旋链起交叉联结作用,破坏 DNA 结构,抑制肿瘤细胞分裂。

(3)塞替哌:有 3 个乙烯亚氨基,能与细胞内 DNA 的碱基结合,从而改变 DNA 功能。对多种移植性肿瘤有抑制作用。虽属周期非特异性药物,但选择性高,除可抑制人体细胞及肿瘤细胞的核分裂、使卵巢滤泡萎缩外,还可影响睾丸功能。

(4)白消安:属磺酸酯类化合物,在体内解离而起烷化作用。

2.药动学特点

(1)氮芥:注射给药后,在体内停留时间极短(0.5～1 分钟),起效迅速,作用剧烈且无选择性。有 90%以上很快从血中消除,迅速分布于肺、小肠、脾、肾、肝及肌肉等组织中,脑中含量最少。给药后 6 小时与 24 小时血中及组织中含量很低,20%的药物以二氧化碳形式经呼吸道排出,有多种代谢产物从尿中排除。

(2)环磷酰胺:口服吸收良好,生物利用度为 75%～90%,经肝转化成磷酰胺氮芥,产生细胞毒作用。静脉注射后,血中药物浓度呈双指数曲线下降,为二房室开放模型,$t_{1/2\alpha}$为 0.97 小时,$t_{1/2\beta}$为 6.5 小时,V_d 为 21.6 L/kg,清除率为(10.7±3.3)mL/min。主要经肾排泄,48 小时内尿中排出用药量的 70%左右,其中 2/3 为其代谢产物。肾功能不良时,清除率下降,$t_{1/2\beta}$可延长到 10 小时以上。

(3)塞替哌:口服易被胃酸破坏,胃肠道吸收差,静脉注射后 1～4 小时血中药物浓度下降 90%,$t_{1/2}$约为 2 小时,能透过血-脑屏障。主要以代谢物形式经尿中排泄,排泄量达 60%～85%。

(4)白消安:口服易吸收,口服后 1～2 小时可达血药高峰,$t_{1/2}$约为 2.5 小时。易通过血-脑屏障,脑脊液中浓度可达血浓度的 95%。绝大部分以甲基磺酸形式从尿中排出。

3.适应证及疗效评价

(1)氮芥:是第一个用于恶性肿瘤治疗的药物,在临床上主要用于恶性淋巴瘤,如霍奇金淋巴瘤及非霍奇金淋巴瘤等。尤其适用于纵隔压迫症状明显的恶性淋巴瘤患者。亦可用于肺癌,对未分化肺癌的疗效较好。

(2)环磷酰胺:具有广谱的抗肿瘤作用,可用以治疗多种恶性肿瘤。①恶性淋巴瘤:单独应用对霍奇金病的有效率达 60%左右,与长春新碱、丙卡巴肼及强的松合用对晚期霍奇金病的完全缓解率达 65%。②急性白血病和慢性淋巴细胞白血病:有一定疗效,且与其他抗代谢药物无交叉抗药性,联合用药可增加疗效。③其他肿瘤:对多发性骨髓瘤、乳腺癌、肺癌、卵巢癌、尤文神经母细胞瘤、软组织肉瘤、精原细胞瘤、胸腺瘤等均有一定疗效。④自身免疫性疾病:类风湿关节炎、肾病综合征、系统性红斑狼疮、特发性血小板减少性紫癜及自身免疫性溶血性贫血等。

(3)塞替哌:对卵巢癌的有效率达 40%;对乳腺癌的有效率达 20%～30%,和睾酮合用可提高疗效;对膀胱癌可采用膀胱内灌注法进行治疗,每次 50～

100 mg溶于 50～100 mL 生理盐水中灌入，保留 2 小时，每周给药 1 次，10 次为 1 个疗程。对癌性腹水、胃癌、食管癌、宫颈癌、恶性黑色素瘤、淋巴瘤等亦有一定疗效。

(4)白消安：低剂量即对粒细胞的生成有明显选择性抑制作用，仅在大剂量下才对红细胞和淋巴细胞有抑制作用。由于它对粒细胞的选择性作用，对慢性粒细胞白血病有明显疗效，缓解率可达 80%～90%，但对慢性粒细胞白血病急性病变和急性白血病无效，对其他肿瘤的疗效也不明显。

(5)福莫司汀：主要用于治疗已扩散的恶性黑色素瘤(包括脑内部位)和原发性脑内肿瘤，也用于淋巴瘤、非小细胞肺癌、肾癌等。

4.治疗方案

(1)氮芥：静脉注射，每次 4～6 mg/m^2(或 0.1 mg/kg)，每周 1 次，连用 2 次，休息 1～2 周重复。腔内给药：每次 5～10 mg，加生理盐水 20～40 mL 稀释，在抽液后即时注入，每周 1 次，可根据需要重复。局部皮肤涂抹：新配制每次5 mg，加生理盐水 50 mL，每天 1～2 次，主要用于皮肤蕈样霉菌病。

(2)环磷酰胺：口服，每次 50～100 mg，每天 3 次。注射剂用其粉针剂，每瓶 100～200 mg，于冰箱保存，临用前溶解，于 3 小时内用完。静脉注射每次 200 mg，每天或隔天注射 1 次，1 个疗程为 8～10 g。冲击疗法可用每次 800 mg，每周 1 次，以生理盐水溶解后缓慢静脉注射，1 个疗程为 8 g。儿童用量为每次 3～4 mg/kg，每天或隔天静脉注射 1 次。

(3)塞替哌：常静脉给药，亦可行肌内及皮下注射，常用剂量为 0.2 mg/kg，成人每次 10 mg，每天1 次，连用 5 天，以后改为每周 2～3 次，200～300 mg 为 1 个疗程。腔内注射为 1 次 20～40 mg，5～7 天 1 次，3～5 次为 1 个疗程。瘤体注射为 1 次 5～15 mg，加用 2%普鲁卡因，以减轻疼痛。

(4)白消安：常用量为口服 6～8 mg/d，儿童 0.05 mg/kg，当白细胞计数下降至 1 万～2 万后停药或改为 1～3 mg/d，或每周用 2 次的维持量。

5.不良反应

(1)胃肠道反应：均有不同程度的胃肠道反应，预先应用氯丙嗪类药物可防止胃肠道反应，其中塞替哌的胃肠道反应较轻。福莫司汀可有肝氨基转移酶、碱性磷酸酶和血胆红素中度、暂时性增高。

(2)骨髓抑制：均有不同程度的骨髓抑制。抑制骨髓功能的程度与剂量有关，停药后多可恢复。

(3)皮肤及毛发损害：以氮芥、环磷酰胺等多见。

(4)特殊不良反应:①环磷酰胺可致化学性膀胱炎,出现血尿。血尿出现之前,可产生尿频和排尿困难,发生率及严重程度与剂量有关,主要是因为环磷酰胺代谢产物经肾排泄,可在膀胱中浓集引起膀胱炎,故用药期间应多饮水和碱化尿液以减轻症状。大剂量可引起心肌病变,可致心内膜、心肌损伤,起病急骤,可因急性心力衰竭而死亡,与放射治疗或多柔比星类抗生素并用时,也能促进心脏毒性的发生。②白消安久用可致闭经或睾丸萎缩,偶见出血、再生障碍性贫血及肺纤维化等严重反应。

(5)其他:①环磷酰胺有时可引起肝损害,出现黄疸,肝功能不良者慎用。少数患者有头昏、不安、幻视、脱发、皮疹、色素沉着、月经失调及精子减少等。②氮芥有时可引起轻度休克、血栓性静脉炎、月经失调及男性不育。③福莫司汀少见发热、注射部位静脉炎、腹泻、腹痛、尿素暂时性增加、瘙痒、暂时性神经功能障碍(意识障碍、感觉异常、失味症)。

6.禁忌证

烷化剂类抗恶性肿瘤药毒性较大,因此,凡有骨髓抑制、感染、肝肾功能损害者禁用或慎用。过敏者禁用。妊娠及哺乳期妇女禁用。

7.药物相互作用

(1)氮芥:与长春新碱、丙卡巴肼、泼尼松合用(MOPP疗法)可提高对霍奇金淋巴瘤的疗效。

(2)环磷酰胺:可使血清中假胆碱酯酶减少,使血清尿酸水平增高,因此,与抗痛风药如别嘌呤醇、秋水仙碱、丙磺舒等同用时,应调整抗痛风药物的剂量。此外也加强了琥珀胆碱的神经肌肉阻滞作用,可使呼吸暂停延长。环磷酰胺可抑制胆碱酯酶活性,因而延长可卡因的作用并增加毒性。大剂量巴比妥类、皮质激素类药物可影响环磷酰胺的代谢,同时应用可增加环磷酰胺的急性毒性。

(3)塞替哌:可增加血及尿中尿酸水平,为了控制高尿酸血症可给予别嘌呤醇;与放射治疗同时应用时,应适当调整剂量;与琥珀胆碱同时应用可使呼吸暂停延长,在接受塞替哌治疗的患者,应用琥珀胆碱前必须测定血中假胆碱酯酶水平;与尿激酶同时应用可增加塞替哌治疗膀胱癌的疗效,尿激酶为纤维蛋白溶酶原的活化剂,可增加药物在肿瘤组织中的浓度。

(4)白消安:可增加血及尿中尿酸水平,故对有痛风病史的患者或服用本品后尿酸增高的患者可用抗痛风药物。

8.注意事项

(1)氮芥:本品剂量限制性毒性为骨髓抑制,故应密切观察血象变化,每周查血象1～2次。氮芥对局部组织刺激性强，若漏出血管外，可导致局部组织坏死，故严禁口服、皮下及肌内注射，药物一旦溢出，应立即用硫代硫酸钠注射液或1%普鲁卡因注射液局部注射，用冰袋冷敷局部6～12小时。氮芥水溶液极易分解，故药物开封后应在10分钟内注入体内。

(2)环磷酰胺：其代谢产物对尿路有刺激性，应用时应多饮水，大剂量应用时应水化、利尿，同时给予尿路保护剂美司钠。当大剂量用药时，除应密切观察骨髓功能外，尤其要注意非血液学毒性如心肌炎、中毒性肝炎及肺纤维化等。当肝肾功能损害、骨髓转移或既往曾接受多程化放射治疗时，环磷酰胺的剂量应减少至治疗量的1/3～1/2。腔内给药无直接作用。环磷酰胺水溶液不稳定，最好现配现用。

(3)塞替哌：用药期间每周都要定期检查外周血象，白细胞与血小板及肝肾功能。停药后3周内应继续进行相应检查，防止出现持续的严重骨髓抑制；尽量减少与其他烷化剂联合使用，或同时接受放射治疗。

(4)白消安：治疗前及治疗中应严密观察血象及肝肾功能的变化，及时调整剂量，特别注意检查血尿素氮、内生肌酐清除率、胆红素、丙氨酸氨基转移酶及血清尿酸。用药期间应多饮水并碱化尿液，或服用别嘌呤醇以防止高尿酸血症及尿酸性肾病的产生。发现粒细胞或血小板迅速大幅度下降时应立即停药或减量，以防止出现严重骨髓抑制。

(二)抗代谢药

抗代谢药是一类化学结构与机体中核酸、蛋白质代谢物极其相似的化合物，所以在体内与内源性代谢物产生特异性、竞争性拮抗：①二者在同一生化反应体系中竞争同一酶系统，影响其正常反应速度，降低或取消代谢产物的生成，影响大分子(DNA、RNA及蛋白质)的生物合成，并抑制核分裂。②以伪代谢物的身份参与生化反应，经酶的作用所生成的产物是无生理功能的，从而阻断某一生化反应而抑制细胞的分裂。此类药物属细胞周期特异性药物，临床上常用的有MTX、6-MP、5-FU、阿糖胞苷、盐酸吉西他滨等。

1.药理作用

(1)MTX：为叶酸类抗代谢药，其化学结构与叶酸相似，对二氢叶酸还原酶有强大的抑制作用，可与二氢叶酸还原酶形成假性不可逆的、强大而持久的结合，从而使四氢叶酸的生成障碍，干扰体内一碳基团的代谢，致使核苷酸的合成受阻，最终抑制DNA的合成。该药选择性地作用于细胞增殖周期中的S期，故对增殖比率较高的肿瘤作用较强。但由于其可抑制DNA及蛋白质合成，故可

延缓 G_1-S 转换期。

(2)6-MP：为嘌呤类抗代谢药，能阻止嘌呤核苷酸类的生物合成，从而抑制 DNA 的合成，属作用于S期的药物，亦可抑制 RNA 的合成。还具有免疫抑制作用。

(3)5-FU：为嘧啶类抗代谢药。在体内外均有较强的细胞毒作用，且抗瘤谱广。进入体内经转化后形成氟脲嘧啶脱氧核苷(5-FUdRP)，5-FUdRP 可抑制胸腺嘧啶核肾酸合成酶(thymidylate synthetase，TS)活力，阻断尿嘧啶脱氧核苷酸(dUMP)甲基化形成胸腺嘧啶脱氧核苷酸(dTMP)，从而阻止 DNA 合成，抑制肿瘤细胞分裂繁殖。另外，在体内可转化为 5-FU 核苷掺入 RNA，从而干扰蛋白质合成。该药对 S 期敏感。

(4)阿糖胞苷：属于脱氧核糖核苷酸多聚酶抑制剂，抗肿瘤作用强大，另外还具有促分化、免疫抑制及抗病毒作用。Ara-C 抗肿瘤作用的机制是经主动转运进入细胞后，转化为阿糖胞苷三磷酸(Ara-CTP)而产生如下作用：①Ara-CTP 可抑制 DNA 聚合酶而抑制 DNA 合成。②Ara-CTP 也可掺入 DNA，干扰 DNA 的生理功能。③Ara-CTP 可抑制核苷酸还原酶活性，影响 DNA 合成。④Ara-C 还可抑制膜糖脂及膜糖蛋白的合成，影响膜功能。⑤Ara-CTP 亦可掺入 RNA，干扰其功能。

2.抗药性作用

(1)癌细胞与 6-MP 长期接触，可产生抗药性，主要是由于癌细胞内缺乏 6-MP转化为 6-巯基嘌呤核苷酸的转换酶，另外也与膜结合型碱性磷酸酶活力升高导致癌细胞中硫代嘌呤核苷酸减少有关。

(2)肿瘤细胞与 5-FU 长期接触可出现抗药性，其抗药机制为：①肿瘤细胞合成大量的 TS。②细胞内缺乏足够的 5-FU 转化酶。③胸苷激酶量增加，可促进肿瘤细胞直接利用胸苷。

(3)肿瘤细胞与 Ara-C 长期接触可产生抗药性，可能与下列原因有关：细胞膜转运 Ara-C 能力下降；瘤细胞中活化 Ara-C 的酶活性提高，使之代谢失活；脱氧三磷酸胞苷(dCTP)增高，阻断其他脱氧核苷酸合成；细胞内 Ara-CTP 与 DNA 聚合酶的亲和力下降；Ara-CTP 从 DNA 解离。

3.药动学特点

(1)MTX：口服小剂量(0.1 mg/kg)吸收较好，大剂量(10 mg/kg)吸收较不完全，食物可影响其吸收。进入体内后全身分布，肝、肾等组织中含量最高，不易透过血-脑屏障，但可进入胸腔积液及腹水中。血药浓度呈三房室模型衰减：$t_{1/2\alpha}$

为 2～8 分钟；$t_{1/2\beta}$为 0.9～2 小时；$t_{1/2\gamma}$为 0.4 小时，清除率每分钟＞9 mL/m^2。在体内基本不代谢，主要以原形通过肾小球滤过及肾小管主动分泌，经尿排出，排除速度与尿 pH 有关，碱化尿液可加速排出。MTX 血药浓度与其骨髓毒性密切相关，可根据血药浓度监测毒性。

(2)6-MP：口服吸收不完全，生物利用度个体差异较大，为 5%～37%，可能与首关效应有关。静脉注射后，半衰期较短，$t_{1/2}$约为 50 分钟，脑脊液中分布较少。体内代谢有两种途径：①巯基甲基化后再被氧化失活，甲基化由硫嘌呤甲基转移酶(TPMP)催化；当 TPMP 活性低时，6-MP 代谢减慢，作用增强，易引起毒性反应。该酶活性在白种人为多态分布(约 15%的人酶活性较低)，而在中国人为均态分布。②被黄嘌呤氧化酶(XO)催化氧化为 6-硫代鸟酸。该药主要经肾排泄。

(3)5-FU：口服吸收不规则且不完全，生物利用度可随剂量而增加，临床一般采用静脉注射给药。血中药物清除为一房室模型，$t_{1/2}$为 10～20 分钟。吸收后分布于肿瘤组织、肝和肠黏膜细胞内，可透过血-脑屏障及进入胸、腹腔癌性积液中。80%在肝内代谢。在 8～12 小时内由呼吸道排出其代谢产物 CO_2，15%左右以原形经尿排出。

(4)阿糖胞苷(cytarabine，Ara-C)：口服无效，需静脉滴注。易透过血-脑屏障，在体内经胞嘧啶核苷脱氨酶作用，形成无活性的阿拉伯糖苷(Ara-U)。该酶在肝、脾、肠、肾、血细胞及血浆中含量较高。药物的消除为二房室模型，$t_{1/2\alpha}$为 10～15 分钟，$t_{1/2\beta}$为 2～3 小时，24 小时内约有 80%的药物以阿糖尿苷的形式排泄。

4.适应证及疗效评价

(1)MTX。①急性白血病：对于 ALL 和急性粒细胞白血病均有良好疗效，对儿童 ALL 的疗效尤佳，对于成人白血病疗效有限，但可用于白血病脑膜炎的预防。②绒毛膜上皮癌、恶性葡萄胎：疗效较为突出，大部分患者可得到缓解，对于早期诊断的患者疗效可达 90%。③骨肉瘤、软组织肉瘤、肺癌、乳腺癌、卵巢癌：使用大剂量有一定疗效。④头颈部肿瘤：以口腔、口咽癌疗效最好，其次是喉癌，鼻咽癌疗效较差，常以动脉插管滴注给药。⑤其他：鞘内注射给药对于缓解症状较好，亦可用于预防给药和防止肿瘤转移。对肢体、盆腔、肝、头颈部肿瘤可于肿瘤区域动脉注射或输注，加用醛氢叶酸，疗效较好。对自身免疫系统疾病如全身系统性红斑狼疮、类风湿关节炎等有一定疗效。另外，对牛皮癣有较好的疗效。

(2)6-MP。①急性白血病:常用于 ALL,对儿童患者的疗效较成人好;对急性粒细胞、慢性粒细胞或单核细胞白血病亦有效。②绒毛膜上皮癌和恶性葡萄胎:我国使用大剂量 6-MP 治疗绒毛膜上皮癌收到一定疗效,但不如 MTX。③对恶性淋巴瘤、多发性骨髓瘤也有一定疗效。④近年已利用其免疫抑制作用,用于原发性血小板减少性紫癜、自身免疫性溶血性贫血、红斑狼疮、器官移植、肾病综合征的治疗。

(3)5-FU。①消化道癌:为胃癌、结肠癌、直肠癌的最常用药物,常与丝裂霉素、阿糖胞苷、多柔比星、卡莫司汀、长春新碱、达卡巴嗪等合用;可做晚期消化道癌手术后的辅助化疗;亦可采用动脉插管注药或持久输注法治疗原发性肝癌。②绒毛膜上皮癌:我国采用大剂量 5-FU 与放线菌素 D 合用,治愈率较高。③头颈部肿瘤:以全身用药或动脉插管注射、滴注,用于包括鼻咽癌等的头颈部肿瘤治疗。④皮肤癌:局部用药对多发性基膜细胞癌、浅表鳞状上皮癌等有效,对广泛的皮肤光化性角化症及角化棘皮瘤等亦有效。⑤对乳腺癌、卵巢癌,以及肺癌、甲状腺癌、肾癌、膀胱癌、胰腺癌有效,对宫颈癌除联合化疗外,还可并用局部注射。

(4)阿糖胞苷。①急性白血病:对急性粒细胞白血病疗效最好,对急性单核细胞白血病及 ALL 也有效。但单独使用缓解率差,常与 6-MP、长春新碱、环磷酰胺等合用。②对恶性淋巴肉瘤、消化道癌也有一定疗效,对多数实体瘤无效。③还可用于病毒感染性疾病,如单纯疱疹病毒所致疱疹;牛痘病毒、单纯疱疹及带状疱疹病毒所致眼部感染。

5.治疗方案

(1)MTX。①急性白血病:口服每天 0.1 mg/kg,也可肌内注射或静脉注射给药。一般有效疗程的安全剂量为 50～100 mg,此总剂量视骨髓情况和血象而定。脑膜白血病或中枢神经系统肿瘤:鞘内注射 5～10 mg/d,每周 1～2 次。②绒毛膜上皮癌及恶性葡萄胎:成人一般 10～30 mg/d,每天 1 次,口服或肌内给药,5 日为 1 个疗程,视患者反应可重复上述疗程,亦可以 10～20 mg/d 静脉滴注(加于 5%葡萄糖溶液 500 mL 中于 4 小时滴完),5～10 日为 1 个疗程。③骨肉瘤、恶性淋巴瘤、头颈部肿瘤等:常采用大剂量(3～15 g/m^2)静脉注射,并加用亚叶酸(6～12 mg)肌内注射或口服,每 6 小时一次,共 3 日,这称为救援疗法。因为大剂量的 MTX 可提高饱和血药浓度,由此可升高肿瘤细胞内的药物浓度并便于扩散至血流较差的实体瘤中,但因血药浓度的提高,其毒性也相应增加,故加用醛氢叶酸,后者转化四氢叶酸不受 MTX 所阻断的代谢途径的限制,故起解救作用，提高化疗指数。为了充分发挥解救作用，应补充电解质、水分及碳酸氢钠以保持尿液为碱性，尿量维持在每天 3 000 mL 以上，并对肝肾功能、血象及血浆 MTX 的浓度逐日检查，以保证用药的安全有效。对有远处转移的高危患者，则需和放线菌素 D 等联合应用，缓解率达 70%以上。

(2)6-MP。①白血病：2.5～3.0 mg/(kg·d)，分 2～3 次口服，根据血象调整剂量，由于其作用比较缓慢，用药后 3～4 周才发生疗效，2～4 月为 1 个疗程。②绒毛膜上皮癌：6 mg/(kg·d)，1 个疗程为 10 日，间隔 3～4 周后重复疗程。③用于免疫抑制：1.2～2 mg/(kg·d)。

(3)5-FU。①静脉注射：10～12 mg/(kg·d)，每天给药量约为 500 mg，隔天 1 次；国外常用“饱和”剂量法，即 12～15 mg/(kg·d)，连用 4～5 天后，改为隔天 1 次，出现毒性反应后剂量减半；亦有以 500～600 mg·m^2，每周给药 1 次；成人的疗程总量为 5.0～8.0 g。②静脉滴注：毒性较静脉注射低，一般为 10～20 mg/(kg·d)，把药物溶于生理盐水或 5%葡萄糖注射液中，2～8 小时滴完，每天 1 次，连续 5 日，以后减半剂量，隔天 1 次，直至出现毒性反应。治疗绒毛膜上皮癌时，可加大剂量至 25～30 mg/(kg·d)，药物溶于 5%葡萄糖液 500～1 000 mL中点滴 6～8 小时，10 日为 1 个疗程，但此量不宜用做静脉注射，否则，将产生严重毒性反应。③动脉插管滴注：以 5～20 mg/kg 溶于 5%葡萄糖液中(500～1 000 mL)滴注 6～8 小时，每天 1 次，总量为 5～8 g。④胸腹腔内注射：一般每次 1.0 g，5～7 天 1 次，共 3～5 次。⑤瘤内注射：如宫颈癌每次 250～500 mg。⑥局部应用：治疗皮肤基底癌及癌性溃疡，可用 5%～10%的软膏或 20%霜剂外敷，每天 1～2 次。⑦口服：一般 5 mg/(kg·d)，总量为 10～15 g 或连续服用至出现毒性反应，即停药。

(4)阿糖胞苷。①静脉注射：1～3 mg/(kg·d)，连续 8～15 天。②静脉滴注：1～3 mg/(kg·d)，溶于葡萄糖液中缓慢滴注，14～20 天为 1 个疗程。③皮下注射：做维持治疗，每次 1～3 mg/kg，每周 1～2 次。④鞘内注射：每次 25～75 mg，每天或隔天注射一次，连用 3 次。

6.不良反应

(1)胃肠道反应：均有不同程度的胃肠道反应，为常见的早期毒性症状。MTX 较严重，可引起广泛性溃疡及出血，有生命危险。6-MP 大剂量可致口腔炎、胃肠黏膜损害、胆汁淤积及黄疸，停药后可消退。5-FU 可致假膜性肠炎，此时需停药，并给予乳酶生等药治疗。

(2)骨髓抑制：均有不同程度的骨髓抑制。MTX 严重者引起全血抑制，当白

细胞计数低于 $3\times10^9/L$、血小板计数低于 $0.5\times10^9/L$ 或有消化道黏膜溃疡时，应停用或用亚叶酸钙救援及对症治疗。6-MP 严重者也可发生全血抑制，高度分叶核中性白细胞的出现，常是毒性的早期征兆。

(3)皮肤及毛发损害：常见于阿糖胞苷和盐酸吉西他滨。

(4)特殊不良反应：①MTX 有肝肾功能损害，长期应用可能引起药物性肝炎、肝硬化和门脉高压；大剂量 MTX 应用，其原形及代谢产物从肾排泄，易形成结晶尿及尿路阻塞，形成肾损害，要多饮水及碱化尿液。②6-MP 可致部分患者出现高尿酸血症、尿酸结晶及肾功能障碍。③5-FU 毒性较大，治疗量与中毒量相近，可致神经系统损害：颈动脉插管注药时，部分患者可发生小脑变性、共济失调和瘫痪；还可引起心脏毒性，出现胸痛、心率加快，心电图表现为 ST 段抬高，T 波升高或倒置，同时可见血中乳酸脱氢酶升高。④阿糖胞苷可致肝损害，可见转氨酶升高、轻度黄疸，停药后可恢复。大剂量可致阻塞性黄疸。⑤盐酸吉西他滨可致泌尿生殖系统毒性：轻度蛋白尿及血尿常见，偶尔见类似溶血尿毒症综合性的临床表现，若有微血管病性溶血性贫血的表现，如血红蛋白含量及血小板计数迅速下降，血清胆红素、肌酐、尿素氮、乳酸脱氢酶上升，应立即停药。有时停药后，肾功能仍不能好转，则应给予透析治疗；呼吸系统：气喘常见，静脉滴注过程中可见支气管痉挛；心血管系统：可有水肿，少数有低血压。

(5)其他：①MTX 鞘内注射，可引起蛛网膜炎，出现脑膜刺激症状；长期大量用药可产生坏死性脱髓性白质炎。可引起间质性肺炎，出现咳嗽、发热、气急等症，部分患者可致肺纤维化；少数患者有生殖功能减退、月经不调，妊娠前 3 个月可致畸胎、流产或死胎。②5-FU 有时引起注射部位动脉炎，动脉滴注可引起局部皮肤红斑、水肿、破溃、色素沉着，一般于停药后可恢复。③阿糖胞苷有时可致小脑或大脑功能失调及异常抗利尿激素分泌综合征。

7.禁忌证

过敏者、感染患者、孕妇、哺乳妇女禁用，肝肾功能障碍患者慎用。

8.药物相互作用

(1)MTX 蛋白结合率高，与磺胺类、水杨酸盐、巴比妥类、苯妥英钠合用，可竞争与血浆蛋白结合，使其浓度增高。糖皮质激素、头孢菌素、青霉素、卡那霉素可抑制细胞摄取 MTX，减弱其作用。苯胺蝶呤可增加白血病细胞中的二氢叶酸还原酶浓度，减弱 MTX 的作用。该药与 5-FU 序贯应用，可使 MTX 作用增加，反之可产生阻断作用。长春新碱于 MTX 用前 30 分钟给予，可加速细胞对 MTX 的摄取，并阻止其逸出，加强 MTX 的抗肿瘤作用。门冬酰胺酶可减轻

MTX 的毒性反应。在给 MTX 24 小时后加用门冬酰胺酶，可提高 MTX 对 ALL 的疗效。

(2)与别嘌呤醇合用，可使 6-MP 抗肿瘤作用加强，还可减少 6-硫代尿酸的生成。

(3)甲酰四氢叶酸、胸腺嘧啶核苷、MTX、顺铂、尿嘧啶、双嘧达莫、磷乙天门冬氨酸可增强 5-FU 的抗肿瘤作用。别嘌呤醇可降低 5-FU 的毒性，但不影响抗肿瘤作用。

(4)阿糖胞苷与硫鸟嘌呤合用可提高对急性粒细胞白血病的疗效；与四氢尿嘧啶核苷合用，使其 $t_{1/2}$ 延长，增强骨髓抑制。大剂量胸腺嘧啶核苷酸、羟基脲可增强其抗肿瘤作用，阿糖胞苷亦可增强其他抗肿瘤药物的作用。

9.注意事项

应对患者的血小板、白细胞、中性粒细胞数进行监测，应根据骨髓毒性的程度相应调整剂量；静脉滴注药物时间延长和增加用药频率可增加药物的毒性；静脉滴注时，如发生严重呼吸困难(如出现肺水肿、间质性肺炎或成人呼吸窘迫综合征)，应停止药物治疗。早期给予支持疗法，有助于纠正不良反应；应定期检查肝肾功能；盐酸吉西他滨可引起轻度困倦，患者在用药期间应禁止驾驶和操纵机器。

(三)抗肿瘤抗生素

抗肿瘤抗生素是由微生物产生的具有抗肿瘤活性的化学物质，至今报道具有抗肿瘤活性的微生物产物已超过 1 500 种，但应用于临床的抗肿瘤抗生素只有 20 多种。此类药物属细胞周期非特异性药物，他们通过各种方式干扰转录，阻止 mRNA 合成，抑制 DNA 复制，阻止肿瘤细胞的分裂、繁殖而起到抗肿瘤作用。此类药物对肿瘤选择性差，不良反应较多，毒性较大。常用的有多柔比星及柔红比星、丝裂霉素、博来霉素、放线菌素 D 等。

1.药理作用

(1)多柔比星及柔红比星(daunorubicin，柔红比星)：属于醌环类抗生素，体外具有明显的细胞毒作用，体内具有广谱抗肿瘤作用，还具有免疫调节作用。柔红比星的细胞毒作用比多柔比星小。两药的抗肿瘤作用相似，经主动转运机制进入细胞内，其分子可插入 DNA 分子中，影响 DNA 功能。多柔比星在细胞内的浓度较血浓度高出数倍，进入细胞后，很快与细胞核结合，与 DNA 形成稳定的复合物，使 DNA 链易于折断，导致 DNA、RNA 及蛋白质合成受到抑制。多柔比星对 S 期细胞的杀伤作用最大。

(2)丝裂霉素:本品具有烷化作用,主要影响DNA功能,可抑制DNA的合成,高浓度时使DNA崩解,细胞核溶解。还可抑制RNA合成。丝裂霉素在体内经转化后,可与DNA产生交叉联结破坏DNA,使DNA发生烷化,其中对G_1期细胞尤其是G_1晚期及S期最为敏感。对多种移植性肿瘤有强大抗肿瘤作用,抗瘤谱广。此外,还具有较强的抗菌作用,其抗菌谱广,对革兰阳性及阴性菌作用强,对立克次体及病毒亦有作用。同时具有免疫抑制作用。

(3)博来霉素:与铁离子络合产生游离氧破坏DNA,使DNA单链断裂,阻止DNA的复制,其抗瘤谱广。另外,还具有抗菌和抗病毒作用,可阻止DNA病毒的复制,对葡萄球菌、炭疽杆菌、枯草杆菌、大肠杆菌、痢疾杆菌、伤寒杆菌及分枝杆菌均有抑制作用。

(4)放线菌素D:抗瘤谱广,具有免疫抑制作用。其抗肿瘤机制主要为低浓度抑制DNA指导下的RNA合成;高浓度时抑制DNA合成,还可使某些肿瘤细胞发生凋亡。

2.抗药性作用

(1)癌细胞与多柔比星及柔红比星长期接触会产生抗药性。其间亦可产生交叉抗药性,并对长春新碱、长春碱及放线菌素D等产生抗药性。出现多药抗药性的机制复杂,可能是由于抗药性细胞抗药基因(*mdr*)的扩增,其基因产物P170糖蛋白具有能量依赖性药物外排泵性质,使大量药物被泵出细胞外。抗药性的产生还与某些肿瘤细胞内产生大量的谷胱甘肽过氧化物酶有关,可消除多柔比星及柔红比星所产生的自由基。此外,有些肿瘤细胞与多柔比星及柔红比星长期接触后,细胞内蛋白激酶C含量升高,肿瘤坏死因子增加,膜流动性提高,由此也可产生抗药性。

(2)长期与丝裂霉素接触,瘤细胞可产生抗药性。抗药性与药物还原型活化能力下降及DNA修复能力增加有关。该药与蒽环类及长春碱类可呈交叉抗药性。

(3)瘤细胞与博来霉素长期接触可产生抗药性,机制未明,可能与细胞内博来霉素灭活酶B含量增高、谷胱甘肽、谷胱甘肽过氧化物酶含量增高,细胞对博来霉素摄取减少,博来霉素从细胞内溢出增高有关,也可能与博来霉素所诱导的DNA损伤易于修补有关。

(4)癌细胞与放线菌素D长期接触可产生抗药性:与蒽环类抗生素及长春碱类之间有交叉抗药性,出现多药抗药性。抗药性主要是由于*mdr*基因过度表达,癌细胞上产生大量P170糖蛋白,致使放线菌素D泵出细胞。抗药性产生还与瘤细胞内拓扑异构酶-Ⅱ活性降低有关。

3.药动学特点

(1)多柔比星及柔红比星:多柔比星口服无效,柔红比星口服吸收欠佳。多柔比星静脉给药后很快分布于肝、心、肾、肺等组织中,在肿瘤组织中浓度亦较高,不易透过血-脑屏障。多柔比星及柔红比星在血中皆呈二房室模型衰减,多柔比星的 $t_{1/2\alpha}$ 为 10 分钟,$t_{1/2\beta}$ 为 30 小时;柔红比星的 $t_{1/2\alpha}$ 为 30～40 分钟,$t_{1/2\beta}$ 为 24～55 小时。两药均在体内代谢转化,原形及代谢产物主要通过胆汁排泄,肝功能严重受损时,可使多柔比星的血药浓度升高,半衰期延长,柔红比星部分自肾排泄。

(2)丝裂霉素:口服吸收不规则,口服同等剂量的丝裂霉素,血中浓度仅达静脉注射的 1/20,分布广泛,以肾、舌、肌肉、心、肺等组织中浓度较高,脑组织中含量很低,腹水中浓度亦较高。常静脉注射给药,吸收后分布于全身各组织器官,$t_{1/2}$ 为 50 分钟,体内许多组织如肝、脾、肾、脑及心脏可灭活丝裂霉素。主要经肾小球滤过排泄,但尿中排泄量仅为用药量的 15%。

(3)博来霉素:局部刺激性小,除可用静脉注射外,还可做肌内、腔内注射。体内分布广,尤以皮肤、肺、腹膜及淋巴组织中积聚较多,癌组织中浓度高于邻近组织。一次静脉注射消除呈二房室模型,$t_{1/2\beta}$ 为 2～4 小时,肌内注射于 1～2 小时达峰浓度,$t_{1/2\beta}$ 为 2.5 小时,V_d 为 0.39 L/kg,主要经肾排泄,24 小时内排出给药量的 1/2～2/3,肾功能障碍者排出减少,$t_{1/2}$ 延长。

(4)放线菌素 D:口服吸收差。静脉注射后,迅速分布于机体各组织中,血药浓度迅速降低,主要分布于肝、肾、脾及颌下腺中,不易透过血-脑屏障。骨髓及肿瘤组织中浓度明显高于血浆。体内很少被代谢,主要从胆汁和尿中原型排出,末端相半衰期为 36 小时。

4.适应证及疗效评价

(1)多柔比星及柔红比星:多柔比星临床可用于恶性淋巴瘤、肺癌、消化道恶性肿瘤、乳腺癌、膀胱癌、骨及软组织肉瘤、卵巢癌、前列腺癌、甲状腺癌等。柔红比星主要用于白血病的治疗。

(2)丝裂霉素。①消化道恶性肿瘤:如胃、肠、肝、胰腺癌等疗效较好。②对肺、乳腺、宫颈、膀胱、绒毛膜上皮癌也有效。③对恶性淋巴瘤有效。

(3)博来霉素:主要用于治疗鳞状上皮癌,包括皮肤、鼻咽、食管、阴茎、肺、外阴部和宫颈癌等,常可取得较好效果,另对淋巴瘤类,如霍奇金病、非霍奇金淋巴瘤、蕈样肉芽肿,以及睾丸癌、黑色素瘤也有一定疗效。

(4)放线菌素 D:对霍奇金病和神经母细胞瘤有突出疗效,对绒毛膜上皮癌疗效也较好,但对睾丸绒毛膜上皮癌疗效差,与放射治疗合用可提高瘤组织对放射治疗的敏感性。另外,对小儿肾母细胞瘤、横纹肌肉瘤、纤维肉瘤、原发性及转移性睾丸肿瘤、Kaposi 肉瘤也有一定疗效。

5.治疗方案

(1)多柔比星及柔红比星:多柔比星一般采用静脉注射,1 次 50~60 mg/m^2,每 3 周 1 次,或每天 20~25 mg/m^2,连用 3 天,3 周为 1 个疗程,总剂量不超过 550 mg/m^2。对浅表性扩散型膀胱癌以多柔比星 60 mg 溶于 30 mL 生理盐水中做膀胱内灌注,保留 2 小时,每周两次,每 3 周重复 1 次。柔红比星每天静脉注射 30~60 mg/m^2,连续 3 天,每 3~6 周为 1 个疗程。

(2)丝裂霉素:常用静脉注射给药,1 次 4~6 mg,1 周 1~2 次,40~60 mg 为 1 个疗程。做腔内注射,剂量为 4~10 mg,每 5~7 天 1 次,4~6 次为 1 个疗程。口服每次 2~6 mg,每天 1 次,80~120 mg 为 1 个疗程。

(3)博来霉素:肌内和静脉注射 15~30 mg/次,每天 1 次或每周 2~3 次,300~600 mg 为 1 个疗程。还可用软膏外涂来治疗溃疡面。

(4)放线菌素 D:成人每次静脉注射或静脉滴注 200 μg,每天或隔天 1 次,连用 5 次,每 4 周为 1 个疗程。儿童每天 15 μg/kg,连用 5 天,每 4 周为 1 个疗程。

6.不良反应

(1)胃肠道反应:均有不同程度的胃肠道反应。

(2)骨髓抑制:均有不同程度的骨髓抑制,多柔比星和柔红比星发生率高达 60%~80%。

(3)皮肤及毛发损害:均有不同程度的皮肤损害及脱发。

(4)特殊不良反应:①多柔比星及柔红比星有较严重的心脏毒性,也是最严重的毒性反应,成人及儿童均可产生。一种为心脏急性毒性,主要为各型心律失常,常发生于用药后数小时或数天内;另一种为与剂量有关的心肌病变,常表现为充血性心力衰竭。②丝裂霉素可引起肺毒性,且与剂量有关,主要表现为间质性肺炎,出现呼吸困难、干咳,肺部 X 线可见肺部浸润阴影,此时应立即停药,并服用糖皮质激素类;可引起心脏毒性,也与剂量有关,表现为少数患者于停药后突发心力衰竭而死亡,心脏病患者应慎用;可致肾毒性,也与剂量有关,表现为血肌酐升高、血尿、尿蛋白及贫血,常伴有微血管病变性溶血性贫血;还可引起肝性静脉阻塞性疾病,表现为进行性肝功能损害、腹水、胸腔积液。

(5)其他:①多柔比星及柔红比星还可致药热;多柔比星偶致肝功能障碍及

蛋白尿，还可引起变态反应；局部刺激性强，静脉注射可引起静脉炎，药液外漏时可引起局部组织坏死，该药的代谢产物可使尿液变红，一次给药可持续 1～2 天。②丝裂霉素可引起发热、头痛、四肢乏力、视力模糊、肌肉酸痛和注射部位蜂窝织炎及致畸、致癌作用。③放线菌素 D 可使放射治疗效过加强，使既往放射治疗部位皮肤出现发红及脱皮；静脉注射可引起静脉炎，漏出血管外可致局部炎症、疼痛及组织坏死；可致药热，少数患者可见肝大及肝功能异常，还可致突变和致畸。

7.禁忌证

孕妇禁用，抗生素过敏者，肝肾功能障碍患者慎用。

8.药物相互作用

(1)多柔比星等蒽环类抗生素在体外可与硫酸黏多糖类(如肝素及硫酸软骨素等)结合产生沉淀，避免与肝素及硫酸软骨素同时合用。苯巴比妥钠可加强多柔比星的心脏毒性，维生素 E 及乙酰半胱氨酸可减轻多柔比星所致心肌病变，雷佐生及其右旋体(ICRF-187)可对抗多柔比星的心脏毒性。ICRF 的同系化合物乙双吗啉及氯丙嗪等亦有相似作用，两性霉素 B 可部分降低癌细胞对多柔比星的抗药性。

(2)鸟嘌呤及黄嘌呤可使丝裂霉素的抗大肠杆菌作用减弱；维拉帕米可逆转其抗药性，可加强 6-MP 的免疫抑制作用。

(3)半胱氨酸及谷胱甘肽等含巯基化合物的药物可减弱博来霉素的作用，与环磷酰胺、长春新碱、多柔比星及强的松龙合用(COAP 方案)可使肺部毒性增加。

(4)维拉帕米可逆转瘤细胞对放线菌素 D 的抗药性，氯丙嗪可减轻放线菌素 D 的胃肠道反应。

9.注意事项

抗恶性肿瘤抗生素的应用应在有经验的肿瘤化疗医师指导下使用，用药期间应密切随访血常规及血小板、血尿素氮、肌酐等。

(四)植物类抗肿瘤药

从植物中寻找有效的抗肿瘤药物已成为国内外重要研究课题，目前用于治疗肿瘤的植物药已筛选出 20 多种。它们分别通过抑制微管蛋白活性、干扰核蛋白体功能、抑制 DNA 拓扑异构酶活性等发挥抗肿瘤作用。临床常用的有长春碱类、喜树碱类、鬼臼毒素类、紫杉醇和三尖杉碱等。

1.药理作用

(1)长春碱类抗肿瘤药主要有长春碱、长春新碱及人工半合成的长春地辛,皆有广谱抗肿瘤作用,均属细胞周期特异性抗肿瘤药。长春新碱抗肿瘤作用强度与长春地辛相似,强于长春碱。长春地辛还具有增强皮肤迟发性变态反应及淋巴细胞转化率的作用。长春碱类抗肿瘤作用机制:主要抑制微管蛋白聚合,妨碍纺锤体的形成,使纺锤体主动收缩功能受到抑制,使核分裂停止于中期,可致核崩解,呈空泡状或固缩成团,主要作用于细胞增殖的 M 期。长春新碱还可干扰蛋白质代谢,抑制细胞膜类脂质的合成,抑制氨基酸在细胞膜上的转运,还可抑制 RNA 聚合酶的活力,从而抑制 RNA 合成。

(2)喜树碱类:包括喜树碱及羟喜树碱,其中羟喜树碱亦可人工合成。抗肿瘤作用强,具有广谱抗肿瘤作用,为周期特异性抗肿瘤药。羟喜树碱抗肿瘤作用较喜树碱明显,毒性较小。二者抗肿瘤原理相似,直接破坏 DNA 并抑制其合成,对 S 期细胞的作用比对 G_1 期和 G_2 期细胞的作用明显,较高浓度抑制核分裂,阻止细胞进入分裂期。

(3)VP-16 及替尼泊苷(teniposide,VM-26)是从小檗科鬼臼属植物鬼臼中提取的鬼臼毒素的衍生物,在体外有广谱的抗肿瘤作用,属细胞周期非特异性药物。体外 VM-26 的细胞毒作用较 VP-16 强 10 倍。VP-16 还具有抗转移作用。此类化合物主要作用于 S 及 G_2 期细胞,使 S 及 G_2 期延缓,从而杀伤肿瘤细胞。作用靶点为拓扑异构酶Ⅱ(TOPO-Ⅱ),干扰拓扑异构酶Ⅱ修复 DNA 断裂链作用,导致 DNA 链断裂。VM-26 对 TOPO-Ⅱ的作用较 VP-16 强 1.4 倍。

(4)紫杉醇具有独特的抗肿瘤机制,作用靶点为微管,促使微管蛋白组装成微管,形成稳定的微管束,且不易拆散,破坏组装—扩散之间的平衡,使微管功能受到破坏,从而影响纺锤体功能,抑制肿瘤细胞的有丝分裂,使细胞周期停止于 G_2 及 M 期,属周期特异性药物。

(5)三尖杉碱属细胞周期非特异性药物。抑制蛋白质生物合成,抑制 DNA 合成,还可促进细胞分化,促进细胞凋亡。

2.抗药性作用

(1)长春碱、长春新碱之间存在交叉抗药性,与其他抗肿瘤药间亦有交叉抗药性,呈多药抗药性。但长春地辛与长春新碱间交叉抗药性不明显。抗药性产生机制与肿瘤细胞膜上 P 糖蛋白扩增,微管蛋白结构的改变从而影响药物与微管蛋白结合有关。

(2)肿瘤细胞与 VP-16 长期接触可产生抗药性,与其他抗肿瘤药物出现交叉抗药性，呈现典型性多药抗药性。主要与细胞膜上P糖蛋白的扩增，导致药物从胞内泵出，胞内药物浓度明显降低有关。还可出现非典型性多药抗药性，其原因往往与TOPO-Ⅱ的低表达及出现功能异常有关。VP-16的抗药性主要为典型性多药抗药性，VM-26的抗药性主要为非典型性多药抗药性。

(3)肿瘤细胞与紫杉醇长期接触可产生抗药性，抗药性产生的机制是α及β微管蛋白变性，使之不能聚合组装成微管；另一机制是抗药细胞膜上存在*mdr*基因，P糖蛋白过度表达，使紫杉醇在细胞内聚集减少，并呈多药抗药性。

3.药动学特点

(1)长春碱类：口服不吸收，静脉给药，长春新碱体内半衰期约为24小时，末端相半衰期长达85小时。主要集中于肝、血小板、血细胞中，经肝代谢，其代谢产物从胆汁排出，肝功能不全应减量应用。

(2)喜树碱类：喜树碱静脉注射后，很快分布于肝、肾及胃肠道，在胃肠道停留时间长，浓度高，胆囊中浓度较血中高出300倍，肝中药物浓度较血中高出2倍，$t_{1/2}$为1.5～2.0小时，主要从尿中排泄。羟喜树碱静脉注射后，分布于各组织，肿瘤组织中含量较高，维持时间较长，主要通过粪便排出。

(3)鬼臼毒素类：①静脉注射VP-16后，蛋白结合率为74%～90%，主要分布于肝、肾、小肠，不易透过血-脑屏障，血药浓度的衰减呈二房室开放模型，$t_{1/2\alpha}$为1.4±0.4小时，$t_{1/2\beta}$为5.7±1.8小时；VP-16亦可口服，口服后生物利用度有个体差异，吸收不规则，且口服吸收后有效血浓度仅为静脉注射的28%～52%，口服后0.5～4小时血药浓度达峰值，$t_{1/2}$为4～8小时；原形及代谢产物主要经尿排泄。②静脉注射VM-26，血中蛋白结合率达99%，脑脊液中浓度低，血浆中药物浓度的衰减呈三房室开放模型，末相$t_{1/2}$为11～38小时，主要经尿排泄，原形占35%。

(4)紫杉醇：静脉注射后，蛋白结合率达95%～98%。体内分布广，Vd为55～182 L/m^2。血药浓度的衰减呈二室开放模型：$t_{1/2\alpha}$为16.2分钟；$t_{1/2\beta}$为6.4小时，清除率为每分钟253 mL/m^2。主要由尿排泄，大部分为其代谢产物。

(5)三尖杉碱：口服吸收迅速，但不完全。静脉注射血中药物浓度呈二房室模型衰减，$t_{1/2\alpha}$为3.5分钟，$t_{1/2\beta}$为50分钟。注射后15分钟，分布于全身各组织中，肾中分布最高，其次为肝、骨髓、肺、心、胃肠、脾、肌肉、睾丸，血及脑中最低。给药2小时后，各组织中药物浓度迅速降低，但骨髓中浓度下降慢。主要通过肾及胆汁排泄。

4.适应证及疗效评价

(1)长春碱类:长春碱主要用于恶性淋巴瘤、睾丸癌、泌尿系统肿瘤。对乳腺癌、Kaposi 肉瘤亦有一定疗效。长春新碱可用于 ALL、恶性淋巴瘤、儿童肿瘤及治疗晚期肺鳞癌作为同步化药物使用。长春地辛可用于白血病,如 ALL、急性非淋巴细胞白血病及慢性粒细胞白血病急性病变,还可用于肺癌、乳腺癌、食管癌、恶性黑色素瘤。

(2)喜树碱类:喜树碱对胃癌、绒毛膜上皮癌、恶性葡萄胎、急性及慢性粒细胞白血病、膀胱癌、大肠癌及肝癌均有一定的疗效。羟喜树碱用于原发性肝癌、头颈部恶性肿瘤、胃癌、膀胱癌及急性白血病。

(3)鬼臼毒素类:①VP-16 临床上对肺癌、睾丸癌、恶性淋巴瘤、急性粒细胞白血病有较好疗效,对食管癌、胃癌、儿科肿瘤、Kaposi 肉瘤、原发性肝癌亦有一定疗效。②VM-26 主要用于 ALL、恶性淋巴瘤、肺癌、儿童肿瘤、脑癌、卵巢癌、宫颈癌、子宫内膜癌及膀胱癌,与顺铂合用治疗伴有肺、淋巴结、肝、盆腔转移的膀胱癌。

(4)紫杉醇:主要用于晚期卵巢癌、乳腺癌、肺癌、食管癌、头颈部肿瘤、恶性淋巴瘤及膀胱癌的治疗。

(5)三尖杉碱:主要用于急性粒细胞白血病。对真性红细胞增多症及恶性淋巴瘤有一定疗效。

5.治疗方案

(1)长春碱类。①长春新碱:静脉注射成人 25 μ/kg,儿童 75 μ/kg,1 周1 次,总量为 10～20 mg,亦可用同一剂量点滴;胸腹腔内注射每次 1～3 mg,用 20～30 mL 生理盐水稀释后注入。②长春碱:一般用量为 0.1～0.2 mg/kg,每周 1 次。③长春地辛:一般用量为每次 3 mg/m^2,每周 1 次,快速静脉注射,连用 4～6 次。

(2)喜树碱类:临床常静脉给药,喜树碱每次 5～10 mg,每天 1 次,或 15～20 mg,隔天 1 次,总剂量 140～200 mg 为 1 个疗程。羟喜树碱每次 4～8 mg,每天或隔天 1 次,总剂量 60～120 mg 为 1 个疗程;动脉内注射:1 次 5～10 mg,每天或隔天 1 次,总剂量 100～140 mg 为 1 个疗程;膀胱内注射:1 次 20 mg,每月两次,总量 200 mg 为 1 个疗程。

(3)鬼臼毒素类。①VP-16:静脉注射每天 60 mg/m^2,每天 1 次,连续 5 天,每 3～4 周重复 1 次;胶囊每天口服 120 mg/m^2,连服 5 天,隔 10～15 天重复 1 个疗程。②VM-26:静脉注射,每次 1～3 mg/kg,每周两次,可连用 2～3 个月。

(4)紫杉醇:每 3 周给药 1 次,每次 135 mg/m^2 或 175 mg/m^2,用生理盐水或葡萄糖水稀释后静脉滴注,持续 3 小时、6 小时或 24 小时。

(5)三尖杉碱:成人每天 0.1～0.15 mg/kg;儿童为 0.15 mg/kg,溶于250～500 mL 葡萄糖液中静脉滴注,4～6 天为 1 个疗程,间歇 2 周重复 1 个疗程。

6.不良反应

(1)胃肠道反应:均有不同程度的胃肠道反应。长春碱可致口腔炎、口腔溃疡等,严重可产生胃肠溃疡,甚至危及生命的血性腹泻。长春地辛很少引起胃肠道反应。

(2)骨髓抑制:均有不同程度的骨髓抑制,多为剂量-限制性毒性。三尖杉碱可致全血减少。

(3)皮肤及毛发损害:均有不同程度的皮肤损害及脱发。

(4)特殊不良反应:①长春碱类可致神经系统毒性,多在用药 6～8 周出现,可引起腹泻、便秘、四肢麻木及感觉异常、跟腱反射消失、颅神经麻痹、麻痹性肠梗阻、眼睑下垂及声带麻痹等;总量超过 25 mg 应警惕出现永久性神经系统损害;神经系统毒性长春新碱较重,长春地辛较轻。②鬼臼毒素类可引起变态反应,少数患者于静脉注射给药后出现发热、寒战、皮疹、支气管痉挛、血压下降,抗组胺药可缓解,减慢静脉滴注速度可减轻低血压症状。③紫杉醇引起的变态反应,与赋形剂聚乙基蓖麻油促使肥大细胞释放组胺等血管活性物质有关,主要表现为Ⅰ型变态反应;还可引起心脏毒性,表现为不同类型的心律失常,常见为心动过缓,个别病例心率可降低至 40 次/分;可致神经毒性,以感觉神经毒性最常见,表现为手套-袜状分布的感觉麻木、刺痛及灼痛,还可出现口周围麻木感,常于用药后 24～72 小时出现,呈对称性和蓄积性。④三尖杉酯碱可引起心脏毒性,表现为心动过速、胸闷、传导阻滞、心肌梗死、心力衰竭。

(5)其他:①长春碱类还可引起精神抑郁、眩晕、精子减少及静脉炎,外漏可造成局部坏死、溃疡,长春新碱还可致复发性低钠血症;长春地辛还可引起肌痛及咽痛、碱性磷酸酶升高及药热。②喜树碱类中 CVT 毒副作用较大,主要为骨髓抑制、尿路刺激症状、胃肠道反应,另有肝毒性;羟喜树碱泌尿系统损伤少见,少数可见心律失常,一般不需处理可自然恢复。③鬼臼毒素类可引起少数患者轻度视神经炎、中毒性肝炎,出现黄疸及碱性磷酸酶升高,还可诱发 ALL 及急性非淋巴细胞白血病。④紫杉醇可致肝肾轻度损伤,局部刺激性大,可致静脉炎,外漏可致局部组织红肿、坏死。⑤三尖杉碱还可导致肝功能损伤、蛋白尿。

7.禁忌证

禁用于白细胞计数减少患者、细菌感染患者及孕妇、哺乳妇女，另外，肝肾功能障碍、有痛风史的患者、恶病质、大面积皮肤溃疡患者慎用。

8.药物相互作用

(1)甘草酸单胺盐可降低喜树碱的毒性。

(2)鬼臼毒素类与长春碱类生物碱合用可加重神经炎，抗组胺药可减轻变态反应。

(3)肿瘤组织对紫杉醇的抗药性可被维拉帕米等钙通道阻滞剂、他莫昔芬、环孢素等逆转。与顺铂、长春碱类药物合用，可加重紫杉醇的神经毒性，与顺铂合用还可加重紫杉醇的心脏毒性。

9.注意事项

长春碱类仅供静脉应用，不能肌内、皮下、鞘内注射，鞘内应用可致死。

(五)肿瘤的生物治疗

肿瘤的生物治疗发展非常迅速，自20世纪80年代以来，肿瘤生物治疗已成为继手术、化疗和放射治疗之后的第4种治疗肿瘤的方法，它已被广泛研究和应用于临床，并取得一定疗效。肿瘤生物治疗主要包括免疫治疗、基因治疗，以及抗血管生成三方面。免疫治疗的种类较多，但是大体的分类上主要有细胞免疫治疗和体液免疫治疗两种。免疫治疗还包括抗癌效应细胞的激活、细胞因子的诱发、抗癌抗体的筛选、新型疫苗的研制，这些都与免疫学理论的发展和分子生物技术的进步密切相关。基因治疗是指将细胞的遗传物质——核苷酸通过某种手段转移到靶细胞中(机体的免疫细胞、瘤细胞和其他一些能起到治疗作用的细胞中)以纠正或扰乱某些病理生理过程。基因治疗虽然难度很大，但它是生物治疗的方向，让这些细胞自然增长，分泌有效因子，以调节各种抗癌免疫活性细胞或直接作用于癌细胞，这应是治疗微小转移灶和防止复发最理想的手段。对此已在多方面进行深入、细致地研究。根据肿瘤生长与转移有赖于血管生成这一基本现象，针对肿瘤血管形成的分子机制来设计的抗血管生成治疗策略，已成为目前肿瘤治疗的热点研究领域，许多抗血管生成剂已进入临床研究阶段。肿瘤生物治疗合理方案的制订、基础和临床研究的密切配合，以及基因治疗等都有待进一步深入研究。

目前常用的一些生物反应调节剂(biological response modifiers，BRM)的抗肿瘤作用大致有：①激活巨噬细胞或中性粒细胞。②激活自然杀伤细胞。③促使T细胞分裂、增殖、成熟、分化，调整抑制性T细胞与辅助性T细胞的比值。

④增强体液免疫功能。⑤诱生干扰素、白介素、肿瘤坏死因子等细胞因子。⑥通过产生某些细胞因子再进一步激活有关免疫细胞而起作用。由免疫效应细胞和相关细胞产生的、具有重要生物活性的细胞调节蛋白,统称为细胞因子。这些细胞因子在介导机体多种免疫反应过程中发挥重要的作用,他们除了单独地具有多种生物学活性外,彼此之间在诱生、受体调节和生物效应的发挥等水平上相互作用。细胞因子的功能总和概括了 BRM 效应,详见表 5-1。

表 5-1 生物反应调节剂分类

生物来源				合成化合物		
细菌来源	真菌产物	免疫系统产物	细胞因子	含硫化合物	含核苷酸化合物	其他
结核菌素-活菌苗、卡介苗	葡聚糖	胸腺素	干扰素	左旋咪唑	多聚核苷酸	泰洛伦
胞壁酰二肽	香菇多糖	转移因子	白介素	二乙基二硫氨基甲酸钠	异丙肌苷	吲哚美辛
短小棒杆菌菌苗	云芝多糖	肿瘤坏死因子				
假单胞杆菌	羟氨基丁酰亮氨酸	集落刺激因子				
溶血性链球菌制剂						
土壤丝菌制剂						

(六)其他类

1.铂类配合物

临床常用的有顺铂及卡铂。二者具有相似的抗肿瘤作用,卡铂的某些抗肿瘤作用强于顺铂,其毒性作用亦小于顺铂。该类化合物能抑制多种肿瘤细胞的生长繁殖,在体内先将氯解离,然后与 DNA 上的碱基共价结合。形成双链间的交叉联结成单链内两点的联结而破坏 DNA 的结构和功能,属周期非特异性药物。为目前联合化疗中常用的药物之一。

主要对睾丸癌、恶性淋巴瘤、头颈部肿瘤、卵巢癌、肺癌及膀胱癌有较好疗效,对食管癌、乳腺癌等亦有一定的疗效。

常用静脉滴注给药。顺铂:每天 25 mg/m^2,连用 5 天为 1 个疗程,休息 3～4 周重复 1 疗程,亦可 1 次 50～120 mg/m^2,每 3～4 周 1 次;卡铂:100 mg/m^2,

每天1次，连用5天，每3～4周重复1疗程，亦可1次300～400 mg/m^2，每4周重复1次。

不良反应主要表现为消化道反应，如恶心、呕吐、骨髓抑制、耳毒性及肾毒性，卡铂的上述不良反应均较顺铂轻。

2.激素类抗肿瘤药

激素与肿瘤的关系早已为人们所注意，用激素可诱发肿瘤，当应用一些激素或抗激素后，体内激素平衡受到影响，使肿瘤生长所依赖的条件发生变化，肿瘤的生长可因之受到抑制。常用的有糖皮质激素、雌激素等。

临床常用的雌激素制剂己烯雌酚，实验证明，对大白鼠乳腺癌有抑制作用。另外，可激活巨噬细胞的吞噬功能及刺激体内网状内皮系统功能。临床主要用于前列腺癌和乳腺癌的治疗。治疗前列腺癌：3～5 mg/d，3次/天。治疗乳腺癌：5 mg 3次/天。

临床上常用的孕激素一般为其衍生物，如甲地孕酮、双甲脱氢孕酮。主要用于子宫内膜癌、乳腺癌及肾癌的治疗。甲地黄体酮口服，由4 mg/d渐增至30 mg，连服6～8周，或4次/天，每次4 mg，连用2周；双甲脱氢孕酮口服，开始0.1 g/d，每周递增1倍，3周后剂量可达0.8 g/d。

第六章　肿瘤的放射治疗

第一节　远距离放射治疗

远距离放射治疗是放射治疗最主要的方式，通常提及放射治疗时多指远距离放射治疗。远距离放射治疗亦称外射束治疗（简称外照射），是指辐射源位于体外一定距离处（一般指至皮肤距离＞50 cm），照射人体某一部位。远距离放射治疗的特点除了治疗距离外，主要采用辐射束形式进行治疗。外照射时射线需经过人体正常组织及邻近器官照射肿瘤。

一、远距离放射治疗的临床用途

（一）深部放射治疗

深部放射治疗是对位于人体内部并可能为健康组织包围的靶区所进行的放射治疗。

（二）表浅放射治疗

表浅放射治疗是对人体表浅组织（通常不超过 1 cm 深度）所进行的放射治疗。

（三）全身放射治疗

全身放射治疗是对人体全身所进行的放射治疗，主要用于骨髓移植或外周血干细胞移植前的预处理。

（四）全身皮肤电子束治疗

全身皮肤电子束治疗是用低能（4～6 MeV）电子束对全身皮肤病变进行的放射治疗。

(五)术中放射治疗

术中放射治疗是指在经外科手术切除肿瘤后或暴露不能切除的肿瘤，对术后瘤床、残存灶淋巴引流区或原发灶，在直视下避开正常组织和重要器官，一次给予大剂量电子束照射的放射治疗。术中放射治疗必须配备不同尺寸和形状的术中限束器。

二、远距离放射治疗对辐射性能的要求

辐射不是单个的粒子，而是粒子的集合。不是所有的电离辐射都适合用于放射治疗，放射治疗对电离辐射的性能有一定的要求。

(一)对电离辐射类型的要求

辐射类型是表征辐射或粒子性质的方式之一，不同类型具有不同的性能。放射治疗常关心辐射的放射生物学性能和放射物理学性能。对于所使用的每一种类型的电离辐射，希望这种类型电离辐射不要掺杂其他类型的电离辐射。

1.放射生物学性能

从放射生物学角度，辐射的生物学效应除依赖于吸收剂量外，还依赖于吸收剂量的分次给予、吸收剂量率和电离辐射在微观体积内局部授予的能量，即传能线密度(linear energy transfer，LET)。常用的X辐射、γ辐射和电子辐射都属低LET射线，相对生物效应为1，它们对细胞分裂周期时相及氧的依赖性较大，所以对G_0期、S期和乏氧细胞的作用较小。中子辐射、重离子辐射(^{4}He、^{12}C、^{14}N、^{16}O等)属高LET射线，相对生物效应远大于1，它们对细胞分裂周期时相及氧的依赖性较小，所以对处于G_0期、S期和乏氧细胞的作用仍较大。对普通X射线、γ射线不敏感的肿瘤，采用这类射线可能获得较好的治疗效果。

虽然理论上高LET辐射的生物效应优于低LET辐射，但高LET辐射的装置复杂庞大，价格很贵，因此实际使用的主要是低LET辐射。

2.放射物理学性能

从放射物理学角度，辐射射入人体后的剂量分布影响它们的效果。从深度剂量分布，可分为有射程(带电粒子如电子、β粒子、质子、α粒子等)和无明显射程(电磁辐射如X、γ、中性粒子如中子等)的两大类。电磁辐射虽没有明显的射程但具有剂量建成现象。重带电粒子辐射(电子除外)入射与出射剂量低于中心靶区剂量，相对于电磁辐射及中性粒子辐射具有物理特性方面的优越性。

(二)对电离辐射能量方面的要求

一般而言，1～50 MeV都是放射治疗的适用能量范围。临床应用的最佳能

量范围必须具体分析。总的需要考虑的因素有在靶区有均匀而比较高的辐射剂量，周围正常组织的辐射剂量尽可能低，皮肤入射、出射的剂量尽可能低，侧散射少，骨吸收少，体剂量比大。

${}^{60}_{27}Co$ 辐射源在衰变过程中放出电子(β 射线)、γ 射线，最后变成稳定的元素镍(${}^{60}_{28}Ni$)。β 射线能被钴源外壳吸收，故可将${}^{60}Co$ 源看成为单纯的 γ 射线源，它的两种 γ 射线能量比较接近，分别为 1.17 MeV 和 1.33 MeV，平均能量为 1.25 MeV，可认为是单能射线，其深度量相当于峰值 3～4 MeV 的高能 X 射线；对于提供 X 辐射及电子辐射的医用电子加速器，电子辐射和 X 辐射的能量均取决于电子加速能量，加速器输出的电子束能量不可能完全是单一的，而是具有一定的能谱分布范围，故放射治疗希望加速器输出的电子束有尽可能窄的能谱。

在远距离放射治疗中电子辐射主要用于表浅放射治疗及术中放射治疗、全身放射治疗等。能量在 2～20 MeV 范围，电子辐射在人体中的最大射程约为标称能量数值乘以 0.5。50%剂量深度(cm)为标称能量数值的 0.4 左右。能量超过 25 MeV 时逐渐失去电子辐射射程特征。综合考虑，电子辐射能量一般选在 4～25 MeV 范围。

(三)对电离辐射强度的要求

远距离放射治疗最常用的辐射为 X 辐射及电子辐射。由于辐射强度即发射量率直接与吸收剂量率有关，而吸收剂量率又直接与每次治疗时间有关，故常用吸收剂量率表征辐射强度。

1.对 X 辐射强度的要求

对于大多数肿瘤，放射治疗要求在肿瘤靶区给予 50～70 Gy 的剂量。放射生物学要求采用分次疗法。常规放射治疗一个疗程一般分为 25～35 次，每次给予 1.8～2.0 Gy。以每次治疗时间 1 分钟计，吸收剂量率在 2～3 Gy/min 范围即可。在全身放射治疗时，一般要求用低剂量率，在 SSD=(350～400 cm)处，吸收剂量率以低于 0.05 Gy/min 为佳。

精确放射治疗往往采用低分次疗法，每次要求给予较高剂量，故希望有较高的剂量率，要求剂量率在 5～8 Gy/min。

2.对电子辐射强度的要求

常规放射治疗电子辐射剂量率在 2～4 Gy/min 范围，过高的剂量率有不安全的隐患，最大剂量率常限制在 10 Gy/min 以下。采用全身电子束放射治疗，因为治疗距离往往要延长到 350～400 cm，要求有高剂量率。

(四)对辐射野轮廓的要求

远距离放射治疗所用辐射野形状分为规则辐射野和适形辐射野两大类。

1.X 辐射

(1)规则辐射野:常规放射治疗常用可调矩形辐射野,必要时加挡块,立体定向放射外科治疗常用圆形辐射野。

(2)适形辐射野:三维适形放射治疗及调强适形放射治疗需要采用适形辐射野,可以通过不规则形状挡块或多叶准直器来产生。

2.电子辐射

采用不同尺寸的矩形及圆形限束器获得矩形或圆形辐射野,必要时加挡块。

(五)对辐射野强度分布的要求

远距离放射治疗所用 X 辐射强度分布有 3 种方式。

1.均匀分布

均匀分布指在辐射野内,最高与最低吸收剂量之比不超过一定范围的分布,均匀分布是基本方式,用于常规放射治疗、三维适形放射治疗。

2.楔形分布

用于常规放射治疗,配合均匀分布的辐射野使用。

3.调强分布

不规则的、变化的强度分布,由逆向放射治疗计划求得,用于调强放射治疗。

远距离放射治疗对电子辐射强度分布要求是均匀分布。

三、远距离放射治疗装置

根据辐射来源可划分为以下类型。

(1)放射性核素远距离放射治疗机:临床最常用的是^{60}Co远距离治疗机,其次有^{137}Cs远距离治疗机。

(2)医用加速器:临床最常用的是医用电子直线加速器,另外还有医用质子加速器、医用重离子加速器、医用中子发生器。

四、远距离放射治疗技术

远距离放射治疗技术正逐渐由常规放射治疗(传统的二维放射治疗)向精确放射治疗发展,所谓精确放射治疗是指采用精确定位/精确计划/精确照射的放射治疗。

(一)常规放射治疗

常规放射治疗的照射区(50%等剂量面包围的区域)是由 2～3 个共面的直

角锥形束相交而成的照射体积，往往还会加上铅挡块，能将肿瘤全部包围住。由于大多数肿瘤形状是不规则的，所以不可能与靶区形状大小一致，特别是当肿瘤附近有要害器官时，不易躲开，照射区与靶区差别更大。正常组织及要害器官的耐受剂量往往限制了靶区内治疗剂量的提高，影响局部控制率。因此，随着放射治疗技术的发展，有逐渐被淘汰的趋势，仅用于姑息治疗和(或)患者经济条件不能承担更先进放射治疗技术的情况。但常规放射治疗每次照射所需时间短(1～2 分钟)，摆位操作简单，是我国目前最常用的治疗方法。通常所说的放射治疗就是指常规放射治疗。

1.常规放射治疗的特点

(1)常用^{60}Co远距离治疗机发出的 γ 射线及医用电子直线加速器产生的高能 X 射线治疗深部肿瘤，有时采用电子辐射治疗浅表肿瘤，亦可采用低能 X 射线治疗浅表肿瘤。

(2)采用均匀分布辐射野，在 X 辐射时用均整过滤器，在电子辐射时用散射过滤器。IEC 规定了允许的 X 辐射与电子辐射均整度。

(3)采用规则形状辐射野：X 辐射野轮廓是由上下两对矩形准直器产生，最大辐射野的面积 40 cm×40 cm，辐射束为锥形束，截面为可调矩形，有时附加挡块以保护重要器官；电子辐射野则由用不同形状和尺寸的矩形或圆形限束器来获得矩形或圆形辐射野，最大辐射野面积的直径在 20 cm 左右，附加低熔点合金块以保护正常组织。

(4)采用楔形过滤器，在 X 辐射时有时补充采用由楔形过滤器产生深部剂量的楔形分布和用补偿过滤器来补偿由于被照组织表面形状不规则而引起的辐射分布不均匀。

(5)采用放射治疗模拟机进行治疗前的模拟定位工作。

(6)治疗计划设计采用手工或计算机辅助二维治疗计划系统进行，主要计算剖面内的剂量分布。

2.常规放射治疗技术

常规放射治疗通常用 3 种方法：源皮距放射治疗技术(SSD)、等中心定角放射治疗技术(SAD)和旋转放射治疗技术(ROT)。无论采用哪种治疗技术，放射治疗的疗效与治疗的定位、摆位都有着十分重要的关系。

(1)源皮距放射治疗技术：放射源到患者皮肤的距离是固定的，而不论机头处于何种角度。治疗时将机架的旋转中心轴放在患者皮肤上的 A 点，肿瘤或靶区中心 T 放在放射源 S 和皮肤入射点 A 的连线的延长线上(图 6-1A)。

摆位要点：机架的转角一定要准确，同时要注意患者体位的重复性，否则肿瘤中心会偏离射野中心轴，甚至在射野之外。由此，SSD技术在大的肿瘤中心只在姑息治疗和非标称源皮距治疗时才使用。

源皮距垂直照射摆位程序表现如下：①体位，根据治疗要求，借助解剖标志，安置与固定好患者体位，并使照射野中心垂线垂直于床面，如需特殊固定，可应用头、颈和体部固定装置。②机架角和床转角都调整为0°。③确定源皮距，打开距离指示灯，将灯光野中心"＋"字线对准体表照射野中心"＋"，升降机头或将床升降到医嘱要求的照射距离。一般源皮距为60 cm、80 cm或100 cm。④照射野，打开照射野指示灯，调节照射野开关，将灯光野开到体表照射野大小，必要时调整小机头转方位角使灯光野与体表照射野完全重合。⑤挡野：根据治疗情况把照射野范围内需要保护的部分用铅块遮挡。应正确使用挡野铅块，将照射野挡至所需的形状。一般5个半价层厚度的铅块可遮挡95％的射线。⑥填充物：按医嘱要求，放置改变照射剂量的蜡块或其他等效物质。⑦摆好位回到操作室，不要急于开机治疗，要认真核实医嘱准确无误后，方可治疗。

照射摆位工作要求医务工作者要有高度责任心，要严格按操作规范，养成良好的科学作风，摆位治疗就会有条不紊，就能做到摆位既迅速又准确。

源皮距照射技术，在摆位时只注重照射野与体表中心相一致是远远不够的，因为每照射一野时都可能要改变患者体位。例如，食管癌用前一垂直野和后两成角野时，就需分别取仰卧位和俯卧位；对较肥胖或软组织松弛患者，按皮肤标记摆位误差更大。因此，源皮距摆位多用于姑息性放射治疗和简单照射野的放射治疗，如脊髓转移瘤的姑息照射、锁骨上或腹股沟淋巴区的照射等。

(2)等中心定角放射治疗技术（等中心照射技术）：等中心是准直器旋转轴（假定为照射野中心）和机架旋转轴的相交点，与机房中所有激光灯出射平面的焦点相重合。此点到放射源的距离称源轴距(source axis distance，SAD)。

等中心定角放射治疗，亦称固定源瘤距治疗，即放射源到肿瘤或靶区中心T的距离是固定的。其特点是只要将机器旋转中心放在肿瘤或靶区中心T上，即使机器转角准确性稍有误差或患者体位稍有偏差，都能保证射野中心轴能通过肿瘤或靶区中心（图6-1B）。但是该技术要求升床距离必须准确。SAD技术摆位方便、准确，故此技术应用广泛。这项技术实际上是一个完整的工艺，包括肿瘤定位、摆位、剂量处理等一系列过程。

坐标系统与面：要执行放射治疗，必须明确患者、组织、器官、靶区等与射线的关系，这就需要定义坐标系统。坐标系统由原点和3个相互垂直的轴构成。

ICRU 62 号报告指出应定义 3 种坐标系统，为患者的坐标系统、影像设备的坐标系统、治疗机的坐标系统。

放射治疗中常用的人体坐标系统如图 6-2A 所示：X 轴代表左右的方向，正方向为观察者面对患者时原点的右边（通常是患者的左边）；Y 轴为头脚方向，正方向为原点向头的方向；Z 轴为前后方向，正方向指向前方。患者的坐标系统是对真实人体的抽象，通常是在模拟的时候确定的。在这个过程中，患者躺在舒适而可重复的位置，称为治疗位置。典型的情况是患者左右、前后水平的平面床上，无论是仰卧还是俯卧，都不应观察到有明显的扭曲和旋转。一般来说将患者坐标系统的原点放置在治疗靶区的中心上，并用体表的标志点来标志，这种方法比较方便，但不是必要的。患者的坐标系统也不总是要将标志点放在患者的皮肤上，也可根据一些明显的体内标志。有时，为了准确，也可使患者的坐标原点离开靶区的中心，而将其标在皮肤比较固定、平坦的地方，这样可避免由于皮肤的移位而造成的摆位误差。但总的来说，标记点应该离靶中心越近越好，而且体内标记比体外标记引起的误差要小得多。

人体 3 个面的确定如下：横断面为平行于 X 轴与 Z 轴确定的平面的面，将人体分为上下两部分。矢状面为平行于 Y 轴与 Z 轴确定的平面的面，纵向地由前向后将人体分为左右两部分。冠状面为平行于 X 轴与 Y 轴确定的平面的面，将人体分为前后两部分。

影像设备的坐标系统如图 6-2B 所示，治疗机的坐标系统如图 6-2C 所示，坐标系统的原点定义在治疗机的等中心点上。X 轴为水平轴，Y 轴与治疗机的臂架旋转轴重合，Z 轴为垂直方向轴。如果患者仰卧在治疗床上，患者 Y 轴与治疗床纵轴平行，床的旋转角度为 0 的话，患者的坐标系统就与治疗机的坐标系统一致。

激光定位灯：现代放射治疗模拟机、治疗机机房一般都配备激光定位灯。激光定位灯是摆位的主要工具，激光定位灯安装是否准确直接影响到摆位的精确性。

激光定位灯目前种类品牌很多，有安装在治疗机机头上的，有安装在治疗室墙壁上的。有 3 个一组或 4 个一组的，也有按不同要求多个组合的。激光灯的光束有点状、十字点状，有纵轴线、横轴线或相交成十字线，还有随人体曲面投影激光线。其颜色有红色和绿色两种。

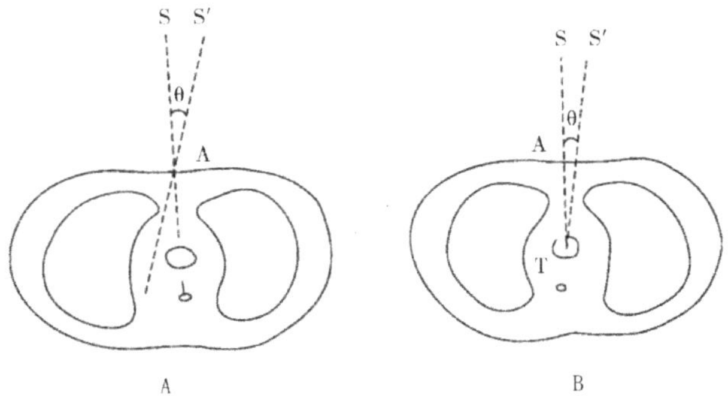

图 6-1 SSD **照射技术与** SAD **照射技术示意图**

A.SSD 照射技术;B.SAD 照射技术

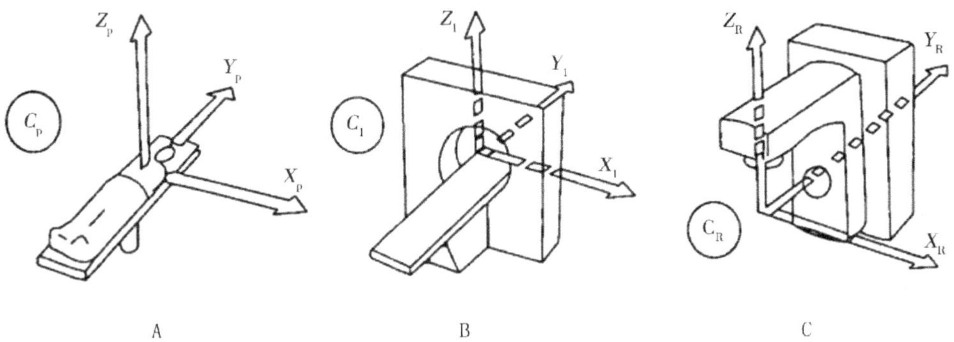

图 6-2 ICRU62 **号报告定义的** 3 **种坐标系统**

A.患者的坐标系统;B.影像设备的坐标系统;C.治疗机的坐标系统

3 个一组壁挂式是最常用的普通型组合。在机架对面中央上方墙壁上安装一个人体曲面纵轴激光束激光灯,其作用是校正人体纵轴矢状面是否成直线,人体纵轴和人体中线要相重叠,见图 6-3。在机架左、右两侧壁上安装一个具有双窗口双功能、有纵轴线和横轴线的双线激光灯,其纵轴线和横轴线相交成十字线,两侧纵轴线和横轴线在同一平面,十字线需相交重叠。它们的交点也正是旋转中心,即等中心治疗的靶区中心。在体表纵轴线可以校正人体横断面是否在一平面,横轴线可以校正人体冠状面是否在一平面,见图 6-4。

激光定位灯在放射治疗、模拟定位及放射治疗摆位照射中都具有一定的意义。它可以使患者定位时的体位较好地在治疗机床上得到复原,可以保证每次治疗时的重复性。在照射时可以提供射线的入射点及入射方向,并可提示射线出射点及出射方向。在等中心照射时可提示靶区中心的体表位置,因此对一些照射技术要求严格的，如照射野偏小、体位易移动重复性差、周围重要器官比较多的照射野，最好都使用激光定位灯。

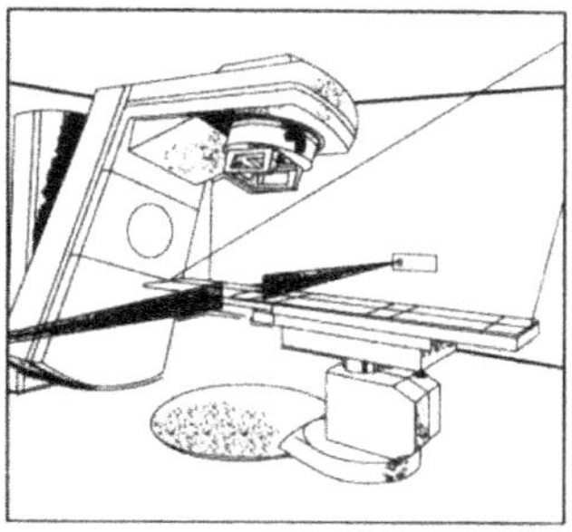

图 6-3　3 个一组挂壁式激光定位灯的组合

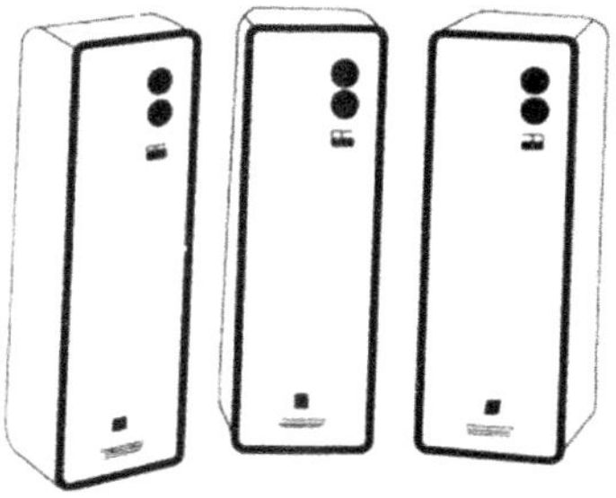

图 6-4　双窗口十字线激光定位灯

中央人体曲面纵轴激光束：它与治疗机机架在零度时的射野中心相重叠。在摆体位时，一般中央激光线都定到人体中线，它可以随人体曲面将人体中轴线表示出来。这就要求模拟定位机和治疗机中央激光体位线，在定位、治疗时保持一致，才能保证患者体位躺正不变，并可弥补单凭视觉摆体位的不足，达到摆位简捷、方便、精确、重复性好的效果。

左右两侧纵横双线激光束：纵轴激光束在人体横断面与射野中心线相交，它可以保证人体左右在一个平面，横轴激光束与等中心照射的靶区中心在一水平面。它可以提示出肿瘤中心在体表的位置，使用左、右激光十字线定两侧野照射野中心，可以保证体位要求正确，达到水平照射野在同一照射中心，并可保证左右两侧的射野中心入射角的正确，达到水平照射的目的。如两侧野照射面积相同，剂量比也相同。SSD 和 SAD 用激光灯水平照射摆位，这样两对穿野会得到一个较理想的剂量均匀分布。

激光灯的要求：性能精确、稳定，激光线清晰可见度好，在较强光环境下仍清楚可见，射线要精细，在 3 m 距离激光束不得宽于 1.5 mm。要准确可靠，在 1.5 m距离时误差不得$>$0.2 mm，同时要定期校正。

等中心治疗技术的定位方法：①在模拟机下对好 SSD，一般直线加速器为 100 cm。②找出肿瘤病变中心，打角。③升床，使病变中心置于旋转中心上。④机器复位，计算升床高度，即肿瘤深度，然后可进行等中心照射。

等中心治疗技术的摆位方法：摆位的最终目标是实现射线束与人体的相互关系。人体的空间位置与形状的确定，只是这个过程中的一个环节，要实现这个最终目标，放射治疗机、模拟机与空间坐标关系也应严格确定。实施等中心治疗技术，放射治疗设备必须是“等中心型”的机器，该机器必须有 3 个转轴和一个等中心点(图 6-5)。①准直器必须能沿射野中心轴旋转，该轴通过等中心点。②机器臂架必须能绕一固定的水平轴旋转，该轴也通过等中心点。③治疗床身沿铅直线旋转，此轴同样通过等中心点。此三轴交于一点是等中心治疗机的必要条件，治疗机的灯光野投射一个光学的十字叉丝，可精确地表明射野中心轴的位置(图 6-6)。根据治疗机的质量保证要求，治疗机的床也要经过精确的校准，其运动轴必须为水平或者垂直的。通常，计划设计时将靶区的中心放在机器的等中心点上，然后从各个不同的臂架方向照射靶区。

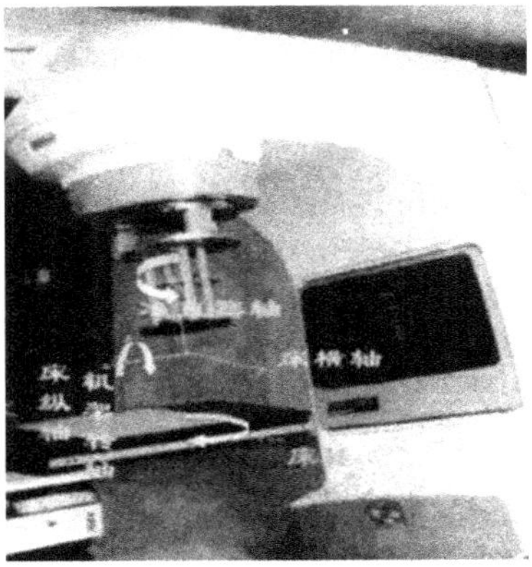

图 6-5　现代治疗机的 3 个旋转轴(准直器轴、机架轴或称臂架轴、床转轴)及等中心点

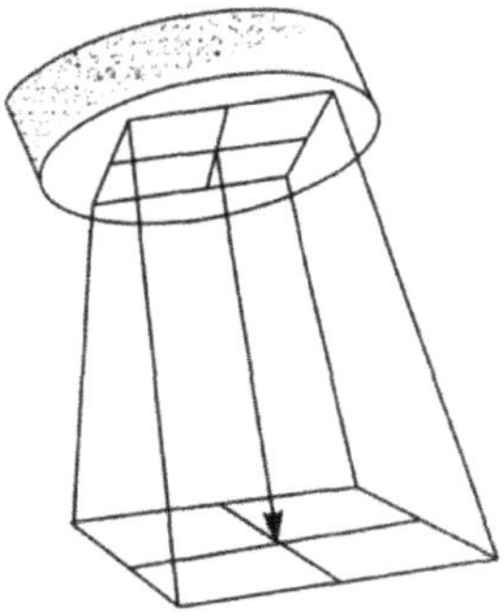

图 6-6　治疗机的灯光野投射一个光学的十字交叉丝

那么，怎样才能把靶区中心放在机器的等中心点上，这里可以先做一个简化。将患者简化成一个刚性的物体，他的背部是平直的，而且肿瘤体积与周围正常器官的位置相对固定，对这样一个患者的摆位是很容易实现的。如图 6-7 所示，治疗机臂架取 0 度（垂直向下），由于患者背部是平直的，让他仰卧在平整的水平床面上，在该平面内左右、前后移动床面，使射野中心轴的十字叉丝与患者前表面的标志点重合，再垂直升高或降低床面。一般来说，治疗机都有一个简单的工具（光距尺）可以读出源到皮肤表面的距离（源皮距 SSD），它可以帮助精确地确定床面的高度。由于治疗机的源轴距 SAD 是确定的，根据患者肿瘤中心距体表的深度 d，源轴距减去深度就可知道 0 位源皮距。这样，就可将患者的靶区中心放在治疗机的等中心点上。也就是说，对这样一个简单的患者，一个患者前表面的标志点和一个深度似乎就足以确定等中心。

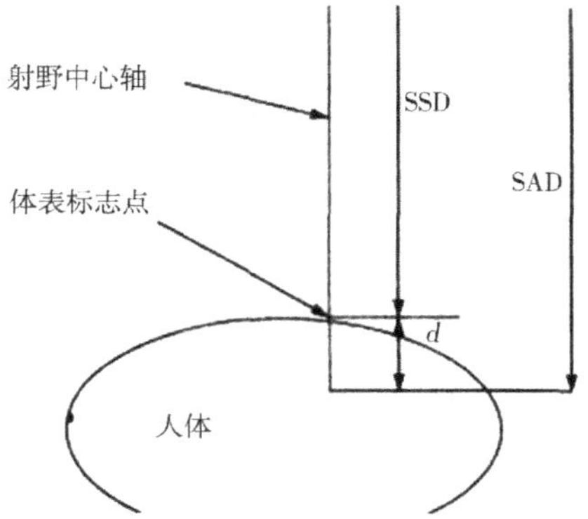

图 6-7　刚性患者的摆位

源皮距 SSD＝源轴距 SAD－深度 d

但实际的摆位是一个复杂的过程，即使对以上假设的刚性患者，上述的摆位过程也不足以充分地确定患者位置。假定已将靶区中心放在机器的等中心点上，然而，患者可旋转、滚动、倾斜，这样即使靶区中心受到了正确的照射，但整个靶体积及周围的正常组织却可能受到不正确的照射。因为，除中心点的坐标外，要描述一个刚性患者的位置还应有 3 种情况：左右滚动、上下倾斜，以及围绕垂直轴的旋转。如果一个刚性患者的背部是平坦的，仰卧在一个平板床上，就可限制他的左右滚动、上下倾斜。但围绕垂直轴的旋转问题依然没有解决（图 6-8）。

以上讲到现代放射治疗模拟机、治疗机机房都配备激光灯。可通过激光灯的帮助来完善刚性患者的摆位：一般要求患者的纵轴与顶后壁激光灯平行，建立合适的患者坐标系统、定位，并根据激光灯做好体表的标志，包括患者两侧的标记和前表面的标志；在治疗机的床上仔细摆位，使患者坐标与治疗机坐标重合。重合的标准是两侧激光点对准患者两侧的标志，侧向激光灯的垂直激光线应精确通过患者体表的 3 个标志点，顶后激光通过患者的前表面标志，定义矢状面的位置(图 6-9)。由此可见,激光灯在摆位中有确定体位的作用,即根据患者体表上的标志点调整床面的位置及刚性患者的左右滚动、上下倾斜,以及围绕垂直轴的旋转,使激光点与标记点重合,确定患者的体位。这样,可将刚性患者等中心放射治疗计划的摆位总结为以下的步骤。①体位:患者采用合适的体位躺在治疗床上,必要时使用沙袋、枕头及同定设备。若治疗条件需要更换治疗床面时,应首先选定网状床面还是撤板床面,避免患者上床后更换。如需撤板床面治疗,还应注意按照射野大小撤同侧相应块数床板,多撤会影响体位,少撤会使部分照射野被挡。②确定距离:使用激光灯调节患者,按要求对准激光定位点(或十字线),再升床使患者两侧标记与激光投影重合。或将灯光野中心十字对准医师定位的体表十字,把床缓缓升至所需高度,达到 SSD 距离要求。③打角:按医嘱要求给大机架角度和小机头方位角,一定要准确无误,误差为 0.1°。在给角度时,开始转速可快,但到所需角度时应该放慢速度,以确保角度准确。④照射野:如在操作台上可以设置照射野的治疗机,可首先在操作台上设置好照射时间、剂量、照射野面积,但要注意照射野 X、Y 轴的方向,它与机头角方位有关,并要注意医师对照射野宽度与长度要求。一般都是宽×长,如 6 cm×12 cm,6 cm 是照射野宽,12 cm 是照射野长。如有楔形板照射野,可在操作台上设置楔形板的角度及方向,同时注意机头角的方向。旋转臂架到照射的角度,读出源皮距 SSD,验证关系 SSD=SAD−d 是否正确,做进一步的验证。

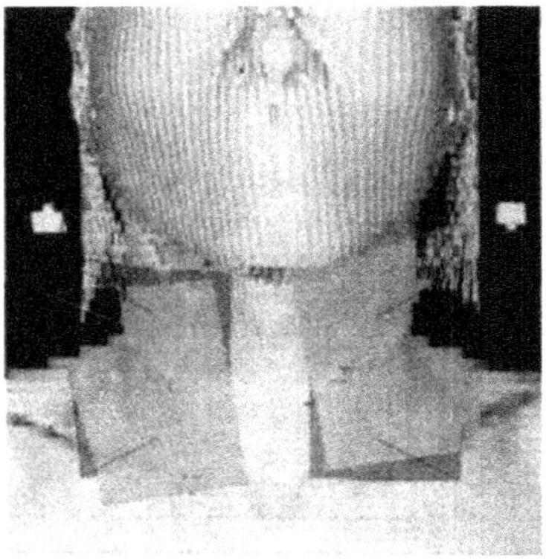

图 6-8　即使等中心点是正确的,射野设置也可能是错误的

注:本例中为鼻炎癌患者的颈部与锁骨上切线野照射,深色为正确的射野设置,浅色为围绕垂直轴的旋转问题而造成的错误的射野设置

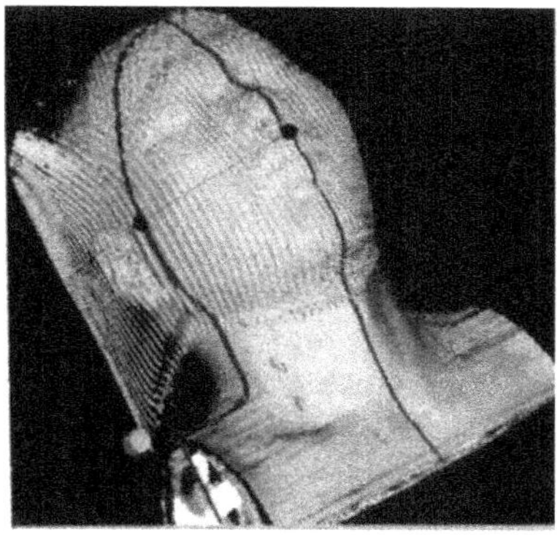

图 6-9　摆位中使用激光灯确定体位(深色圆点为体表标志,深色线为激光线)

以上的步骤可以充分地定位一个刚性患者的体位,但是对一个实际的患者,可能还不大充分。因为即使使用激光点的帮助,确定了等中心点的位置,阻止了患者 3 个轴向的旋转,可是患者的体形并不确定。患者体形的变形可能有弯曲变形、扭转变形、剪切变形、压缩变形和体积变形等。举例说明,虽然患者仰卧在平板床上,但是患者的颈部、脊柱、四肢等却难以保证每次都可重复。这样,由于器官相对于患者坐标的移动,可能会造成靶区出现低剂量而危及器官却遭受高剂量的照射,患者实际的 DVH 与计划设计的 DVH 有很大不同。所以,越能使患者成为一个刚性的物体,就越容易实行精确的治疗摆位。以下给出一些建议:①定位时,患者应采取舒适、放松的体位,如果患者对体位感到不舒适,就会不由自主地运动,直到找到一个相对比较舒服的体位,另外,如果定位时,患者的肌肉比较紧张,而治疗时却放松,患者的体形也会发生改变。②充分地使用激光线调整体形,为了更好地调整体形,尽可能将患者体表的标志线画得长一些。③使用有效的固定装置。

(3)SSD 与 SAD 放射治疗技术的区别如下。①SSD 是固定由源到皮肤的距离进行的照射。射线束从放射源中心射出,由机架转角后通过身体照射野中心照射到肿瘤中心(靶区中心)位置。这就要求模拟机角度一定要准确。治疗时机架角要给准,若角度有偏差,即使源皮距离很准、射线束中心也通过照射野体表中心,但不一定照射到肿瘤中心(靶区中心)。因此,用 SSD 照射时,一定要先给准角度再对源皮距。②SAD 是将肿瘤中心(靶区中心)定到治疗机的旋转中心轴部位,也就是以肿瘤为中心,以治疗机源轴距为半径来照射。因此,只要将肿瘤定到旋转轴中心部位,角度略有误差肿瘤也会照到。最重要的是升床高度,因为升床高度也就是将肿瘤中心(靶区中心)送到治疗机旋转中心轴的位置。因此，SAD 照射时，必须先对好距离再给机架角度。③SSD 与 SAD 照射野标记的区别：SAD 照射时，医师在模拟定位机下定好升床高度及机架角度、照射野面积、机头转角等条件。患者采取仰卧体位时，只在照射野中心标记标出十字线，技术员摆位时按照模拟定位的条件，给好照射野大小，将灯光野中心对准体表野中心，按要求升床，给好机头角后，再转机架角，机架在任何角度都可以照射到病变，但为避开危险组织器官，一定按医嘱执行。SSD 给角照射时，体表一定要画出照射野的范围，如果背部给角度野照射时，患者取俯卧位，要先调准角度，再对距离和照射野。④SSD 剂量计算是用中心轴百分深度剂量(PDD)表求出，SAD 剂量计算是用组织最大剂量比(TMR)表求得。

等中心技术优于源皮距技术主要是摆位准确。如果患者采用等中心技术，那么只要第一个照射野摆位准确，照射以后的照射野时只需转动机架和小机头，调整照射野大小等，而不需要改变患者对治疗床的位置，既准确又省时。

(4)旋转放射治疗技术(rotational therapy，ROT)：与 SAD 技术相同，也是以肿瘤或靶区中心 T 为旋转中心，用机架的旋转运动照射代替 SAD 技术中机架定角照射。旋转照射是等中心照射的延伸，是放射源连续围绕患者移动进行的照射，可看作是无数个等中心的照射。

旋转放射治疗可分为 360°旋转照射和定角旋转照射。360°旋转照射即机架在转动时一直出射线。而定角旋转照射则是机架在做 360°旋转时，为了保护某一角度内的正常组织和重要器官而在规定的角度中不出射线。如果只是部分旋转则称为弧形照射。旋转照射时照射野从各方向集中于患者体内某一点(该点为旋转中心)，这样可以提高旋转中心的剂量，并可以大大降低表面剂量，同时也可以降低所经过的正常组织和重要器官的照射剂量。高能光子束旋转照射由于照射区范围较大，不同机架角度肿瘤的形状不一致，因此适用范围较窄。但对于一些小病变或圆柱形病变，简单的旋转照射就可取得较高的治疗增益比。另外，对于一些特殊部位的肿瘤如外周胸膜间皮瘤，不用旋转照射很难获得较理想的照射剂量分布。

旋转照射摆位程序如下：①按医嘱要求摆好体位，将照射野开至治疗单上要求的面积，再将灯光野中心十字对准体表野中心十字，如果是等中心旋转照射还需将床升至要求高度。②摆好位后不要急于离开治疗室，要检查治疗机头方位钮是否固定，在不出射线的情况下旋转一次，看周围有无障碍物、患者照射部位有无遮挡和吸收物质等。③在控制台上核对照射剂量、时间、照射方式，向左、向右旋转，起始角和终止角。④治疗时应在监视器中观察患者和机器运转情况，如遇异常情况随时停止治疗。

由于模拟定位机的普遍采用，多数钴治疗机和医用加速器都是等中心旋转型，加之 SAD 和 ROT 技术给摆位带来的方便和准确，SAD 技术应用越来越多，可用于固定野治疗，也可用于旋转和弧形治疗。它不仅可用于共面的二维治疗，也可用于非共面的三维立体照射技术。

（二）精确放射治疗

1.精确放射治疗概述

放射治疗是肿瘤的一种局部治疗模式，其根本目标是在保护正常组织，尤其是危及器官的前提下，给予靶区尽可能高的剂量，以便最大限度地杀死癌细胞、治愈肿瘤。从物理技术的角度看，实现这一根本目标的途径就是使高剂量分布尽可能地适合靶区的形状，并且靶区边缘的剂量尽可能地快速下降。因此必须从三维方向上进行剂量分布的控制。精确放射治疗是实现这一目标的有效物理措施，它包括三维适形放射治疗（three-dimensional radiotherapy，3DCRT）、调强放射治疗（intensity modulated radiotherapy，IMRT）和图像引导放射治疗（image-guided radiotherapy，IGRT）。

3DCRT 技术于 20 世纪 80 年代开始广泛应用于临床，目前在发达国家早已是常规，适用于所有不需要或不宜采用 IMRT 技术的情况；在中国采用该技术的患者也在逐年快速增长。该技术的发展得益于两方面的技术进步。首先是 CT 机的发明为获取患者 3D 解剖数据提供了条件，并有力地推动 3D 治疗计划系统的研制成功；其次是计算机控制的 MLC 的研制成功为射野适形提供了快捷的工具。CRT 的技术特征是：①采用 CT 模拟机定位，根据 CT 断层图像或 CT 图像结合其他模式图像（如 MRI 和 PET）定义靶区。②采用 3D 治疗计划系统设计治疗计划，采用虚拟模拟工具布野，采用等剂量分布、剂量体积直方图等工具评价计划。③采用 MLC 或个体化挡块形成的照射野实施治疗。

适形可以在两个层面上理解：较低的层面是射野适形，即通过加挡块或用 MLC 形成与靶区投影形状一致的射野形状；而较高的层次是剂量适形，即多射野合成的剂量分布在 3D 空间中适合靶区的形状。对于凸形靶区，射野适形是剂量适形的充要条件，即只要用多个适形射野聚焦照射靶区，就可以实现剂量适形。对于凹形靶区，仅射野适形不能形成凹形剂量分布。这时需要调整适形野内诸点照射的粒子注量，即调强。因此，IMRT 技术可以理解为 3DCRT 技术的延伸。前者具有后者的一些技术特征（如 CT 模拟定位和 3D 计划系统设计计划），同时也延伸出一些新的技术特征（如计划只能逆向设计，治疗实施不仅可以采用计算机控制的MLC,还有其他多种方式)。

IMRT技术于20世纪90年代始用于临床,并迅速推广,目前在发达国家已是一些肿瘤的治疗常规,如头颈部肿瘤和前列腺癌;而在中国,由于经济条件的限制,在具有适应证的患者中,目前只有少数接受这种技术的治疗。

如果从字面理解,上述3种放射治疗技术都可以称为IGRT技术,因为它们在定位阶段、计划阶段和(或)实施阶段都用到图像。如2D技术在定位阶段用到2D透视图像,在计划阶段用到横断面轮廓或图像。又如,3DCRT和IMRT在定位阶段和计划阶段用到3DCT图像,或3DCT图像结合其他模式图像,在治疗阶段用到射野图像验证射野和患者摆位。显然字面上的理解不能反映IGRT的技术特征,不能区分它和其他的放射治疗技术。中国医学科学院北京协和医院戴建荣建议将图像引导放射治疗技术定义为利用在治疗开始前或治疗中采集的图像和(或)其他信号,校正患者摆位或引导射线束照射或调整治疗计划,保证射线束按照设计的方式准确对准靶区照射的技术。采集的图像可以是X射线2D透视图像或3D重建图像,或有时间标签的4D图像,也可以是超声2D断层图像或3D重建图像。通过比较这些图像和参考图像(模拟定位图像或计划图像),可以确定患者的摆位误差,并实时予以校正,或实时调整照射野。其他信号可以是体表红外线反射装置反射的红外线,或埋在患者体内的电磁波转发装置发出的电磁波。这些信号可以直接或间接地反映靶区的空间装置和运动状态。

根据上面的定义可知,IGRT与上述其他3种技术不同,它不是一种独立的放射治疗技术,需要与其他技术结合应用。如与3DCRT结合形成IG-CRT,与IMRT结合形成IG-IMRT(表6-1),其目的在于缩小计划靶区、正确评估器官受量、提高治疗精度,最终提高治疗比。

2.精确放射治疗的实施过程

(1)体位及固定:尽量减少摆位误差,提高摆位的重复性,是常规放射治疗更是精确放射治疗的基本保证,摆位误差最好能控制在2～3 mm以内。患者一般取仰卧位,根据照射部位选择适当的固定设备,如头颈部肿瘤用头颈肩热塑面罩进行固定,并将患者的姓名、病案号、头枕型号、制作日期记录在面罩上,以便于使用时识别。

(2)CT模拟定位:3DCRT和IMRT的实施都是通过CT模拟定位系统来完成的。激光线对位,选择定位参考点,行模拟CT扫描。常规CT扫描,一般层厚为3 mm(图6-10)。

表 6-1　4 种放射治疗技术的特点和相互之间的关系

任务	技术		
	2D	3DCRT	IMT
模拟定位：常规模拟机	√		
CT 模拟机	√	√	
计划设计：2D 计划系统			
3D 计划系统	√		
3D 逆向系统	√	√	
治疗实施：计算机控制的 MLC*	√	√	
能否与 IGRT 结合#	√	√	

注："√"表示每种技术的标准配置情况；

* 计算机控制的 MLC 是实施 CRT 和 IMRT 治疗的主流工具，但不是唯一工具；

\# 从理论上讲 IGRT 与 2D 技术可以结合，但从临床应用角度看，用 3DCRT 或 IMRT 技术代替 2D 技术显然比 IGRT 与 2D 技术结合意义更大

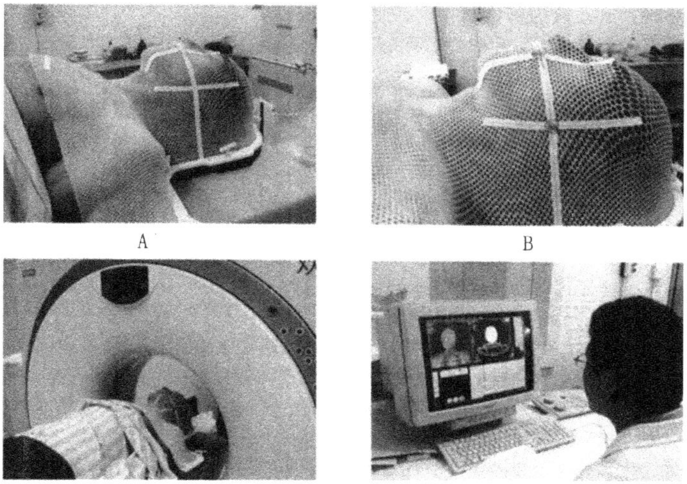

A　B　C　D

图 6-10　体位及其固定、CT 模拟定位

A.头颈部癌常用体位及固定方式；B.定位参考点；C.CT 模拟定位；D.CT 扫描场景

(3)图像传输：将 CT 扫描所获得的影像资料，通过网络系统输入 TPS 工作站(图 6-11)。

(4)靶区设计：由临床医师根据肿瘤侵犯的范围，需要保护的重要组织和器官在工作站进行靶区的设计。根据具体情况可以设计多个大体肿瘤区、临床靶区等，如鼻咽癌的原发肿瘤和颈部转移淋巴结可分为两个大体肿瘤区进行勾画。

(5)计划设计:由物理师根据临床医师提出的要求进行计划设计。

(6)计划评估:用剂量体积直方图(DVH)等多种方法对治疗计划进行定量评估。

(7)确定照射中心:将各个照射野的等中心点根据相对于CT扫描时定位参考点的位移重新在患者的皮肤或固定装置上做好标记,再次行CT扫描,检验等中心点是否准确,确认无误后完成模拟定位工作(图6-12)。

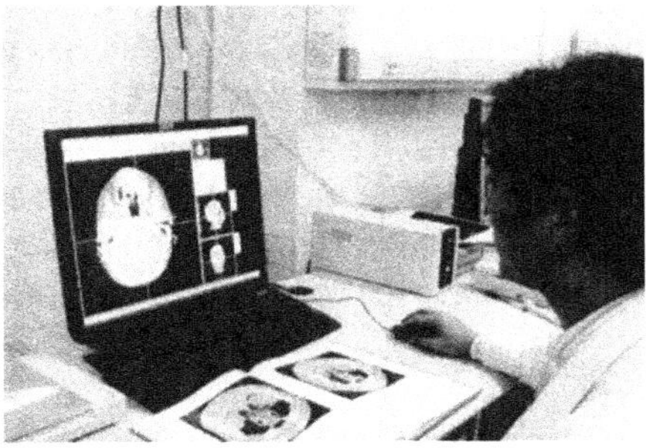

图6-11 工作站接收患者的影像资料

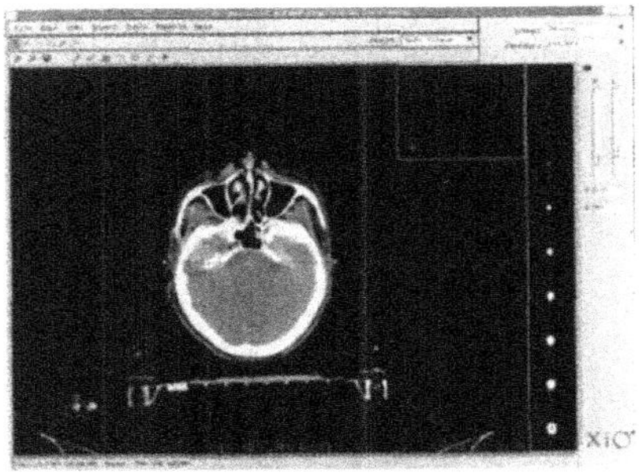

图6-12 CT扫描时的定位参考中心点

(8)计划验证:由物理师进行剂量验证,未经验证的治疗计划不得执行。

(9)治疗的实施:确认治疗计划由两位物理人员和主管医师的签字认可后才能进行治疗,技术员根据治疗单的医嘱,在治疗室里完成患者的摆位及体位固定,开始治疗。第一次治疗要求物理师和主管医师参加摆位,并摄等中心验证片与模拟定位CT等中心图像进行比对,无误时才可开始治疗。

第二节 近距离放射治疗

一、近距离治疗及其特点

近距离治疗亦称为内照射,是将放射源边界连同施用器置放于人体腔管或插植瘤体内的治疗技术,故有人直接称为腔内和组织间放射治疗。治疗技术涉及腔管、组织间、模板、敷贴和术中照射五大类。内照射不能单独应用于临床,一般作为外照射的补充。其主要特点是放射源离瘤体较近,肿瘤组织受照剂量较高,而周围的正常组织由于剂量的迅速跌落,受量较低,靶区剂量分布的均匀性远较外照射差。临床应用时必须慎重，防止靶区内组织剂量过高或过低的情况发生。

二、近距离治疗辐射源

放射性同位素发射 α、β 和 γ 3 种射线，放射治疗中主要使用后 2 种射线，γ 射线的应用多于 β 射线。用于近距离治疗的辐射源主要是 γ 辐射源，即 ^{226}镭、^{137}铯、^{60}钴和^{192}铱。

(一)^{226}镭源

^{226}镭(^{226}radium，^{226}Ra)是一种天然放射性同位素，不断衰变为放射性气体氡，其半衰期为 1590 年。临床应用的 Ra 是其硫酸盐，封在各种形状的铂铱台金封套内。1 mg 的 Ra 距离 Ra 源 1 cm 处每小时的照射量为 8.25 R。其能谱复杂，平均能量为 0.83 MeV。由于 Ra 获得困难，放射性强度低，只能做近距离治疗。长期以来 Ra 一直用作内照射，但由于其半衰期过长，衰变过程中产生氡气，需要加厚防护层等，在医疗上逐渐被^{60}Co 和^{137}铯等人工放射性核素代替。

(二)^{137}铯源

^{137}铯(^{137}caesium，^{137}Cs)是人工放射性核素，其能量为单能，为0.66 MeV，半衰期 33 年。1 mCi 的^{137}Cs距离 Cs 源 1 cm 处每小时照射量为 3.26 R。因此 1 mCi的^{137}Cs 约等于 0.4 mg 的 Ra 当量。

^{137}Cs 在组织内具有 Ra 相同的穿透力和类似的剂量分布，其物理特点和防护方面比 Ra 优越，是取代 Ra 的最好核素。^{137}Cs 的化学提纯存在两个问题：①放射性比度不能太高，只能做成柱状或球形放射源用于中、低剂量率腔内照射。②^{137}Cs 中混有^{134}Cs 核素，后者能谱复杂，半衰期短，使^{137}Cs 的剂量计算比较困难。

(三)^{192}铱源

^{192}铱(^{192}iridium，^{192}Ir)是一种人工放射性核素，是^{192}Ir 在原子反应堆中经热中子轰击而生成的不稳定放射性核素，其能谱比较复杂，平均能量为 350 keV。由于^{192}Ir 的 γ 能量范围使其在水中的衰减恰好被散射建成所补偿，在距离 5 cm 的范围内任意点的剂量率与距离平方的乘积近似不变。此外，^{192}Ir 的粒状源可以很小，使其点源的等效性好，便于计算。^{192}Ir 半衰期为 74.5 天，是较好的放射源，可用于高剂量率腔内照射和组织间插植。

1 mCi 的^{192}Ir 距 Ir 源 1 cm 处每小时的照射量为 4.9 R，^{192}lr 的半价层为

24 mm Pb，是较易防护的放射源。

(四)^{60}钴源

^{60}钴(^{60}cobalt，^{60}Co)也是人工放射性核素，其半衰期为5.24年，γ射线的平均能量为1.25 MeV，剂量分布与Ra相似。因此也可作为Ra的替代物，制成钴针、钴管等。由于其放射性活度高，且容易得到，在近距离照射时，多用作高剂量率腔内照射。

三、近距离治疗剂量、剂量率及适应证

近距离治疗的吸收剂量模式不同于外照射治疗的要求，外照射要求靶区内剂量均匀，而内照射时接近源的点剂量大，随源距离的增加剂量迅速下降。因此腔内治疗不使用靶区剂量和百分等剂量的概念，而使用参考区的参考剂量值。

腔内治疗的参考区是指由参考等剂量面所包括的范围，对子宫颈癌患者，其参考区是一沿宫腔源长轴分布的梨形体，宫颈的剂量一般约为2倍的参考剂量值。为便于各治疗单位的相互比较，有必要统一参考等剂量面的参考剂量值。按剂量率不同，腔内治疗分为3类：低剂量率治疗(0.4～2 Gy/h)；中剂量率治疗(2～12 Gy/h)；高剂量率治疗(＞12 Gy/h)。根据经典低剂量率的治疗经验，建议以60 Gy为参考剂量值。

多年来，内照射在国内主要局限于妇科肿瘤的应用，剂量学相对于外照射较薄弱。近年来随着放射源、后装机和治疗计划系统的发展，内照射治疗范围已发展到全身各类肿瘤，如鼻咽癌、食管癌、乳腺癌、直肠癌、支气管癌、胰腺癌和膀胱癌等。

第三节　靶向放射性药物治疗

一、放射免疫靶向治疗

(一)放射免疫靶向治疗原理

放射免疫靶向治疗(radioimmuno-targeted therapy，RIT)原理是将肿瘤相关抗原的特异性抗体(单克隆抗体)作为核素载体，用放射性核素对其进行标记，注入体内与肿瘤细胞相应抗原特异性结合，使肿瘤组织内长时间浓聚大量的放

射性核素，利用其在衰变过程中释放出 α 或 β 射线的辐射作用，抑制、杀伤或杀死肿瘤细胞，达到治疗目的。

RIT 要求携带放射性核素的单克隆抗体特异地结合到病灶部位，同时尽量减少对正常组织的损伤。与传统的放射治疗不同的是，传统放射治疗利用的是短时间内大剂量的照射，对正常细胞的杀伤作用也很强；RIT 是在较长的时间内持续照射，照射峰值也比传统的方法低很多，因而对正常细胞的杀伤作用较弱。受 RIT 持续照射的细胞，被阻滞在 G_2 期，G_2+M 期是细胞周期中对辐射最敏感的时期。目前认为肿瘤细胞在该期的积聚将有利于持续低剂量辐射的细胞毒性作用，而且持续的照射可能会通过抑制 DNA 损伤修复而增强杀伤作用。

（二）常用核素

RIT 中核素的选择取决于其射线种类、在组织中的射程、半衰期，以及机体排泄情况。目前，RIT 应用最为普遍的是 β 射线。

1.β 粒子发射体

^{131}I 和 ^{90}Y 是目前应用最广的两种 β 粒子发射体。^{131}I 因易于发射可显像的 γ 射线、合适的半衰期（8 天）和简单的蛋白标记化学性质而在 RIT 中大量应用，其标记化合物的主要缺点是对患者有较高辐射剂量和高能光子。^{90}Y 是纯 β 粒子发射体，有较高的能量和长的射程，适合应用于较大的肿瘤，标记方法也比较简单；其缺点是缺乏可以显像的 γ 光子。

金属粒子发射体 ^{177}Lu 和 ^{67}Cu 是 ^{131}I 和 ^{90}Y 替代品。^{177}Lu 的半衰期和剂量优势与 ^{131}I 相同，^{67}Cu 发射 γ 和 β 射线，适合 RIT，又能体外显像，且标记的单克隆抗体在骨骼、肝和肾中沉积很少，辐射损伤小，应用前景好。^{186}Re 也能发射 γ 射线，可体外显像，用于 RIT 的性能优于 ^{131}I；其毒性反应可引起骨髓抑制。

2.α 粒子发射体

^{212}Bi 和 ^{213}Bi 是常用的 α 粒子发射体。α 射线具有不同的能量范围，有很高的传能线密度，能产生致死的 DNA 断裂链，其相对生物效应是 β 粒子的 8 倍左右，射程短而避免了对非靶组织的损害，特别适合 <0.5 mm 的肿瘤。

（三）临床应用

RIT 主要应用于治疗血液系统的恶性肿瘤，如淋巴瘤等；而实体瘤因其体积较大，血供不均匀，且大多有坏死区，再加上完整的单克隆抗体分子量较大，导致抗体很难进入肿瘤内部，分布不均而疗效不佳。

淋巴瘤的RIT研究已进入了多中心的Ⅲ～Ⅳ期临床试验阶段；对B细胞淋巴瘤的有效率已达70%～80%，完全缓解率达35%～40%。该治疗方法在临床取得较满意的疗效可能与以下几个因素有关：①淋巴细胞对射线敏感。②体液免疫的缺陷减少了人抗鼠抗体反应。③淋巴瘤细胞较其他实体肿瘤细胞更易与抗体结合。^{90}Y-ibritumomab是第一个被FDA批准应用于临床的放射免疫制剂，主要用于复发的淋巴瘤患者或对单独应用美罗华疗效不佳的患者。研究证实，^{90}Y-ibritumomab联合美罗华治疗淋巴瘤的有效率达到了80%，而单纯美罗华组的有效率仅为53%。随后，又研究出^{131}I-tositumomab和^{90}Y-epratuzumab，前者主要用于化疗后复发或对美罗华耐受的滤泡型非霍奇金淋巴瘤治疗，后者是目前在非霍奇金淋巴瘤的RIT中唯一应用人源性单克隆抗体的制剂。

RIT是一种很有前途的治疗方法，尤其是抗$CD20^{+}$单抗美罗华的问世，美罗华能特异地结合$CD20^{+}$细胞，美罗华用放射性核素标记，将核素带入肿瘤部位，起到联合治疗的目的，提高对肿瘤细胞的杀伤作用。

关于RIT在实体瘤中的应用报道主要限于临床试验阶段，如^{131}I-Hep治疗不能手术的巨块型肝细胞肝癌；有研究用^{131}I标记CEA来治疗结直肠癌，尤其是术后微小残留病灶及微小转移灶。亦有报道应用^{125}铊I-MN-24(抗CEA抗体)有望成为临床上有效的甲状腺髓样癌RIT的放射性药物。但由于实体瘤对射线的敏感性普遍较差，故核素标记抗体在治疗实体瘤方面成功经验很少，需要进一步的临床研究。

二、受体介导的靶向治疗

(一)受体介导的放射性核素靶向治疗基本原理

在肿瘤疾病中，由于基因的突变与扩增，肿瘤细胞膜上的某些受体常超量表达。利用配体与受体结合具有高特异性、高选择性及高亲和性的特点，利用配基的载体作用载上放射性药物，通过受体介导将放射性配基-受体复合物导入肿瘤细胞内，发挥射线的辐射生物效应而行靶向药物治疗。

(二)受体介导的靶向治疗进展

20世纪90年代以来，受体介导的靶向药物治疗已取得了一定的进展，近年来也有人将其称作肽受体放射性核素治疗。目前，一些生物活性肽受体介导的靶向药物治疗已显示出较强的生命力。其中研究最成熟的是由生长抑素受体(somatostatin receptor，SSR)介导的靶向抑癌治疗，如奥曲肽、RC-160和DOTA-TOC等生长抑素类似物作为载体，载上^{188}Re、^{177}Lu和^{90}Y等放射性药物，形成偶联物行靶向药物治疗，研究结果显示效果显著，注入药物的SSR阳性肿瘤患者和小鼠，均可见到瘤体明显减小或消失，全身非靶器官受照剂量大大减少。其他肿瘤受体（如EGFR和血管活性肠肽VIP受体）介导的靶向药物治疗肿瘤的研究也在探索之中。Teunissen等报道，用放射性核素标记的胃泌素类似物现已成功用于胆囊收缩素-B-受体阳性肿瘤，如甲状腺髓样癌的治疗。还有一些放射性配体，如神经肽Y类似物用于前列腺癌和乳腺癌等。用^{90}Y-DOTA-奥曲肽治疗不摄取^{131}I的分化型甲状腺癌转移灶，甲状腺髓样癌，来自胃、肠、胰的神经内分泌肿瘤，小细胞癌和嗜铬细胞瘤等。

三、放射性核素基因治疗

放射性核素基因治疗是在结合放射性治疗与基因治疗优点的基础上提出的一种全新治疗方法，不仅可以为多种恶性肿瘤的早期诊断提供一种无创伤的灵敏方法，而且通过使用适合治疗用的放射性核素进行标记，达到导向治疗肿瘤和其他有异常基因表达疾病的作用，理论上讲效果优于常规放射治疗或化疗。

放射性核素基因治疗主要是对肿瘤的发病机制、诊断和治疗不断探索的基础上发展起来的，已经成为研究、诊断和治疗肿瘤的最主要手段之一。肿瘤的基因疗法就是利用肿瘤细胞特有的形状，在肿瘤原位选择性地杀死恶性细胞，因其具有广泛的临床实用性，故放射性核素基因疗法已经成为肿瘤治疗研究的热点，不管是利用对放射易感的基因增强剂控制自杀基因的选择性表达，还是利用依赖氧的增强剂来产生选择性治疗基因的表达，放射性核素基因治疗都为肿瘤的治疗打开了一扇新的窗户。

反义显像技术是利用放射性核素标记的肿瘤细胞DNA或mRNA中某些序列互补的反义寡核苷核与靶序列的特异结合实现基因显像。Boyd等利用这一原理及一些中枢神经系统起源的肿瘤具有去甲肾上腺素运输体（NAT）、能富集放射性药物的原理，将NAT转染入不携带NAT的神经胶质瘤细胞（UVW细胞），使其能够具有浓聚放射性药物的功能，经不同剂量的^{131}I-间碘苄胍处理；结果显示，非中枢神经系统起源的肿瘤经转染NAT后，同样可以用放射性药物治疗。动物模型证实，50%～60%的甲状腺癌杀瘤效应体现在表达碘化钠同向转运体（sodium iodide symporter，NIS）功能的细胞上，而表达NIS基因的细胞可以富集^{131}I，将NIS基因转染入人类恶性肿瘤细胞，实现肿瘤的放射性核素治疗。通过观察^{131}I在肿瘤细胞内动力学和吸收剂量，发现hNIS表达的前列腺癌细胞聚集的碘化物是对照组的200倍，于是Mitrofanova等将克隆NIS的cDNA携带在反转录病毒载体上，然后转染在甲状腺癌细胞上，可以准确、高效地杀伤肿瘤细胞。同样 Kakinuma 等通过腺病毒介导的 NIS 的 cDNA 转染入前列腺癌细胞，导致^{131}I 在前列腺癌细胞内大量聚集，从而实现对前列腺癌的治疗。Spitzweg 等利用前列腺特异抗原定向启动子表达 NIS 基因来实现放射性核素在前列腺癌细胞的浓聚，显示了放射性核素基因疗法准确性高、特异性好的优点。

放射性核素虽然已广泛应用于各个领域，但其昂贵的价格及安全性问题仍然限制其发展，研究者希望改进标记技术和标记位置来降低成本，但仍然不能从根本上解决这一问题。基因治疗也存在着诸如造价昂贵、基因载体的毒性反应、转染率低，以及可能带来的基因突变等问题，这些问题限制其应用。放射性核素基因治疗则同样存在上述的种种问题，特别是细胞膜的转运问题限制着目前基因治疗的发展。

四、放射性核素微粒肿瘤组织间定向置入治疗

（一）放射性粒子置入治疗定义及应用

放射性粒子置入治疗属于组织间放射治疗，是指将放射性粒子经手术或借助影像学与内镜的引导穿刺置入肿瘤实体内或受肿瘤浸润（包括淋巴扩散途径的组织）的组织中，利用放射性粒子持续发射 β 或 γ 射线，经低剂量率连续辐射作用，杀死肿瘤细胞或抑制肿瘤细胞生长，以消除或控制肿瘤的发展，达到治疗或缓解症状的目的，而正常组织不受或仅有微小损伤。

临床应用证实，放射性粒子置入对前列腺癌、胰腺癌、肝癌、乳腺癌和肺癌等疗效肯定。表现为肿瘤组织缩小、转移和复发减少、生存率提高；尤其在前列腺癌的应用已近 30 年，2～5 年的局部肿瘤控制率可达 83%～100%，略高于放射治疗。近年来，^{125}I 粒子置入逐渐应用于骨转移癌的治疗，其镇痛有效率达 92% 以上，并且有助于缩小骨转移癌病灶。

（二）^{125}I 粒子治疗的原理及适应证

^{125}I 物理半衰期 60.2 天，γ 射线能量为 27 keV。^{125}I 粒子是一种极为先进的微型密封放射源，粒子呈长 4.5～5 mm、直径 0.8 mm 的小圆柱体，有效放射半径为 1.0 cm，在体内有效作用时间为 120 天。置入后，^{125}I 粒子能持续低剂量释放 γ 射线，直接作用于肿瘤细胞的 DNA，造成双链断裂；另外还可间接地使体内的水分子电离，产生自由基，促进肿瘤细胞的凋亡，使肿瘤细胞无法繁殖而达到治疗肿瘤的目的。^{125}I 粒子与远距离外照射比较，其放射生物学特点主要是剂量率

不同，^{125}I 粒子具有半衰期长、剂量率低和相对生物效应高的优点。

^{125}I 粒子治疗的病种较为广泛，包括脑胶质瘤、脑膜瘤、脑转移瘤、鼻咽和眼眶内肿瘤、口咽和口腔癌，颈部转移癌、肺癌（原发或转移）、胸膜间皮瘤、乳腺癌、食管癌、纵隔恶性肿瘤、肝癌、胆管癌、胰腺癌、晚期胃肠癌及恶性肿瘤局部骨转移等。

五、多靶点联合阻断治疗

分子靶向治疗是在细胞分子水平上，针对已经明确的致癌位点（该位点可以是肿瘤细胞内部的一个蛋白分子，也可以是一个基因片段）来设计相应的治疗药物。这种药物进入体内会特异地选择致癌位点，与其相结合而发生作用，使肿瘤细胞特异性死亡，而不会波及肿瘤周围的正常组织细胞，所以又被称为“生物导弹”。目前，认为实体瘤的信号传导是一个复杂的、多因素的蛋白网络系统，抑制单一信号传导往往不足以遏制肿瘤的进展。临床试验结果显示，多靶点抑制药在治疗方面优于单靶点抑制药，可联合阻断信号传导是肿瘤治疗和药物开发的发展方向。

多靶点药物治疗可以同时作用于疾病网络中的多个靶点，对各靶点的作用可以产生协同效应，使总效应大于各单效应之和，达到最佳的治疗效果。多靶点药物的研究尤其适用于肿瘤治疗。肿瘤的发生发展是由多基因参与的多步骤、多阶段和体内、外因素相互作用的复杂过程，且多数肿瘤至少有5 个独立的突变位点，因此需要多靶点治疗来确保药物抗肿瘤作用的有效性和持久性。

在各种分子靶点中，酪氨酸激酶是目前研究较多且效果明显的抗肿瘤药物靶点。受体酪氨酸激酶抑制剂（RTKI）就是这种发现的成果之一，对肿瘤的治疗提供了新的希望。RTKI 主要是抑制酪氨酸激酶的磷酸化，从而阻断下游的信号途径，起到抑制肿瘤生长的作用。

细胞生长因子的受体大多数含有酪氨酸激酶（TK）的肽链序列，因此统称为TK 受体，依据肽链序列被分成若干家族：①以表皮生长因子受体（EGPR）为代表，由 4 种结构类似的受体酪氨酸激酶蛋白组成，即 ErbB-1（EGFR）、ErbB-2（Her-2）、ErbB-3（Her-3）和 ErbB-4（Her-4），此类受体的高表达常见于上皮细胞肿瘤。②血小板衍生生长因子受体（PDGFR）家族，包括 PDGFRα、PDGFRβ、集落刺激因子-1 受体（CSF-1 R）和 c-Kit 等，此类受体在脑和血液系统肿瘤中常见高表达。③胰岛素受体家族，包括胰岛素受体、胰岛素样生长因子受体（IGFR）和胰岛素相关受体（IRR）等，在血液细胞肿瘤中常见此类受体的高表达。

④VEGFR是血管生成的重要正性调节因子，包括 VEGFR-1(Flt-1)、VEGFR-2(Flk-1/KDR)、VEGFR-3 和 VEGFR-4。TK 受体还包括纤维细胞生长因子受体(FGFR)家族，包括 FGFR-1、FGFR-2、FGFR-3、FGFR-4 和角化细胞生长因子受体等，此类受体在血管生成方面起重要作用。多靶点酪氨酸激酶抑制药抗肿瘤的机制包括抑制血管生成及对肿瘤细胞存活和增殖时造成的多个酪氨酸激酶受体异常水平进行调控。

目前，已上市及正在进行临床试验的多靶点 RTKIs 有以下几种药物：①苏尼替尼，可同时对 VEGFR-1、VEGFR-2、VEGFR-3、PDGFR-α、PDGFR-β、c-Kit 和 Flt-3 产生特异性抑制作用，有显著的抑制血管生成和抗肿瘤活性，主要用于胃肠间质瘤和晚期肾癌。②索拉非尼，对 Raf、VEGFR-1、VEGFR-2 和 VEGFR-3 均有抑制作用，还可以作用于 PDGFR-B、FGFR、c-Kit、Flt-3 和 *RET* 等，用于晚期肾癌的治疗。③伐地他尼，可选择性抑制 Flt-1、PDGFR、FGFR-1、ErbB-2、IGF-IR 及丝氨酸苏氨酸激酶等，可延长患者的生存时间。④达沙替尼，是新型双重 Src 和 Bcr-Abl 激酶抑制药，用于治疗对伊马替尼等一线药物化疗不敏感的各期 CML，以及对其他疗法无效或不能耐受的 ALL 成年患者。此外还有多种靶向抑制药，如伐他拉尼和拉帕替尼等。

六、抗新生血管靶向治疗

随着分子肿瘤学的发展以及人们对肿瘤本质认识的逐步深入，分子靶向治疗在癌症的治疗中发挥着愈来愈重要的作用，其中以肿瘤血管为靶点的治疗策略是众多学者关注的焦点。肿瘤血管的分子靶向治疗是以肿瘤血管系统为靶点，选择性地作用在肿瘤新生血管上，在分子水平发挥抗肿瘤作用，而对正常组织的不良反应极小，成为目前探索肿瘤治疗新方法的热点领域。1971 年，Folkman 首先提出抗血管形成可作为肿瘤治疗的一个途径。随后这种以肿瘤血管为靶点的治疗策略，即肿瘤血管靶向治疗日益受到重视。目前肿瘤血管靶向治疗策略主要包括两方面：抑制肿瘤血管生成和阻断肿瘤血管血流。

肿瘤血管生成抑制策略是以阻止和减少肿瘤组织血管生成为目的的治疗方法。血管生成是肿瘤生长的关键，实体瘤的进行性生长依赖于其诱导产生的血管网建立。血管形成还确保了肿瘤代谢的进行，对肿瘤增殖必不可少，肿瘤需要功能性的血管网络提供氧气、养料，并清除代谢产物。肿瘤除了通过与宿主血管融合而获得部分血管外，还必须通过形成新生血管网构建自己的血管系统，这样才能持续地生长和发展。VEGF 可直接作用于血管内皮细胞，刺激其发生有丝分裂，从而促进新生血管的生长，这是最重要的血管形成因子，被视为抑制血管形成的最重要的靶向分子之一。

迄今，抗VEGF单克隆抗体贝伐和VEGFR的酪氨酸激酶抑制剂索拉非尼和苏尼替尼已被美国FDA批准上市。但是Ebos等和Paez Ribes等的最新研究互为补充，共同证实了在某些肿瘤类型中，靶向作用于VEGF通路的各种抗血管生成治疗可能引起转移的增多。目前，一些血管生成抑制药，特别是针对VEGF及其受体的各类抑制药，已被证明具有良好的抗肿瘤效应。相对于传统的化疗药物，不引起耐药性是抗血管生成治疗的最大优点。但使用VEGF抑制剂最令人担心的是，VEGF的生理性和保护性功能也可能被抑制，从而产生远期毒性。因此寻找高度特异性的抗VEGF抑制药，避免对生理性血管生成的影响，加强抗肿瘤活性，是十分必要的。随着对VEGF抑制药及其他血管生成抑制药的不断研究，抗血管生成必将为肿瘤治疗带来新的希望。

在诸多的抗肿瘤血管生成因子中，研究较多且疗效较好的主要有抗VEGF抗体、血管抑素、内皮抑素和血管内皮生长抑制药(vascular endothelial growth inhibitor，VEGI)等。然而这些抑制因子多数仍以阻止或减缓肿瘤血管进一步生长为主，对已形成的血管则难以达到破坏作用。

血管阻断作用特点及血管阻断制剂：肿瘤血管阻断制剂(vascular-disrupting agent，VDA)是一种可以快速而选择性地引起肿瘤血管损伤的药物，其作用机制是破坏实体瘤血管内皮细胞，导致肿瘤细胞缺乏养料和氧气而死亡，引起肿瘤内大部分已构建成熟的血管和芽生毛细血管的阻塞，迅速导致肿瘤的大面积坏死。抗血管新生制剂旨在抑制肿瘤新生血管新生的过程，抑制肿瘤新生血管的形成，应用处于早期阶段的肿瘤或无症状的转移瘤的预防，因此对已形成的血管影响比较小。VDA则是通过快速而有选择地损坏或阻塞已构建完成的肿瘤血管，使肿瘤血供受阻，从而引起肿瘤坏死，对于治疗较大体积的肿瘤有显著的疗效，能间接地杀死已对传统抗肿瘤增殖的放化疗方法产生抵抗的肿瘤细胞。例如，Hu等研究的以组织因子为靶向的免疫结合物，可以选择性破坏已形成的肿瘤血管而不损害正常血管。

抗肿瘤血管的靶向治疗策略是医学研究的前沿课题，一个理想的靶向肿瘤的治疗策略应能特异性靶向肿瘤组织；不影响正常组织及正常细胞；既能杀灭肿瘤细胞，也能杀灭肿瘤干细胞；能进入肿瘤组织内部，无免疫障碍。虽然目前大多均处于临床前阶段，但随着人们对肿瘤的基因及其功能认识的不断深入，相信在不久的将来，有可能研究出更多新的靶向更精确、疗效更确切的肿瘤治疗方案。

第七章 肿瘤的生物治疗

第一节 肿瘤细胞免疫治疗

肿瘤细胞免疫治疗，主要包括肿瘤疫苗治疗和过继性细胞免疫治疗。本节主要介绍过继性细胞免疫治疗。过继性细胞免疫治疗是通过分离自体或异体免疫效应细胞，经体外刺激培养并回输患者体内，直接杀伤肿瘤细胞或激发机体产生抗肿瘤免疫反应。20 世纪 80 年代初，美国国立卫生研究院癌症研究所 Rosenberg 等观察到患免疫系统肿瘤的动物给予重组 IL-2 治疗后，动物的淋巴细胞能够调控肿瘤的消退和(或)转移。随后，过继性细胞免疫治疗在临床上的应用迅速扩展开来。

过继性免疫治疗与肿瘤疫苗不同，并不需要机体产生初始免疫应答，因此适用于已经没有时间或能力产生初始免疫应答的晚期肿瘤患者。

一、淋巴因子激活的杀伤细胞(LAK)

(一)特点

LAK 是外周血单个核细胞在体外经 IL-2 刺激培养后诱生的一群具有非特异性细胞毒作用的杀伤细胞，如自然杀伤细胞和 T 细胞等。LAK 细胞通过直接接触或释放炎症细胞因子间接杀伤肿瘤细胞，抗瘤谱广，且抗瘤作用不依赖抗原致敏。

(二)临床应用

1985 年，Rosenberg 采用 LAK 联合 IL-2 治疗 25 例难治性肾癌、黑色素瘤、肺癌、结肠癌等肿瘤，11 例有效，提示 LAK 有高效、广谱的抗瘤活性。但随后进行的一项随机对照临床研究中，181 例难治性晚期肿瘤患者(以肾癌和黑色素瘤为主)被分为大剂量 IL-2 联合 LAK 组或单纯大剂量 IL-2 组,两组的中位生存(median survival,MS)无显著性差异,表明 LAK 细胞并不能提高大剂量 IL-2 的疗效。进一步分析发现,该研究中黑色素瘤患者(54 例)的 2 年生存率分别为 32%和 15%,4 年生存率分别为 18%和 4%($P=0.064$)。平均随访 63.2 个月时 LAK 组(28 例)中 5 例存活(其中 3 例持续缓解),而单纯 IL-2 组中的 26 例全部死亡,提示 LAK 有提高 IL-2 在黑色素瘤患者中疗效的可能。另外,一项Ⅲ期临床研究发现,LAK 作为非小细胞肺癌的辅助治疗,可显著改善患者的 5 年生存率。

LAK 杀伤力不强,临床应用需要大量输注;另一方面,其扩增能力有限,需要在输注细胞的同时大剂量应用 IL-2。大剂量 IL-2 应用过程中可出现明显的毒副反应,其中最为严重的是毛细血管渗漏综合征(capillary leak syndrome, CLS),主要表现为全身性水肿和充血性心力衰竭。因此,LAK 已逐渐淡出临床应用。

二、TIL

(一)特点

TIL 是从肿瘤部位分离出的一群淋巴细胞,经 IL-2 等细胞因子扩增后产生。其表型以 $CD4^{+}$ T 细胞和 $CD8^{+}$ T 细胞为主,具有一定的肿瘤特异性和 MHC 限制性,但取材不便,且制备过程相对复杂。Rosenberg 研究组进行的一项研究表明,TIL 对肿瘤细胞的杀伤力是 LAK 的 50～100 倍。

(二)临床应用

最初报道 TIL 联合 IL-2,在 IL-2 无效黑色素瘤患者中的 ORR 为 32%,在初治患者中为 35%,提示 TIL 具有抗黑色素瘤活性,且不完全依赖 IL-2。一项Ⅱ/Ⅲ期临床研究中,88 例Ⅲ期黑色素瘤术后患者随机分为 TIL 联合 IL-2 组和单纯 IL-2 组,两组的无复发生存(recurrence-free survival,RFS)和 MS 无显著性差异。其中仅单个淋巴结转移的患者经 TIL 联合 IL-2 治疗后,复发风险显著减低,MS 明显延长,表明 TIL 的疗效可能受肿瘤负荷的影响。还有研究发现,经放疗或化疗预先抑制体内的淋巴细胞后进行 TIL 治疗,转移性黑色素瘤患者的 ORR 可达 50%以上。一项随机对照临床研究中,131 例肺癌术后患者(包括Ⅱ期、ⅢA 期和ⅢB 期)进行 TIL 培养,获得成功的 113 例患者随机分为 TIL 组和对照组,对照组中Ⅱ期患者定期观察,ⅢA 期行放射治疗,ⅢB 期行放化疗,而 TIL 组在对照组治疗的基础上给予 TIL[$(4\sim70)\times10^{9}$ 细胞,第 1 天]治疗,辅以

IL-2 皮下注射[(2～16)×10^6 IU,第 1 天～90 天]。结果显示,TIL 组和对照组的 MS 分别为 22.4 个月和 14.1 个月($P<0.05$),其中Ⅱ期分别为 22.3 个月和 31.0 个月($P=0.56$),ⅢA 期分别为 22.0 个月和 9.9 个月($P=0.06$),ⅢB 期分别为 23.9 个月和 7.3 个月($P<0.01$),表明 TIL 能够提高Ⅲ期患者术后的疗效,而对于Ⅱ期患者无明显作用。TIL/IL-2 治疗的不良反应主要有畏寒、发热、恶心和乏力,无Ⅳ度毒性发生。TIL 应用于临床试验,主要治疗黑色素瘤、肾癌、肺癌、肝癌、卵巢癌等,但由于其取材不便和制作过程的相对复杂在一定程度上限制了其临床应用。

三、细胞因子诱导的杀伤细胞(CIK)

(一)特点

CIK 是外周血单个核细胞经抗 CD3 单克隆抗体、IL-2、干扰素 γ、肿瘤坏死因子-α 等细胞因子体外诱导分化获得的自然杀伤细胞样 T 细胞,是继 LAK 治疗后又一个在临床上广泛开展的过继性细胞免疫治疗方法。CIK 呈 $CD3^+$ $CD56^+$ 表型,既具有自然杀伤细胞的非 MHC 限制特点,同时具有 T 细胞的抗肿瘤活性,与 LAK 相比具有更强的增殖活性和抗瘤活性,但由于其在未经处理的外周血单个核细胞中比例很小,因此常通过体外刺激培养以扩增数量。

(二)临床应用

一项研究利用人 IL-2 cDNA 转染的 CIK 治疗 10 例转移性实体瘤患者(包括 7 例结肠癌、2 例淋巴瘤和 1 例肾癌),结果显示在治疗过程中患者血清中干扰素 γ、粒-巨噬细胞集落刺激因子和转化生长因子-β 水平升高,外周血 $CD3^+$ T 细胞比例升高,同时外周血淋巴细胞杀伤能力也有所升高,经 CIK 治疗后 1 例完全有效,3 例 SD。一项Ⅱ期临床研究中,59 例进展期非小细胞肺癌患者随机分为化疗(紫杉醇、顺铂)组和化疗联合 CIK 组,结果显示化疗组和化疗联合 CIK 组的疾病控制率(DCR)分别为 65.5%和 89.7%($P=0.030$),疾病进展时间(time to progress,TTP)分别为 4.67 个月和 6.65 个月($P=0.042$),MS 分别为 11 个月和 15 个月($P=0.029$)。上述研究表明,CIK 联合化疗能够提高进展期肺癌的疗效。

CIK 具有增殖速度快,杀伤活性高,肿瘤杀伤谱广等优点,目前对转移性肾癌、结肠癌、非小细胞肺癌和淋巴瘤的治疗已经进入临床试验阶段。

四、自然杀伤细胞

(一)特点

自然杀伤细胞被认为是机体抗感染、抗肿瘤的第一道天然防线，可识别*MHC*-1表达下调或缺失的肿瘤细胞，无须抗原预先致敏即可直接通过多种机制杀伤肿瘤细胞：①通过分泌穿孔素、颗粒酶杀伤靶细胞；②通过死亡配体介导靶细胞凋亡；③通过分泌炎症因子间接杀伤靶细胞；④通过抗体依赖的细胞毒性效应杀伤靶细胞。

(二)临床应用

自然杀伤细胞占外周血淋巴细胞的10%～15%，免疫表型特点为$CD3^{-}CD56^{+}CD16^{+}$，目前仍处于Ⅰ/Ⅱ期临床试验阶段。随着纯化、扩增技术的不断改进，NK细胞可能成为过继性免疫治疗的重要组成部分。

五、γδT细胞

(一)特点

γδT细胞是一类TCR由γ和δ肽链组成的T细胞，多为$CD4^{-}CD8^{-}$双阴表型。其杀伤肿瘤细胞的机制主要涉及穿孔蛋白途径和Fas/FasL介导的细胞凋亡途径，也可以通过自然杀伤细胞样受体，像自然杀伤细胞一样直接识别蛋白质或肽类抗原，以非MHC限制性方式杀伤肿瘤细胞。

(二)临床应用

以γδT细胞为基础的过继性细胞治疗在肺癌、肾癌、恶性黑色素瘤等Ⅰ期临床研究中已显示出良好的疗效，提示其可能成为肿瘤治疗的新途径。

六、供体淋巴细胞输注

(一)特点

大量研究发现，肿瘤复发率在异基因干细胞移植后明显低于同基因移植，而前者的肿瘤复发率与移植物抗宿主病的程度呈负相关。减少淋巴细胞输注的数量或去除$CD8^{+}$ T细胞可以降低移植物抗宿主病的发生，但伴随复发率的增加，表明供体的淋巴细胞具有抗瘤作用。

(二)临床应用

目前，供体淋巴细胞输注已成为慢性粒细胞白血病异基因骨髓移植后复发和EBV相关淋巴瘤的主要治疗方式。慢性粒细胞白血病异基因移植后复发的患者在供体淋巴输注治疗后,60%以上可以获得分子生物学水平上的完全缓解,疗效通常出现在治疗后几周到几个月,符合T细胞介导的获得性免疫应答。

七、基因修饰T细胞

(一)特点

提高淋巴细胞的肿瘤特异性是过继性细胞免疫治疗研究的一个热点。基因修饰T细胞是利用基因转移技术对T细胞进行基因修饰,增强T细胞的特异性免疫能力且保持其持久活性,同时能够克服肿瘤自身的免疫逃逸机制,提高抗肿瘤效应。基因修饰T细胞技术主要包括对T细胞受体(T cell receptor,TCR)进行基因修饰的T细胞治疗技术,和嵌合抗原受体(chimeric antigen receptor,CAR)修饰的T细胞治疗技术。对TCR进行基因修饰的T细胞治疗技术,即通过分离抗原特异性*TCR*基因并将其转导至初始T细胞中,使初始T细胞表达外源TCR并获得特异性识别抗原的能力,在短期内获得大量抗原特异性T细胞。CAR修饰的T细胞治疗技术是利用基因工程技术,将肿瘤相关抗原的单链抗体可变区片段(scFv)、共刺激分子和激活T细胞的信号转导肽链连接起来,由此重组而成的嵌合受体经反转录病毒或慢病毒包装后将CARs导入淋巴细胞,特异性地与肿瘤细胞表达的相应抗原结合,然后经由信号肽激活相应的效应细胞,通过非MHC限制的方式对肿瘤细胞产生杀伤效应。

(二)临床应用

TCR技术最早用于恶性黑色素瘤的治疗,靶向*MART*-1的临床研究中,客观反应率达到30%。一项Ⅰ期临床研究中,利用反转录病毒载体将*MART*-1特异性*TCR*基因转导进17例转移性黑色素瘤患者自体T细胞中进行治疗,其中2例患者病情得到完全控制,TTP时间超过8个月。另一项临床研究应用针对NY-ESO-1抗原的特异性TCRs治疗6例转移性滑膜肉瘤和11例黑色素瘤患者,分别在4例滑膜肉瘤和5例黑色素瘤患者中观察到临床客观反应,其中有2例黑色素瘤患者完全缓解期长达1年。CARs则在血液系统恶性肿瘤中的应用研究最为深入。CD19在正常的B细胞和大多数B细胞来源的白血病和淋巴瘤中表达,是应用最多的CAR靶位。研究者应用CD19-CAR治疗两例复发的ALL患儿,均达到完全缓解,其中一例在CARs治疗后11个月仍保持完全缓解,另一例在接受治疗后2个月复发,但复发患儿体内的白血病细胞不再表达CD19。

总之,过继性细胞免疫治疗作为肿瘤生物治疗的一种重要方法,已经与手术、放射治疗、化疗,以及其他生物治疗广泛联合,在多种肿瘤治疗中展示出良好的临床应用前景。通过有计划、合理地联合细胞免疫治疗和其他治疗手段,有望提高肿瘤患者的治疗效果,延长生存时间,改善生活状态,提高生活质量,最终达到彻底治愈肿瘤或长期带瘤生存的目标。

第二节 肿瘤基因治疗

基因治疗是指将一段基因序列转移进入靶细胞,通过转基因高水平的表达并最终获得治疗效应。换言之,这是一种通过基因转移技术改变人的遗传信息,达到预防或治疗疾病的生物医学治疗手段。随着众多疾病的病因在基因水平上的认识和阐明,以及基因分子克隆和转移技术的提高与成熟,基因治疗作为一种治疗手段日益被临床接受并进行了大量的临床新药研究。

恶性肿瘤本质上是一种基因病,是由于基因突变导致正常细胞恶性转化为具有表达恶性表型细胞的发生、发展的疾病过程。理论上通过转基因技术纠正缺陷基因或靶基因可以达到临床治疗目的。但肿瘤的演进过程中涉及多基因突变或多阶段基因突变,这对基因治疗策略的实施和疗效带来了巨大的挑战。尽管如此,面对肿瘤的高发病率和高病死率的现实,研发新型、低毒和有效的基因治疗方法或基因制剂,是肿瘤基因治疗研究的未来目标。

一、肿瘤基因治疗基础

(一)基本概念

基因治疗包括两个基本要素:一是载体系统,二是通过转基因技术导入载体中的治疗性基因(目的基因)或转基因。基因治疗的靶细胞包括生殖细胞和体细胞两类,由于生物安全性和转移技术的问题,目前仅限于体细胞。肿瘤基因治疗是在两个基本要素的基础上作用于肿瘤细胞。

1.载体系统

依据载体的生物学特性,分为病毒性载体和非病毒性载体两类。常用重组病毒载体系统包括腺病毒、反转录病毒、单纯疱疹病毒、腺相关病毒、慢病毒等。非病毒性载体主要包括质粒 DNA、DNA/蛋白脂质体复合物、RNA 转导系统,以及寡核苷酸,后者包括小干扰 RNA、反义技术,核酸酶等。

2.目的基因

肿瘤基因治疗的外源目的基因主要是抑癌基因、自杀基因、肿瘤抗原编码基因、细胞因子编码基因、细胞黏附分子编码基因，癌基因调节因子基因等。其中，功能基因通过表达蛋白质或多肽发挥治疗作用；寡核苷酸片段通过反义技术，特异性封闭靶基因的表达或选择性降解基因的 mRNA，或是产生 RNA 核酶，降解靶基因的转录产物。目的基因分为 4 类。

(1)靶向肿瘤细胞的基因包括具有杀伤细胞或促进凋亡的基因，以及改变其恶性生物学特征的基因。如抑癌基因 p53、*p*16、*RB*、*BRCA*1 等，细胞杀伤基因胸苷酶基因(*TK*)，以及 *Fas* 或 *Fas* 配体基因。

(2)靶向免疫系统的基因主要是细胞因子如 *IL*-15 基因、*IL*-24 基因，共刺激分子如 *B*7 基因，以及激发对外源性抗原免疫应答的 *MHC-I* 编码基因。

(3)靶向肿瘤血管的基因血管内皮抑素基因、*IL*-12 基因。

(4)靶向正常细胞的基因如保护正常细胞免受化疗毒性作用的耐药基因 *MDR*1。

3.基因转移技术

将目的基因导入载体并转移进入肿瘤患者体内涉及基因转移技术。常用的基因转移技术分为体外转移和自体转移两种。体外转移指在体外培养条件下，应用载体将外源基因或目的基因转移进入受体细胞如淋巴细胞，再将重组的受体细胞回输患者体内，通过表达某种基因表型的受体细胞介导激活肿瘤免疫反应或直接攻击肿瘤细胞。自体转移是指将已重组入载体的外源基因直接注射至患者肿瘤体内，使目的基因在肿瘤细胞内转录、表达而发挥治疗效应。两种转移技术各有利弊，体外转移通常应用病毒性载体，效果容易控制，安全性较高，缺点是回输的受体细胞不能长期存活，技术步骤多，操作难度较大，临床不易推广；自体转移载体可以是病毒，也可以是非病毒载体如质粒 DNA 或 DNA/蛋白脂质体复合物一起注射，其操作简单、经济、容易推广，缺点是疗效短，存在免疫排斥和安全性等问题。

4.受体细胞

肿瘤基因治疗的受体细胞主要是免疫细胞、肿瘤细胞和干细胞。

(1)淋巴细胞：主要是自体外周血 T 细胞、肿瘤浸润性淋巴细胞和巨噬细胞。外周血 T 细胞在临床试验中应用较为广泛。

(2)肿瘤细胞：通过基因工程技术改造后的原代肿瘤细胞，经辐射后失去致癌性而制备成疫苗，临床应用不多。

(3)干细胞:主要是造血干细胞,通过基因修饰的干细胞可在体内持久表达外源基因。但因获取困难,以及在基因修饰实施过程中的技术障碍,临床应用有限。

(二)治疗策略

肿瘤基因治疗策略的选择与插入载体中的目的基因有关。常用策略大致分为5类:免疫基因治疗、恢复抑癌基因功能、抑制癌基因的异常活化、杀伤肿瘤细胞和抑制肿瘤血管生成。

1.免疫基因治疗

肿瘤细胞通过各种方式隐藏肿瘤抗原或降低肿瘤抗原的表达,从而逃逸机体的免疫监视和攻击,称为肿瘤免疫逃逸。肿瘤的发生、进展与肿瘤免疫逃逸机理有关。免疫基因治疗是通过基因重组技术,将免疫调节基因或者抗原基因导入到免疫效应细胞或者肿瘤细胞,之后将其输入患者体内,增强机体对肿瘤细胞的识别及杀伤能力,达到治疗肿瘤的目的。主要包括以下几个方面。

(1)增强肿瘤抗原的暴露:肿瘤细胞本身的免疫原性不强(如 *MHC-I* 表达不足),抗原递呈细胞不能提供足够的共刺激信号(如B7分子缺乏),以及机体免疫因子分泌不足等原因,致使肿瘤细胞可以逃避免疫系统的监控和攻击。目前,针对上述基因的多项治疗方案已进入临床试验,但由于肿瘤细胞和机体的异质性,其临床效应不尽如人意。

(2)提高抗原呈递细胞的抗原呈递作用:树突状细胞将TSA呈递给免疫效应细胞,再通过B细胞分泌抗体发挥抗肿瘤效应,或激活T细胞直接杀伤癌细胞。研究发现体外扩增树突细胞,或将细胞因子或者肿瘤抗原基因导入树突细胞,制成疫苗,回输入患者体内可以增强机体的CTL免疫应答。目前,该研究领域研究活跃。

(3)提高淋巴细胞的免疫杀伤能力:经过免疫的特定淋巴细胞能够直接而特异性杀伤肿瘤细胞。该研究领域可以分为三大类:非特异性免疫调节治疗、主动免疫治疗(也即肿瘤疫苗)、过继细胞治疗(adoptive cell therapy,ACT)。其中,ACT研究最为活跃,临床应用也较为广泛。

2.恢复抑癌基因的功能

抑癌基因是指正常细胞内存在的能抑制细胞转化和肿瘤发生的一类基因群。约半数的人类肿瘤存在抑癌基因的缺失或失活。将正常的抑癌基因导入肿瘤细胞中,以补偿和代替突变或缺失的抑癌基因,可达到抑制肿瘤细胞生长、诱导细胞凋亡的目的。这些基因包括p53,*p*16,*RB*,*BRCA*1,*E*1*A*,*PTEN*等。目前研究最多的是 p53 基因。超过 50%的肿瘤中存在 p53 的失活突变。研究报道用携带 p53 基因的腺病毒(SCH58500)治疗复发的卵巢癌患者,并在之后给予铂类为主的化疗,随访显示给予多次病毒治疗组患者中位生存 12～13 个月,而给予单次病毒治疗组中位生存仅有 5 个月。SCH58500 联合化疗治疗Ⅲ期卵巢癌及腹膜转移癌的Ⅱ/Ⅲ期临床试验已经完成。用携带 p53 基因的腺病毒治疗化放射治疗抵抗的食管癌患者,局部肿瘤有 9 例达到 SD,综合全身评价 6 例 SD。我国学者报道联合今又生与放射治疗治疗鼻咽癌患者,完全有效率到达 66.7%,而单独放射治疗组只有 24.4%,并且联合治疗组明显延长了五年的总生存期及无病生存率。目前应用 p53 进行肿瘤基因治疗的临床试验多达 55 个。

3.抑制原癌基因的异常活化

正常细胞中,原癌基因的蛋白质产物参与正常细胞的生长、分化和增殖。肿瘤的发生与原癌基因的异常活化表达有密切的关系。因此可以通过反义核酸,核酶等技术来沉默目的原癌基因表达或者通过单克隆抗体抑制其信号传递。目前研究比较多的基因有 *c-fos*,*c-myc*、*K-ras*、*Bcl*-2、*IGF*-Ⅰ受体、*IGF*-Ⅱ受体等。

4.杀伤肿瘤细胞

这种治疗策略最常用的利用自杀基因。自杀基因是指将某些病毒或细菌的基因转导入肿瘤细胞,此基因编码的特异性酶能将对细胞无毒或毒性极低的药物前体在肿瘤细胞内代谢成细胞的毒性产物,以达到杀死肿瘤细胞的目的。此外,自杀基因还可以通过旁观者效应杀伤邻近未导入基因的肿瘤细胞,扩大杀伤效应。其机制可能与有毒代谢物通过缝隙连接或凋亡小体从转导细胞移动到邻近细胞有关。

5.抑制肿瘤血管生成

肿瘤细胞往往通过分泌各种生长因子促使新的血管生成,以获取足够的血供。抗血管生成的目的在于干扰肿瘤的血供进而干扰肿瘤获得更多的营养物质及氧气。目前的主要的策略如下。

(1)抑制血管生长因子,如通过反义核酸、核酶下调 *VEGF*,*HIF*-1α,*bFGF*,*PDGF* 等基因的表达或者通过中和性抗体、受体酪氨酸激酶抑制剂阻断其信号传递。

(2)上调血管生长抑制因子,如导入血管抑素或内皮抑素基因。

(3)抑制细胞外基质的降解进而起到抑制内皮细胞迁移的作用,或者通过抑制内皮祖细胞的动员从而减少肿瘤血管生成。

二、肿瘤基因治疗现状和存在的问题

肿瘤基因治疗目前仍处于临床探索性阶段，适应对象常常属于常规治疗失败后的晚期肿瘤患者。截至2014年8月，全球共有2 076项基因治疗的临床试验获得批准，其中恶性肿瘤占了基因治疗疾病总数的近2/3（1 331项，64.1%），其中处在Ⅰ、Ⅰ/Ⅱ、Ⅱ、Ⅱ/Ⅲ、Ⅲ、Ⅳ期临床研究分别为803项、234项、227项、12项、51项、2项。绝大多数试验（95.9%）还在早中期阶段，评价其生物安全性或有效性，真正进入Ⅲ期临床试验的仅占3.8%。欧洲药品管理局于2012年首次批准Glybera药物用于治疗脂蛋白脂酶缺乏。在恶性肿瘤方面，仅有*Ad*-p53基因制剂（Gendicine，今又生）于2004年在我国批准上市。

尽管基因治疗的研究较过去的10年更加理性和严谨，并取得了较大的进展，但是，阻碍肿瘤基因治疗快速发展并实现临床有效治疗的几个瓶颈因素依然存在。

（1）载体系统未能实现有效和充分的体内基因传递与表达。这在非病毒载体中表现突出。给予全身用药，其游离载体系统的不稳定性和低复制能力常常导致目的基因表达持久性的下降。

（2）载体系统缺乏基因传递的靶向性与病毒载体的免疫原性问题。这是病毒性载体主要缺点，为此，常常采用基因制剂直接注射方式，但恶性肿瘤是一种全身性疾病，即使局部的高效控制并不意味着肿瘤患者的生存获益。

（3）单一目的基因的表达和预期效应能否为多基因突变或多阶段基因突变的肿瘤带来实质性临床疗效的问题。这是以纠正或改变突变基因为治疗目标的基因治疗主要障碍。

（4）生物安全性问题：这是肿瘤基因治疗毒理学研究的重要内容，包括：①病毒性载体潜在的致瘤性；②生殖系统转导的可能性与风险；③目的基因在体内表达的毒性，以及在非靶组织中的异位表达的潜在后果；④机体免疫系统对载体和目的基因蛋白的免疫反应及其造成的结果。

第三节　肿瘤生物治疗与传统治疗间的关系

Hanahan等提出肿瘤具有维持增殖信号、失去生长抑制、抵抗细胞死亡、无限复制潜能、诱导血管形成、侵袭和转移等六大特征，揭示肿瘤发生需要克服内

在屏障,即细胞自治。此后,肿瘤免疫编辑学说被提出,认为肿瘤存在第 7 个特征:降低免疫原性以逃避免疫摧毁,这说明肿瘤发展还需要克服外在屏障,即免疫监视。近年,Hanahan 提出肿瘤具备十大特征。在既往六大特征的基础上,新增基因组不稳定和突变、促肿瘤的炎症反应、能量代谢异常、逃避免疫摧毁四大特征。

如前所述,"肿瘤免疫编辑"学说将肿瘤在体内的发生发展分为消除、平衡、逃逸 3 期。生物治疗的关键在于强化免疫应答、打破免疫耐受。对于晚期或者肿瘤负荷过大的患者,打破免疫耐受更显得尤为重要。生物治疗的疗效除与治疗本身相关外,尚受肿瘤负荷、肿瘤微环境、机体的免疫状态等影响。简单地说,生物治疗的抗肿瘤效应取决于机体能否产生足够数量的效应细胞,效应细胞能否到达肿瘤部位、穿过肿瘤基质、识别并攻击肿瘤细胞,以及肿瘤细胞是否对效应细胞敏感。

手术和放射治疗是肿瘤最有效的局部治疗,但对于远处转移性患者多为姑息性治疗。化疗作为一种全身性治疗,对多种肿瘤有效,然而常由于原发或继发性耐药以及治疗相关的毒副作用限制了其疗效和临床应用。生物治疗的特异性强,但抗肿瘤能力有限,且受治疗本身、肿瘤负荷、肿瘤微环境以及机体的免疫状态等多种因素影响。研究发现放射治疗和化疗能够诱导免疫原性的细胞死亡,消除免疫抑制细胞、活化免疫效应细胞、提高肿瘤免疫原性以及增加肿瘤细胞对免疫效应细胞的敏感性,强化抗肿瘤免疫应答,同时免疫应答也参与了放射治疗、化疗的抗肿瘤作用。目前,越来越多的证据表明生物治疗与传统治疗间具有相互增效的潜能。

化疗的抗瘤活性强,但特异性不强,而免疫治疗有特异的抗肿瘤作用,但活性有限。因而,两者具有很大的互补性。传统上认为化疗存在骨髓毒性,易造成"免疫抑制",不利于免疫治疗。但近来发现,许多化疗药物除具有直接的细胞毒作用外,尚有调节免疫应答的作用,也称"免疫原性的抗肿瘤化疗"。同样,免疫治疗也有增加化疗敏感性的潜能。因此,化疗联合生物治疗具有一定的协同作用。

一、化疗对肿瘤免疫应答的影响

化疗对肿瘤免疫应答的影响非常复杂,不仅取决于药物的种类和剂量、肿瘤的类型,还受机体免疫状况的影响。如低剂量环磷酰胺(CTX)能够选择性减少 T 调节细胞的数量,抑制 T 调节细胞的功能,增强效应 T 细胞、自然杀伤细胞以及抗原递呈细胞的功能，而大剂量 CTX 对整个免疫系统甚至造血系统有抑制作用。有研究发现，10 例晚期肿瘤患者经间断低剂量 CTX 治疗后，外周血中 T 调节细胞减少，效应T 细胞和自然杀伤细胞的杀伤活性增强。另一项研究中，1 例难治性卵巢癌患者经低剂量 CTX“节拍”治疗（50 mg 口服，每天 1 次）后，TTP 达 65 个月。还有一项研究中，35 例化疗失败的转移性黑色素瘤患者在 CTX 联合氟达拉滨预处理后，进行 TIL 治疗，3 例完全有效，15 例部分有效，输注的 TIL 在部分肿瘤消退的患者体内长期存活。研究者认为，CTX 联合氟达拉滨通过去除抑制性 T 细胞，减少内源性淋巴细胞对稳态调节细胞因子 IL-7 和 IL-15 的消耗，促进过继性淋巴细胞的长期存活，提高了抗肿瘤活性。

髓系来源的抑制性细胞是一群不成熟的髓系细胞，如粒细胞、巨噬细胞和树突细胞的前体细胞，通过精氨酸酶、活性氧、氮化物、抑制性表面分子抑制抗原特异性和非特异性的免疫应答。盐酸吉西他滨能够选择性地减少髓系来源的抑制性细胞，恢复 T 细胞的抗肿瘤免疫效应，逆转髓系来源的抑制性细胞对树突细胞的抑制作用。一项研究发现，Her-2 疫苗虽然能够诱导小鼠产生 Her-2 特异性 T 细胞，但抗癌活性有限，而联合盐酸吉西他滨能够显著抑制肿瘤的生长，且较盐酸吉西他滨单独治疗更加有效。另外，盐酸吉西他滨还能够促进肿瘤特异性淋巴细胞定位于肿瘤、非特异活化巨噬细胞，从而提高抗肿瘤免疫应答。

另外，部分化疗药物能够通过诱导免疫原性的肿瘤细胞死亡促进抗肿瘤免疫应答。研究发现蒽环类药物诱导肿瘤细胞凋亡后，钙网织蛋白由内质网向细胞膜表面迁移，有利于树突细胞的吞噬和抗原递呈。应用 RNA 干扰减少钙网织蛋白表达能够削弱蒽环类药物的上述作用。硼替佐米（一种蛋白酶体抑制剂）诱导多发性骨髓瘤细胞凋亡时，HSP90 由内质网向肿瘤细胞表面迁移，经树突细胞吞噬和抗原递呈后能够激发机体产生抗肿瘤免疫反应，而 HSP90 抑制剂能够减弱这种效应。顺铂和 5-FU 等化疗药物引起 DNA 损伤时，肿瘤细胞表达 *MICA* 和 *RAE*1，有利于自然杀伤细胞和 T 细胞表面受体 NKG2D 对其进行识别和杀伤。

此外，化疗药物还能提高肿瘤细胞的免疫原性，如 5-FU 促进结肠癌细胞表达 CEA、TS 等肿瘤相关抗原，DAC（一种 DNA 甲基转移酶抑制剂）能够恢复黑色素瘤细胞 HLA Ⅰ类分子的表达等。而 5-FU 和达卡巴嗪通过调节穿孔素/颗粒酶和 Fas/FasL 通路，增加黑色素瘤细胞对细胞毒性T 淋巴细胞的敏感性。

二、生物治疗增强化疗的疗效

一项回顾性临床研究中，38 例复发的恶性胶质瘤患者中 13 例进行化疗，

12 例O进行疫苗治疗，13 例进行疫苗序贯化疗，MS 分别为 15.9 个月、17.9 个月和 26.0 个月($P=0.047$)，2 年生存率分别为 8.3%、8.3%和 41.7%($P<0.05$)。其中疫苗序贯化疗患者的 ORR 高达 50%，TTP 较疫苗治疗前的化疗延长($P=0.03$)。进一步研究发现，疫苗能够诱导患者产生酪氨酸酶相关蛋白 2(TRP-2)特异性的 T 细胞，去除过表达 TRP-2 的肿瘤细胞。而残存的肿瘤细胞低表达 TRP-2，对卡铂、替莫唑胺等药物更敏感。一项Ⅱ期临床研究中，28 例转移性前列腺癌患者随机接受疫苗治疗(Rv-PSA，辅以粒-巨噬细胞集落刺激因子和 Rv-B7.1)或疫苗联合化疗(多烯紫杉醇)，疫苗治疗疾病进展后可接受多烯紫杉醇治疗。两组治疗 3 个月时，PSA 特异性 T 前体细胞平均增加 3.3 倍。疫苗治疗组 11 例患者接受化疗后 TTP 为 6.1 个月，而通常多烯紫杉醇治疗后 TTP 为 3.7 个月。另一项研究中，29 例化疗失败的广泛期小细胞肺癌患者进行 p53 基因转染树突细胞治疗，1 例 PR，7 例 SD，21 例 PD，57.1%的患者产生 p53 特异性免疫应答。其中 23 例患者疾病进展后再次进行化疗时 ORR 达 61.9%，p53 免疫应答阳性者和阴性者的 ORR 分别为 75% 和 30%($P=0.08$)，MS 分别为 12.1 个月和 9.6 个月，而一线化疗失败或复发 SCLC 患者的 MS 仅 4～5 个月。这些研究均提示，免疫治疗能够提高化疗的敏感性。

三、生物治疗联合化疗的时机

生物治疗和化疗间的相互作用不仅受治疗的种类、剂量影响，也与联合的时机相关。体外研究发现，正常人外周血单个核细胞经抗原肽定期(每两周 1 次)体外刺激时，加入 5-FU、盐酸吉西他滨和奥沙利铂的时间能够显著影响抗原肽特异性 T 细胞的功能。抗原肽刺激后 1 天加入 5-FU、盐酸吉西他滨和奥沙利铂，能够抑制特异性 T 细胞的功能；而抗原肽刺激前 1 天加入 5-FU、盐酸吉西他滨和奥沙利铂，能够增强 CTL 的活性。随后进行的小鼠体内研究发现，疫苗治疗前 1 天进行5-FU、盐酸吉西他滨和奥沙利铂联合化疗，其疗效优于疫苗治疗后 5 天进行化疗，前者小鼠体内 T 调节细胞的数量显著下降，且肿瘤内发现有大量 $CD8^+$ T 淋巴细胞浸润。上述研究表明，疫苗治疗前进行化疗，能够减少 T 调节细胞的数量，促进肿瘤特异性 CTL 的产生。

目前认为，化疗与生物治疗间有相互增效的潜能，但受生物治疗和化疗的种类、剂量以及治疗顺序等多种因素影响。

参 考 文 献

[1] 李长仔.临床肿瘤诊疗新进展[M].开封:河南大学出版社,2020.
[2] 虞向阳.肿瘤诊断与治疗实践[M].长春:吉林科学技术出版社,2019.
[3] 焦桂梅.常见肿瘤的诊断与治疗[M].长春:吉林科学技术出版社,2019.
[4] 木亚林.肿瘤学基础与临床诊疗[M].开封:河南大学出版社,2020.
[5] 陈小兵.临床肿瘤学诊疗与实践[M].北京:中国纺织出版社,2019.
[6] 付凯.肿瘤诊疗技术的研究与应用[M].北京:中国纺织出版社,2020.
[7] 周金.肿瘤诊疗方法与实践[M].北京:科学技术文献出版社,2019.
[8] 高海峰.肿瘤疾病诊疗与预防[M].长春:吉林科学技术出版社,2020.
[9] 樊慧杰.现代肿瘤诊疗精要[M].昆明:云南科技出版社,2019.
[10] 王树滨.现代肿瘤诊疗技术应用[M].北京:科学技术文献出版社,2020.
[11] 宋晓燕.临床肿瘤诊疗新进展[M].长春:吉林大学出版社,2019.
[12] 王建.现代肿瘤临床诊疗思维[M].天津:天津科学技术出版社,2019.
[13] 盖磊,马永华,柯希贤.现代实用肿瘤学[M].天津:天津科学技术出版社,2020.
[14] 胡显良.实用肿瘤学诊疗常规[M].天津:天津科学技术出版社,2019.
[15] 刘曦东.精编临床肿瘤诊疗学[M].哈尔滨:黑龙江科学技术出版社,2020.
[16] 巩平.精编肿瘤疾病诊疗思维[M].昆明:云南科技出版社,2019.
[17] 文碧秀.临床肿瘤学诊疗精粹[M].天津:天津科学技术出版社,2019.
[18] 王小杰.常见临床肿瘤诊疗学[M].天津:天津科学技术出版社,2020.
[19] 姜达.肿瘤内科临床诊疗操作手册[M].天津:天津科学技术出版社,2019.
[20] 陆海军.临床常见肿瘤疾病诊疗技术[M].北京:科学技术文献出版社,2019.
[21] 王珏.现代肿瘤临床诊疗[M].北京:科学技术文献出版社,2020.
[22] 梁惠.肿瘤疾病临床诊疗与病理学[M].天津:天津科学技术出版社,2019.

[23] 刘良.肿瘤基础研究与临床诊疗进展[M].北京:科学技术文献出版社,2019.
[24] 郭小青.常见肿瘤疾病诊疗学[M].天津:天津科学技术出版社,2020.
[25] 刘媛媛.肿瘤诊断治疗学[M].北京:中国纺织出版社,2021.
[26] 崔蓬莱.临床常见肿瘤疾病诊疗[M].长春:吉林科学技术出版社,2020.
[27] 刘林林,崔久嵬,程颖.肿瘤生物治疗学[M].北京:人民卫生出版社,2021.
[28] 任瑞美.临床常见肿瘤疾病诊疗思维与实践[M].西安:西安世图出版社,2020.
[29] 罗迪贤,颜宏利,夏承来,等.肿瘤临床检验诊断学[M].北京:科学技术文献出版社,2021.
[30] 李长仔.临床肿瘤诊疗新进展[M].开封:河南大学出版社,2020.
[31] 张毅.肿瘤生物治疗临床应用[M].郑州:河南科学技术出版社,2020.
[32] 石汉平,饶本强,李旺林,等.肿瘤微生态学[M].北京:科学出版社,2021.
[33] 师迎旭.肿瘤临床病理诊断及分子检测[M].北京:中国纺织出版社,2020.
[34] 李涛,石汉平.肿瘤放射治疗营养学[M].北京:科学出版社,2021.
[35] 范东旭.实用肿瘤临床诊断与治疗[M].长沙:湖南科学技术出版社,2020.
[36] 覃波.术后局部化疗对肝癌复发的影响[J].世界最新医学信息文摘,2020,20(18):109,111.
[37] 阎晓玲.内淋巴囊肿瘤[J].中国现代神经疾病杂志,2019,19(2):124-124.
[38] 陈婷.ERCC1 蛋白表达在胃癌患者病理诊断中的应用效果研究[J].吉林医学,2020,41(3):689-690.
[39] 王宏艳.针对肿瘤病理诊断时采用免疫组化技术的临床优势[J].中外女性健康研究,2021,0(7):191-192.
[40] 沈丹华.分子生物学技术对于妇科肿瘤病理诊断及临床治疗的影响[J].中国妇产科临床杂志,2019,0(4):289-291.